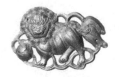

李董男◎编著

中医疫病防治史略

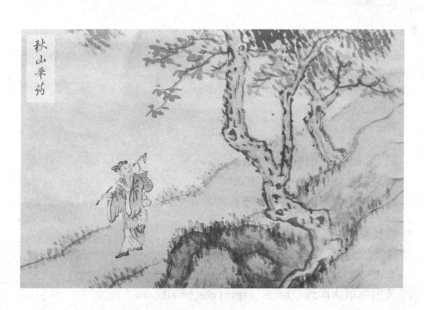

全国百佳图书出版单位
中国中医药出版社
·北京·

图书在版编目（CIP）数据

中医疫病防治史略 / 李董男编著 . —北京：中国中医药
出版社，2023.3
ISBN 978 - 7 - 5132 - 7817 - 1

Ⅰ . ①中… Ⅱ . ①李… Ⅲ . ①防疫—中医治疗法—医
学史 Ⅳ . ① R259.1-092

中国版本图书馆 CIP 数据核字（2022）第 171728 号

中国中医药出版社出版
北京经济技术开发区科创十三街 31 号院二区 8 号楼
邮政编码　100176
传真　010-64405721
北京联兴盛业印刷股份有限公司印刷
各地新华书店经销

开本 710×1000　1/16　印张 19　字数 337 千字
2023 年 3 月第 1 版　2023 年 3 月第 1 次印刷
书号　ISBN 978 - 7 - 5132 - 7817 - 1

定价　79.00 元
网址　www.cptcm.com

服 务 热 线　010-64405510
购 书 热 线　010-89535836
维 权 打 假　010-64405753

微信服务号　zgzyycbs
微商城网址　https://kdt.im/LIdUGr
官 方 微 博　http://e.weibo.com/cptcm
天猫旗舰店网址　https://zgzyycbs.tmall.com

如有印装质量问题请与本社出版部联系（010-64405510）

项目来源：

2008 年度国家科技重大专项课题"重大传染病中医药应急救治能力建设"（编号：2008ZX10005—013）

2020 年度安徽省教育厅人文社科重点项目"明清时期中医疫病防治学术史研究"（编号：SK2020A0243）

内容提要

　　本书在全面搜集、整理和分析先秦时期至新中国成立前中医疫病文献的基础上，界定了疫病及相关概念的内涵，系统梳理了中医疫病防治理论的学术源流，阐释各历史时期中医对疫病的病因、病机、辨证、治法、方药、预防等方面的基本认识，阐明重要医家及医著的学术贡献，尝试把握中医防治疫病的基本规律，比较完整地勾勒出中医防治疫病的历史学术脉络。本书适合中医药科研人员、中医临床医师、中医药院校的教师和学生阅读，也适合于期望对中医防治疫病历史有所了解的各界人士。

序

　　在中华民族与疫病斗争的长期实践中，中医药形成了系统的诊治理论和有效的防治手段，对人类防疫治疫和医学科学的发展，产生了重要而深远的影响。2020年迄今，在应对新型冠状病毒肺炎的实践中，中医药充分展现出其临床防治的预见性、合理性和优效性。其理论内涵和疗效依据，成为当前中医药领域的研究热点。在充分发掘和继承历代医家防治疫病的临床思路和实践经验基础上，梳理并厘清疫病防治理论的发展脉络，阐明不同历史时期疫病防治的学术特色与内涵，更好地发挥其在现代临床实践中的指导作用，提升临床防治疫病的学术水平和救治能力，是当前中医药防治疫病研究的重要内容。

　　李董男博士于2010年进入中国中医科学院中医基础理论专业博士后流动站，在国家科技重大专项"重大传染病中医药应急救治能力建设"（编号：2008ZX10005-013）课题中，承担"中医疫病防治学术源流"研究工作。2012年博士后出站考核获得"优秀"评价。回到安徽中医药大学后，李董男博士在出站报告基础上，持续深入研究，十余年间不断修订完善，于近期始告功成，纂成《中医疫病防治史略》书稿呈送给我。仔细阅览之后，我认为本书有如下特色：

　　第一，溯本求源。首次从学术发展史视角，以历史时代为纲，划分先秦两汉、魏晋隋唐、宋金元、明代、清代至民国五个部分；以理法方药体系和医家医著为目，着重解析了中医疫病防治理论的发展演变及流派形成历程，分析相关理论产生的历史背景和内在动力。

　　第二，求真务实。通过总结与提炼代表性医家学说与伤寒、疫病、温病类重点著作内容，从概念、病因、病机、诊断、治法、方剂、药物、预防等方面，对疫病相关病证的防治理论加以总结归纳，并阐明其临床运用规律法则，充分

1

彰显出中医药防治疫病的丰厚学术积淀。

第三，以古鉴今。书中总结并揭示了中医药防治疫病的学术发展规律和核心价值，有助于端正和坚持中医疫病防治的研究方向，启发新的学术增长点，从而促进具有中国特色疫病防治话语体系和技术体系的建立，对中医疫病防治的临床实践有一定的指导意义。

李董男博士早年毕业于中国科学技术大学科学技术史专业，获得该学科博士学位；严格的学术训练，造就了其严谨、认真、务实、求新的学风；其热爱中医，甘为中医事业奉献；热爱师长，尊重中医前辈智慧；热爱生活，行遍神州万里河山；热爱中国传统文化，精研儒家经典、传统诗词与书法艺术。在与其日常交流中，常常感受到其精深的文化底蕴和敏锐的洞察能力。正是其谨严的研究态度、宽广的学术视野、深邃的钻研思考和生动的文字表述，使得本书体现出较强的学术性、实用性和可读性，并具有较高的史料价值。此书是中医药防治疫病学术发展史和理论研究方面难得的精品之作、创新之作。

乐为之序。

中国中医科学院中医基础理论研究所　研究员、首席专家

中国中医科学院中医基础理论专业　博士后合作导师

国家科技重大专项"重大传染病中医药应急救治能力建设"课题组长

潘桂娟

2022 年 12 月 6 日于北京

前言

从世界疾病史来看，在相当漫长的岁月里，疫病是对人类危害最大的疾病。医学史上，中华民族在防治疫病方面曾取得过许多重要的学术成就。

据《中国古代疫病流行年表》记载，公元前 674 年—1840 年，中国古代有史志记载的疫病发生了 555 次；据《中国疫病史鉴》统计，从西汉中后期到 1840 年，中国至少发生过 314 次疫病；据《清史·医药卫生志·卫生防疫》记载，1840 年—1911 年有疫病流行 39 次。

中医对疫病的研究，是中医学的重要组成部分。历代医家基于临床实践，对疫病的病因、病机、证候、治法、方药和预防不断进行总结，逐步丰富和完善了中医诊治疫病的学术体系。中医经典及历代医家的诊治理论和临床经验，对我们今天的疫病防治工作仍有重要的参考价值。自古迄今，从汉末张仲景《伤寒杂病论》，到明末吴有性《温疫论》，从天花、鼠疫到霍乱、白喉等，从理论到实践，中医学积累了丰富的疫病防治经验，并上升到理论高度。同时，历代医家编撰和刊行了大量的中医疫病学术论著，阐释了病因、病机、病证、治法、方药等各方面的内容。为丰富和完善中医学的临床诊疗理论，尤其是疫病防治理论，本书系统地梳理了中医防治疫病的历史和文献，整理、提炼、总结了历代医家诊治疫病的学术特点，具有重要的理论与实践意义。

本书以历史时代为纲，探究了中医防治疫病的学术源流，界定了"疫病"及相关概念的内涵及包括的病证范围，着重分析了历史上疫病相关理论及学术流派的形成与发展。从纵向来看，按时间顺序，分先秦两汉时期、魏晋隋唐时期、宋金元时期、明代、清代至新中国成立前五个部分，依次讨论中医疫病的概念和理论体系的历史演化情况。从横向来看，就一个时期内对中医疫病病因、病机、辨证、治法、方药、预防等方面的主要认识，以及在中医疫病防治方面有重要贡献的医家、医著进行了系统论述；对中医疫病学术发展历程中的重要理论，尤其是其学术渊源、内容、传播及影响，进行了较为深入的考证。本书通过对中医疫病防治历史的研究，发掘历代医家诊治疫病的学术思想，总结其临床实践经验，旨在为中医医教研人员提供较为全面的疫病文献资料，为疫病防治理论和技术的发展提供支持。

研究学术发展的历史，不只是为了获取前人的知识，更重要的是通过对资料的充分占有、分析和感悟，把握前人的思维方式，将文献中蕴涵的知识变成理论与临床的智慧。这种智慧可以帮助我们在面对疫病时更好地救助生命。这种智慧可以激励我们不断创新，更好地发展中医理论和临床诊疗技术。这种智慧就是创造力，这种创造力就是中医的生命力！

本书前后经过12年编纂，在撰写和修订的过程中，我的合作导师潘桂娟研究员倾注了大量心血。在朝夕相处中，老师严谨的治学态度，渊博的中医学识，宏大的学术格局，深厚的理论功底，宽广的学者胸怀，敏锐的学术洞察，豁达的人生智慧，坚定的中医信念，以及对中医强烈的使命感，都在时时刻刻感召着我。把老师的学风传承下来，学好中医经典，用好中医经典，为中医的"传承精华、守正创新"做出贡献，这是我们中医学人的历史使命！而老师慈母一样的关怀，无微不至的照顾，也让我也在北京有了家的感觉。感恩老师！

本书的顺利完成，也感恩于父亲李绍魁、母亲董少年对我四十余年的养育和照顾。是他们教会我做一个有益社会的人，做一个专注学术的人，做一个正直的人，做一个踏实的人，做一个感恩的人，做一个纯粹的人。"敬天爱人，自利利他"，我当在学术之路上付出全部的努力，以回报亲恩。

由于种种原因，书中难免有疏漏之处，敬请诸位专家不吝批评指正，以促进本书的不断修订和完善，共同推进中医疫病学术的继承与发展。

中国中医科学院中医基础理论研究所（博士后）

安徽中医药大学中医学院医史文献系

李董男

2022 年 12 月

目　录

第一章　疫病的概念与范围

第一节　疫病的概念 ·· 1

第二节　疫病的范围 ·· 4

第二章　先秦两汉时期

第一节　概念辨析 ·· 7

一、伤寒概念内涵及其与疫病的关系 ···············7

二、温病概念之滥觞 ······························9

三、热病、伤寒与温病概念辨析 ················ 11

第二节　病因病机 ··· 13

一、病因 ·· 13

二、病机及辨证 ·································· 15

第三节　疫病病证 ··· 17

一、症状特点 ···································· 17

二、具体疫病 ···································· 19

1. 暑病 ······································ 19

2. 疟疾 ······································ 19

3. 痢疾 ······································ 19

4. 霍乱 ······································ 20

5. 麻风 ·· 20

6. 黄疸 ·· 20

7. 阴阳毒 ·· 21

第四节　疫病治法 ·· 22

一、泻热 ·· 22

二、实阴 ·· 22

三、汗下 ·· 23

四、外治 ·· 24

第五节　疫病方药 ·· 25

第六节　疫病预后 ·· 25

第七节　学术影响 ·· 27

一、《黄帝内经》对后世疫病理论的影响 ·················· 27

二、后世对《伤寒论》的继承和发展 ······················ 28

三、对后世温病学建立和发展的影响 ······················ 29

第八节　小结 ·· 30

第三章　魏晋隋唐时期

第一节　概念辨析 ·· 33

一、伤寒与温病之辨 ·· 35

1. 伤寒涵括温病 ·· 35

2. 伤寒温病不同 ·· 35

二、伏气与新感之争 ·· 37

1. 寒温皆可伏邪 ·· 37

2. 新感冬温之毒 ·· 38

三、伤寒与时行之异 …………………………………………… 38

  1. 感受邪气不同 …………………………………………… 38

  2. 传染流行有别 …………………………………………… 39

第二节　病因病机 ………………………………………………… 40

一、病因 …………………………………………………………… 40

  1. 细致辨析气候失常、时行之气与疬气 ………………… 41

  2. 深入阐释疫病之毒因 …………………………………… 42

  3. 准确认识动物致疫 ……………………………………… 44

  4. 继续探讨社会因素与疫病的关系 ……………………… 44

二、病机 …………………………………………………………… 44

  1. 阐释疫病热风病机 ……………………………………… 44

  2. 探析疫毒病机传变 ……………………………………… 45

  3. 探析疫病病复之候 ……………………………………… 47

三、传染性 ………………………………………………………… 47

  1. 疫病传染途径 …………………………………………… 47

  2. 疫病传染强度 …………………………………………… 48

第三节　疫病病证 ………………………………………………… 49

一、以伤寒论疫病 ………………………………………………… 50

二、以温病论疫病 ………………………………………………… 51

三、从时行、疫疬论疫病 ………………………………………… 53

四、辨治思路 ……………………………………………………… 54

五、具体疫病 ……………………………………………………… 55

  1. 天花 ……………………………………………………… 56

  2. 麻风 ……………………………………………………… 56

  3. 急黄 ……………………………………………………… 56

  4. 骨蒸 ……………………………………………………… 57

  5. 霍乱 ……………………………………………………… 58

6. 痢疾 ·· 58

第四节 疫病治法 ·· 59

一、内治法 ·· 60

1. 清热法 ·· 60

2. 养阴法 ·· 61

3. 解表法 ·· 61

4. 攻下法 ·· 62

5. 表里双解法 ·· 62

二、外治法 ·· 63

第五节 疫病方药 ·· 65

一、针对典型症状遣方 ···································· 65

二、天行病依日遣方 ······································ 66

三、重视寒凉药物的使用 ·································· 69

四、专病专药的探究 ······································ 69

第六节 疫病预防 ·· 70

一、注重环境卫生 ·· 70

1. 清洁空气 ·· 70

2. 清洁水源 ·· 72

二、使用防疫方药 ·· 72

1. 防疫方药内用法 ·· 73

2. 防疫方药外用法 ·· 77

3. 其他防疫方法 ·· 78

第七节 小结 ·· 79

第四章　宋金元时期

第一节　宋代医家防治疫病的理论和方法 …………………………… 82
　一、概念辨析 ……………………………… 83
　　1. 伤寒与温病之辨 ……………………… 84
　　2. 伏温与新感之争 ……………………… 86
　二、病因病机 ……………………………… 89
　　1. 病因 …………………………………… 89
　　2. 病机 …………………………………… 94
　　3. 传染性 ………………………………… 96
　三、疫病证治 ……………………………… 97
　　1. 韩祗和辨治思路 ……………………… 97
　　2. 庞安时辨治思路 ……………………… 98
　　3. 朱肱辨治思路 ………………………… 99
　　4. 郭雍辨治思路 ……………………………100
　　5.《素问遗篇》五疫学说 ……………………102
　四、疫病方药 ………………………………103
　五、疫病调护 ………………………………106
第二节　金元医家防治疫病的理论和方法 ……106
　一、金元时期疫病理法的形成 ………………107
　二、概念辨析 ………………………………108
　三、病因病机 ………………………………109
　　1. 病因 ……………………………………109
　　2. 病机 ……………………………………115
　四、疫病证治 ………………………………119
　　1. 辨证理论 ………………………………119
　　2. 疫病治法 ………………………………122

　　五、疫病方药 ………………………………………………… 131

　　　　1. 倡用寒凉方药 ………………………………………… 131

　　　　2. 祛邪兼顾扶正 ………………………………………… 132

　　　　3. 评述《局方》得失 …………………………………… 133

第三节　宋金元时期对疫病的分类、预防及学术影响 ……… 135

　　一、疫病分类 …………………………………………………… 135

　　二、疫病预防 …………………………………………………… 136

　　三、学术影响 …………………………………………………… 136

第四节　小结 ………………………………………………………… 138

第五章　明代

第一节　《伤寒论》研究促进温病学说形成 ………………… 139

　　一、辨析伤寒、温病与疫病概念 …………………………… 139

　　二、丰富温病辨治方法 ……………………………………… 143

　　　　1. 研究温病证候 ……………………………………… 143

　　　　2. 充实温病诊法 ……………………………………… 147

　　　　3. 丰富温病治法 ……………………………………… 148

　　三、伤寒学者的学术特点 …………………………………… 150

第二节　新感温病学说与传统伏温说对立而生 …………… 155

第三节　温疫派学术思想 ……………………………………… 156

　　一、对疫病病因病机的新见 ………………………………… 157

　　　　1. 强调特异性致病因素“戾气” …………………… 157

　　　　2. 疫病病因与六淫参同分析 ………………………… 159

　　　　3. 指出疫病传染由口鼻而入 ………………………… 159

　　　　4. 总结了温疫的传变规律 …………………………… 160

二、疫病辨治思路 ·············· 160

三、万全疫病学术思想 ·············· 163

四、吴有性疫病学术思想 ·············· 165

   1. 创立"戾气致疫"学说 ·············· 166

   2. 总结表里九传规律 ·············· 167

   3. 明确区分伤寒温疫 ·············· 168

   4. 提出系统治疫方法 ·············· 169

五、明代温疫派的历史评价 ·············· 171

第四节　疫病证治学术的其他发展方向 ·············· 171

一、张介宾疫病学术思想 ·············· 172

   1. 提出疫气致病 ·············· 172

   2. 辨析伏邪新感 ·············· 173

   3. 强调维护正气 ·············· 173

   4. 治疗急症宜狠 ·············· 175

二、袁班疫病学术思想 ·············· 178

三、喻昌三焦分论疫病 ·············· 181

四、李时珍论疫病防治 ·············· 182

五、张鹤腾论暑病 ·············· 183

六、汪绮石、龚居中、胡慎柔论肺痨 ·············· 184

第五节　疫病预防 ·············· 185

一、防疫药物 ·············· 185

二、防疫方法 ·············· 187

第六节　小结 ·············· 189

第六章　清代至新中国成立前

第一节　温疫派的发展 ……………………………………… 192

　一、温疫派医家学术思想 ………………………………… 192

　　1.戴天章五辨五法论瘟疫 …………………………… 192

　　2.杨璿细辨伤寒温疫 ………………………………… 194

　　3.余霖重清热解毒 …………………………………… 197

　　4.熊立品养生避疫 …………………………………… 200

　　5.周魁辨析温疫 ……………………………………… 202

　　6.刘奎祛邪扶正治疫 ………………………………… 202

　　7.李炳辨析温瘟 ……………………………………… 205

　二、温疫派的专病研究 …………………………………… 208

　　1.吴澄论虚损痨瘵 …………………………………… 208

　　2.郑宏纲父子治喉疫 ………………………………… 209

　　3.陈耕道治疫痧 ……………………………………… 209

　　4.李纪方治白喉 ……………………………………… 210

　　5.罗文杰分期论治温病 ……………………………… 211

　　6.其他疫病专病研究著作 …………………………… 212

　三、温疫派治疗思想 ……………………………………… 213

　　1.祛邪外出 …………………………………………… 213

　　2.清热解毒 …………………………………………… 214

　　3.调畅气机 …………………………………………… 215

　　4.养阴补阳 …………………………………………… 215

　　5.后期调养 …………………………………………… 215

　　6.专病专方 …………………………………………… 216

第二节　温热派与湿热派的形成与发展 ………………… 217

　一、叶桂创卫气营血辨证 ………………………………… 217

二、薛雪创立湿热学说 ··· 220

三、吴瑭倡三焦辨证 ··· 221

四、王士雄发展温热与湿温学说 ································· 224

五、程国彭论在天在人之疫 ··· 227

六、雷丰论治时病 ··· 228

七、张锡纯详辨温与疫 ··· 230

第三节　伏气学说的发展 ·· 231

一、雷丰论六淫伏气病 ··· 231

二、柳宝诒论伏温 ··· 235

三、叶霖详解伏气 ··· 237

第四节　伤寒治疫学术的发展 ····································· 237

一、以伤寒辨治疫病 ··· 238

二、寒温之辨的延续 ··· 239

三、寒温统一观点 ··· 240

第五节　疫病预防 ·· 241

一、改善卫生条件 ··· 242

1. 清洁空气 ··· 242

2. 清洁水源 ··· 246

3. 熏蒸衣物 ··· 246

4. 消灭虫害 ··· 247

二、使用药物防疫 ··· 247

1. 防疫方药内用法 ··· 247

2. 防疫方药外用法 ··· 250

三、其他防疫方法 ··· 253

1. 隔离预防 ··· 253

2. 接种预防 ··· 255

3. 养生防疫 ··· 257

第六节　小结 ··· 260

结　语 ··· 262

后　记 ··· 267

附　录 ··· 271

　　基金项目 ··· 271

　　参考书目 ··· 271

　　参考论文 ··· 278

第一章 疫病的概念与范围

研究中医防治疫病的学术源流，尤其是其理论体系的历史演化及临床实践，对于今天的中医理论继承与发展，特别是现代传染病防治，是至关重要的。无论是面向过去，了解中医防治疫病的历史全貌，以史为鉴；还是面向现实，完善中医防治疫病的理论体系，使其更好地指导现代传染病的中医药防治，都具有非常重要的意义。只有在继承既往数千年来中医防治疫病之学术精华的基础上，才能明确研究方向，进一步发展中医防治疫病的理论和方法。而想要理清中医防治疫病的学术源流，了解其基本理论和基本方法的历史演化情况，首先需要明确中医疫病的概念及其病证范围。

第一节 疫病的概念

疫病、战争、饥荒，是人类不得不面对的三大灾难，人类历史的演进一直伴随着与疫病的斗争。

在甲骨文中，已有"疾年"的记载（见《殷墟书契·前编六十一》），指的是疫病流行的年份。《周礼·夏官》中，将疫病流行称为"时疾"，其云："四时变国火，以救时疾，季春出火，民咸从之。"据考证，疫病又称疫、疠、瘟、温等。

"疫"字可见于先秦文献。当时有两种主要认识：一是认为疫病与疫鬼有关。如《周礼·春官》云："遂令始难，驱疫。"《周礼·夏官》曰："（方相氏）帅百隶而时难，以索室驱疫。"这两处都提到，方相氏在大型祭祀场所采用傩祭的方式为国家驱逐疫鬼。《左传·昭公元年》云："山川之神，则水旱、疠疫之灾，于是乎禜之。""禜"是古代一种祭拜日月、星辰、山川、风雨等的活动，祈求消灾除祸。二是认为疫病与天地之气的异常变化有关。如《礼记·月令》云："（仲夏）行秋令，则草木零落，果实早成，民殃于疫。""（仲冬）地气沮泄，是谓发天地之房，诸蛰则死，民必疾疫，又随以丧。"

1

"疫"字最初表明了疫病的流行性特征。《说文解字》指出："疫，民皆疾也。"段玉裁注曰："郑注《周礼》两言疫疠之鬼。"《释名》解释说："疫，役也，言有鬼行疫也。"疫病如同徭役一般，会导致"民皆疾也"。同时，疫病多发于役卒之中，如《左传·昭公十三年》中记有"役人病"。《史记·南越列传》载："会暑湿，士卒大疫，兵不能逾岭。"而后世在探讨疫病特征时，除了指出其具有流行性，更多强调了疫病的传染性。如清代莫枚士《研经言·温疫说》指出："疫者役也，传染之时，病状相若，如役使也。"叶霖《增订伤暑全书·时疫》指出："疫者犹徭役之谓，大则一郡一城，小则一村一镇，比户传染……沿门阖境，最易沾染。若不传染，便非温疫。"

用"疠"字，主要有两意：一指疫病，二指恶疾、恶疮疾。《周礼·天官》曰："四时皆有疠疾。"郑玄注："疠疾，气不和之疾。"指因天气不和，而成此疠疾。《墨子·兼爱下》云："今岁有疠疫，万民多有勤苦冻馁，转死沟壑中者，既已众矣。"《论衡·命义》云："饥馑之岁，饿者满道，温气疫疠，千户灭门。"这两段论述都将"疠""疫"二字连用，并且突出表述了"疠"的危害，指出疠疾盛行之时，死者甚众。《山海经·西山经》载有肥遗鸟"食之已疠"。郭璞注："疠，疫病也；或曰恶创。"《说文解字》曰："疠，恶疾也。"段玉裁注："今义别制癞字，训为恶疮。""疠"在此处专指恶疮疾，通"癞"字，也即"疠风"（麻风病），为疫病中的一种。云梦睡虎地秦简和张家山汉简《脉书》中的"疠"，也都指麻风病。

瘟疫，亦称"瘟"。《太公六韬》云："人主好重赋役，大宫室，多台游，则民多病瘟。"参考清代钮玉树及医史学家范行准、张纲等学者的论证，瘟字本作"昷"。《说文解字·皿部》云："昷，仁也。从皿，以食囚也。"因为疫病多流行于牢房的昷人中，因而把因犯或奴隶们患传染病称作"昷病"。后"昷"字加"氵"旁为"温"字，如"牢温"。南北朝之后，有时又将"温"字改为"疒"旁，称为"瘟"或"瘟疫"。如南朝梁代宗懔《荆楚岁时记》载，当时的人"以五彩丝系臂，名曰辟兵，令人不病瘟"。但后世仍有沿用"温"字者，如明代吴有性《温疫论》书名即用"温"字，且在该书序中指出："夫温疫之为病，非风、非寒、非暑、非湿，乃天地间别有一种异气所感，其传有九，此治疫紧要关节。"清代杨璿的《伤寒瘟疫条辨·温病瘟疫之讹辨》中对"疫""疠""瘟""温"等概念之间的关系，亦有系统论述。

中医疫病的概念内涵，目前主要有以下两种观点：

第一种观点，疫病兼具传染性和流行性特征。《中医疫病学》指出："疫病是由疫疠病邪引起的具有强烈传染性和广泛流行性的一类急性发热性疾病的总称。"与此相似，《现代中医疫病学》认为，疫病又称"瘟疫"，是指有强烈传染性并能引起较大范围流行的一类疾病。《现代汉语词典》定义"疫病"为"流行性的传染病"。《中国大百科全书·中国传统医学卷》认为，疫病是"具有温热病性质的急性传染病""属温热病中具有强烈传染性，病情危重凶险并具有大流行特征的一类疾病"。

第二种观点，疫病至少具备传染性或流行性特征中的一种，但不必兼备。《中国疫病史鉴》指出："在一些先秦的著作中如《礼记》《淮南子》《吕氏春秋》等，均提到'疫'字，但没有明确的定义。从《礼记·月令》'民殃于疫''民必疾疫，又随以丧'等条文来看，疫病的伤亡损害是比较严重的。许慎《说文解字》提出，疫，民皆疾也。'皆'字说明疫之发病具有一定的广泛性。这种广泛性是否与传染有关？在当时的著作中找不到更充足的理由来肯定或否定。只能这样理解，传染病的发病也具有广泛性，所以疫病包括了传染病在内，但并不局限于传染病。"较早提出"疫"之传染性的是隋代巢元方的《诸病源候论》，书中认为，疫疠乃"人感乖戾之气而生病，则病气转相染易，乃至灭门，延及外人"。明代吴有性《温疫论》也有云："时疫能传染于人。""大约病偏于一方，延门合户，众人相同者。"综上所述，疫病是指具有传染或流行特征而且伤亡较严重的一类疾病。疫病的病种是相当广泛的，包括多种传染病，也可能包括某些非传染性流行病。因为古代的记载相当笼统，要把它们再做区别是相当困难的。《两汉时期疫病研究》也采用了这一定义。与此类似，《带您走进〈温疫论〉》认为："疫病是指具有传染或流行特征而且病死率较高的一类疾病。"有学者在对中医疫病概念的历史沿革进行考察后指出："我们不能像现在很多文献中将疫病称为具有强烈传染性的疾病……事实上，古代医家对疫病的定义是，凡是具有传染性、流行性的疾病都叫疫病，而无论其传染性是否强烈、流行是否广泛。"还有学者认为，疫病是指具有传染性或流行性特征而且伤亡较严重的一类疾病，具有播散迅速、传染性强、病情严重、病死率高等特点。

笔者认为，从现有资料不易确切区别古代的传染病与流行病，传染病一般都具有一定的流行性，而流行病未必都是传染病。因此，笔者在本书中采用《中国疫病史鉴》的定义，即"疫病是指具有传染或流行特征而且伤亡较严重的一类疾病"。而笔者在选择相关历史资料时，将尽可能兼顾传染性与流行性。

从还原中医诊治疫病的历史原貌角度看，古代相关记述较为笼统，在研究疫病相关学术理论的历史演化脉络过程中，需要搜集更为广泛的资料，尤其是在探究伤寒、温病关系等问题时，应当尽可能还原前人对于疫病的认识，尊重他们的智慧，提炼其学术精华，充分发掘其理论与临床价值，从而使其学术经验更好地运用于今天的中医临床诊治。比如，对中医疫病的传染性，从魏晋隋唐时期才开始有记载，直到明清时期才较为完善，而先秦两汉至宋金元时期的大量著作并没有对传染性的明确记述。戾气、疫气、疠气、时气等致病因素，在中医典籍中的出现也是在魏晋隋唐时期之后，如葛洪提出"疠气"，郭雍提出"毒气"，刘完素提出"秽毒"，万全和吴有性等提出"戾气"，李炳提出"地气"等。而更多的中医著作，并没有明确提出致病因素为戾气、疫气、疠气、时气，而是从伤寒、温病等角度对疫病展开讨论，这些相关论述也是疫病学术体系的一部分。先秦两汉时期的医学和非医学典籍中，已提出疫病可能与气候有关。而运气与疫病相关的认识，可能流行于唐代到宋金元时期。疫病与地域的关系，直到宋代医家庞安时等才开始深入探讨。这些认识直到今天仍在进一步深化之中。

根据上述定义，中国古代疫病相关名词，主要有伤寒、温病、热病、疫、疠、瘟、时行、天行，以及温疟、温毒、风温、温疫等，还有以"札"表示大疫、以"瘥"表示散发瘟疫的用法。清代余伯陶《疫证集说·古今疫名考》云："疫病之来，时不分寒暑，地不分南北，人不分老幼，到处传染，病状一律，死亡之数，动以百千万计……诚为百病之元凶，生民之大厄也……总之，曰疠，曰注，曰瘴，曰瘟，曰毒，曰翻，曰挣，曰痧，曰泼来克，盖名称虽异，而其为疫则一也，即仲景所谓人人皆病之疫也。"后文将就疫病相关概念的历史演化情况做细致辨析，尝试阐明在不同的历史阶段，这些概念本身的内涵及相互之间的关系。

第二节　疫病的范围

关于疫病的范围，有以下几种主要观点。

《中国疫病史鉴》认为：一，文、史、医籍中以"疫""疫疠"记载的资料均属疫病范畴。二，已被确认是传染病的其他名称或具体病名记载的资料，如"痘"（天花）、"吊脚痧"（霍乱）等均属疫病范围；不确定者，如"伤寒""时气"等，则当资料中注明了传染或流行、伤亡较重等特点时，属于疫病范围。三，具有地方病特征的记载，一般不属疫病研究范畴。笔者主要采取这种观点。

另外，方药中等认为："《内经》中所论述的中风、伤寒、温病、湿病、热病、暑病、疟、肠澼、霍乱、疫疠、痉、瘛疭、疽，等等，如以今天的认识来加以分析，其中绝大部分疾病都属于急性传染病的范围。"其观点也极具参考价值。

陈邦贤在《中国医学史》中总结到，中医学将传染病区分为七种病证。第一种是伤寒，分为伤寒、温病、风温，其中温病的特征是只发热而不恶寒，风温则是太阳病发汗已，身灼热；第二种是痢疾，分为卒辟、赤痢、水谷痢、热毒痢、赤滞、大注痢、风痢、气痢等；第三种是痘疮，包括肤疮、豌豆疮、登豆疮、豆疮、天行豆疮、痘疮、疮疱等；第四种是麻疹，有麻、赤疮子、疮等；第五种是白喉，有马喉痹、缠喉风等；第六种是疟疾，包括牝疟、疟母等；第七种是肺痨，包括虚劳、肺劳、风劳、传尸、急劳、血风劳、痨瘵、痨嗽等。上述总结亦可资参考。

有研究者认为，古代所谓疫病只是指那些经口鼻而入的疾病，而梅毒、鼠疫、疟疾之类都不属于疫病。对此，笔者研究认为，明代之前的"传染"，主要指接触传染，如《诸病源候论》所论的多种"注"病，而明代之后的医家多认为疫邪从口鼻而入，称为"天受"，上述类型的疾病均属于疫病范围。可以参考方药中《谈中医学对急性传染病的病机学认识——兼论伤寒与温病学派辨证的理论基础》一文。而万友生认为："伤寒之邪不仅可以外从毛窍而入卫分以及于肺，同时也可以上从口鼻而直入肺胃，既可见肺气失宣的咳喘等症，又可见胃气不和的呕逆等症。我们不应偏执伤寒邪从毛窍而入和温病邪从口鼻而入之说，而主观派定其入侵途径。"

第二章　先秦两汉时期

外感病，尤其是其中的疫病，在历史上所造成的危害之大，是其他任何疾病不能比拟的。考察一个民族的医学发展源流，其中一个重要的环节就是研究这个民族与疫病做斗争的历史。疫病的反复流行给民族带来了深重的灾难，但也带来了医学发展的机遇，与疫病的斗争也成了中医学术发展的重要动力。

疫病在中国史料中早有记载，如《周礼·天官》曰："疾医掌养万民之疾病。四时皆有疠疾，春时有痟首疾，夏时有痒疥疾，秋时有疟寒疾，冬时有嗽上气疾。"《礼记·月令》指出："果实早成，民殃于疫。"《吕氏春秋》指出："季春行夏令，则民多疾疫。"又如，殷商时期的甲骨文中有"疾年"一词，虽未明确提出疫病之名，但可以推测，某年疾病多发，当具有一定的流行性。上述内容都强调了气候的异常变化与疫病的关系。

《汉书·王贡两龚鲍传》称民有七亡七死，其云："凡民有七亡，阴阳不和，水旱为灾，一亡也……岁恶饥饿，六死也；时气疾疫，七死也。民有七亡而无一得，欲望国安，诚难；民有七死而无一生，欲望刑措，诚难。"可知这一时期，时气导致的疫病已得到官方的重视。西汉桓宽《盐铁论·救匮》曰："若疫岁之巫，徒能鼓口耳，何散不足之能治乎？"文中的"疫岁"则更明确指出此年有疫病流行。

东汉末年的曹植《说疫气》记载："建安二十二年（217年），疠气流行，家家有僵尸之痛，室室有号泣之哀。或阖门而殪，或覆族而丧。或以为疫者，鬼神所作。夫罹此者，悉被褐茹藿之子，荆室蓬户之人耳！若夫殿处鼎食之家，重貂累蓐之门，若是者鲜焉。此乃阴阳失位，寒暑错时，是故生疫，而愚民悬符厌之，亦可笑也。"曹植指出，此疾在贫苦民众中尤为盛行，而钟鸣鼎食之家则较少染病，这种现象值得关注。而且曹植对以符咒之法应对疫疬嗤之以鼻，理性地认识到疫疬流行与鬼神无涉，而应以"阴阳失位，寒暑错时"来解释。反之，阴阳调和、风调雨顺之年，则一般没有疫病流行。如《史记·历书》所云："明时正度，则阴阳调，风雨节，茂气至，民无夭疫。"东汉王充《论衡·命义》云："饥馑之岁，饿者满道，温气疫疬，千户灭门。"将疫病的发生与温气联系在一起。

上述记录表明，当时的知识分子普遍认为，疫病一年四季皆可发生，最重要的原因是时令之气的异常，即"非时之气"造成的，而且提出了疫气、疠气、温气等概念。

由于疫病对中国社会的威胁和对民众健康的危害，中医历代医家以非凡的智慧与勇气，经过艰辛的努力，创立和发展了疫病理论体系和临床诊疗技术，以应对层出不穷的疫病。

春秋战国时代是中国历史上社会大动荡、大转折的时代，中医学出现了第一次兴盛争鸣，中医疫病学术也起源于这个时代。而东汉时期是疫病的另一个重要流行期。据史料记载，从汉桓帝刘志至汉献帝刘协在位的70余年中，记载有疫病流行17次。疫情连年，民不聊生，"建安七子"中的徐干、陈琳、应玚、刘桢也同时应劫。此事见于曹丕《与吴质书》，其云："昔年疾疫，亲故多离其灾。徐陈应刘，一时俱逝，痛可言邪？"东汉末年的张仲景，在其所著的《伤寒杂病论》序言中记载："余宗族素多，向余二百。建安纪年（196年）以来，犹未十稔，其死亡者，三分有二，伤寒十居其七。"《伤寒杂病论》记录了当时应对疫病的部分临床经验，其中的疫病预防、治疗、调护内容，为后世防治疫病提供了思路。

疫病相关学术内容，在先秦两汉时期的《黄帝内经》《难经》《伤寒杂病论》《神农本草经》4部著作中有较为完整的展现。如《黄帝内经》对疫病的病名、证候特点、诊断方法、病因病机、防治方法、预后转归等进行了阐释，而《伤寒论》则从概念、病证、治法、方药、误治、禁忌、死证等方面论述了疫病相关内容。

第一节　概念辨析

先秦两汉时期，疫病相关概念有伤寒、温病（病温）、病暑、热病、中风、湿温、疠（厉）、疫等，各概念间关系不甚明确。笔者以为，值得深入探究的有三个主要问题：一，伤寒概念内涵及其与疫病的关系；二，温病概念如何被提出，其最初的使用范围；三，热病、伤寒与温病概念之异同。笔者试析如下。

一、伤寒概念内涵及其与疫病的关系

先秦两汉时期的伤寒概念，有两个问题需要阐明：其一，广义伤寒与狭义

伤寒概念区分及使用情况；其二，伤寒与疫病的关系如何。

首先，《素问·热论》指出："今夫热病者，皆伤寒之类也。"又云："人之伤于寒也，则为病热。""凡病伤寒而成温者，先夏至日者为病温，后夏至日者为病暑。"此论中所言"伤寒"，包括病温、病暑等，又与"热病"这一概念有互相涵括的关系，乃为广义伤寒。《黄帝内经》中未见狭义伤寒，提示此时"伤寒"概念可能并无广义、狭义之分。《难经·五十八难》认为："伤寒有五，有中风，有伤寒，有湿温，有热病，有温病。"前一"伤寒"为广义，泛指多种外感热病，后者为狭义伤寒，与狭义的热病、温病相并列。

《伤寒论》以"伤寒"命名，书中论述了中风、伤寒、温病、风温、风湿、中暍等多种病证，尤其是对阳明病热证、实证、发黄、蓄血等的描述，显示出《伤寒论》全书论述的是广义伤寒。有学者分析认为，《伤寒论》描述的临床表现，已经包括了温病卫、气、营、血各期所出现的常见证候，包括相当于西医学的多种流行病、传染病和其他感染性疾病的临床表现，如流感、肺炎、痢疾（包括中毒型）、肝炎（包括重症）、胸膜炎、腹膜炎、猩红热等。从治疗手段和方法来看，《伤寒论》中有辛凉解表法、清气法、攻下法、清热解毒法、清热燥湿法、辛开苦降法、刺期门以泻血热法等，以及白虎汤、承气汤、柴胡汤、栀子汤、麻杏石甘汤、黄芩汤等汤方，这些都被后世医家继承，用以治疗温热病，并一直沿用至今。由此可知，《伤寒论》不仅包括风寒之邪为患导致的疾病，而且包括各类温热病。

归纳上述几点，笔者认为，"伤寒"概念在《黄帝内经》中未见广义、狭义之分，但以使用时的情况分析，应归于广义一类；《难经》提出了狭义伤寒概念，并对广义伤寒的范围进行了界定，但未做完整的分析和阐释；《伤寒论》同时使用广义与狭义伤寒概念，全书论述广义伤寒，但现存文本中狭义伤寒的比重较大。广义伤寒是以发热为主要证候的疾患，具有流行性，而《伤寒论·辨太阳病脉证并治上》中叙述的"太阳病，或已发热，或未发热，必恶寒，体痛，呕逆，脉阴阳俱紧者，名为伤寒"，则是狭义伤寒。书中用麻黄汤一类方药治疗的病证，均属于狭义伤寒。

另外，笔者认为，这一时期疫病包括在广义伤寒的范围之内。《黄帝内经》《难经》等所涉及的疾病时代难以确定，且议论过简，就只言片语可见病温、疠（厉）、疫等概念互用。如《素问·风论》云："疠者，有荣气热胕，其气不清，故使其鼻柱坏而色败，皮肤疡溃，风寒客于脉而不去，名曰疠风，或名曰寒热。"《素问·六元正纪大论》云："二之气，大火正，物承化，民乃和。其病温厉大行，远近咸若，湿蒸相薄，雨乃时降。"参考上文"今夫热病者，皆伤寒之类也"等论述，这里的"疠风（寒热）""温厉"等，都是包括在广义伤寒中的。

疫病与广义伤寒的关系，在《伤寒论》中体现得更为明晰。有学者研究古代伤寒学时指出："古代曾经流行一种热性病——伤寒病，病情是较严重的，死亡亦很快，正如《素问·热论》所说'其死皆以六七日之间'，而死亡的多半都属于'两感证'。"笔者认为，从时代背景、原序内容等可以推断，东汉末年有疫病的大流行，《伤寒论》包含了较多的疫病内容。

首先，东汉末年的寒暑错位、连年的自然灾害、频繁的战争，以及严重饥荒、大规模的人口迁徙等，都为疫病的产生和大流行创造了条件，《后汉书》中的史料证实了当时确有多场大疫流行。日人山田宗俊在《伤寒论集成》一书中考证，值张仲景所说"犹未十稔"之时，正好"大疫三行"。陈邦贤著《中国医学史》则指出："公元二世纪末，连续五次大疫。"

其次，张仲景《伤寒论》原序中也记载："余宗族素多，向余二百。建安纪年以来，犹未十稔，其死亡者，三分有二，伤寒十居其七。"从中应可看出张仲景所论伤寒的发病特点有二：一是发病率高，具有流行性；二是死亡率高。这就排除了普通外感或内伤疾病，因为它们均不具备上述特点。张仲景著《伤寒论》的初衷，就是应对当时流行的疫病。如《湖南通志·名宦志》记载："张机，长沙太守。时大疫流行，机精解医药，民赖全活者甚众。"

清代余伯陶对此有明确认识，其《疫证集说·卷二》云："伤寒、温热、瘟疫三种，至晋时始分。古人贵胜雅言，总名伤寒。秦越人言温而疫，赅焉已。盖古无'瘟'字，概作'温'字，且当时热病统于伤寒。试观仲景《伤寒论》，何尝不言'温'？亦何尝不言'疫'？洵如杨玄操《难经注》所谓温病则是疫疠之病，非为春病也。"对伤寒、温病、疫病等概念，以及"温""瘟""疫"等字之间的关系，余伯陶的认识是准确的。

二、温病概念之滥觞

《黄帝内经》载有"温病"之名。如《素问·六元正纪大论》曰："初之气，地气迁，气乃大温，草乃早荣，民乃厉，温病乃作，身热头痛呕吐，肌腠疮疡……初之气，地气迁，风胜乃摇，寒乃去，候乃大温，草木早荣，寒来不杀，温病乃起；其病气怫于上，血溢目赤，咳逆头痛，血崩胁满，肤腠中疮。"大约可以看出温病为热性病，气候大温是温病产生的环境因素。《素问·六元正纪大论》又指出："二之气，大火正，物承化，民乃和。其病温厉大行，远近咸若，湿蒸相薄，雨乃时降。"提示温厉病具有流行性特征，且与四时气候密切相关。《素问·生气通天论》和《素问·阴阳应象大论》云："冬伤于寒，春必温病。"寒邪似为引起温病的直接原因。温病的产生也与精有密切的关系，如《素问·金匮真言论》云："夫精者，身之本也。故藏于精者，春不病温。"《灵枢·论疾诊尺》云："尺肤热甚，脉盛躁者，病温也。"似提示温病之"温"字主要指其具有热象，乃以临床表现命名。《素问·热论》云："凡病伤寒而成温者，先夏至日者为病温，后夏至日者为病暑。"在发病时间上对温病和暑病做了鉴别，这一论断对后世医家鉴别诊断温病与暑病具有重要影响。治疗的基本原则为清热保津。预后方面，《素问·玉版论要》云："病温虚甚死。"

《黄帝内经》中的温病概念并不固定，有时称作热病，有时称作病温，有时与疠、疬连用，与伤寒混淆。同时，《素问·生气通天论》和《素问·阴阳应象大论》所说的"冬伤于寒，春必温病"，与《素问·金匮真言论》所说的"藏于精者，春不病温"，这两句似同实异的论断，引发了后世对伏邪温病和新感温病的学术争论。

单从字面上来看，"冬伤于寒，春必温病"，是说若人体在冬季不能封藏固密，为寒邪所伤，深伏于内，至春阳萌发，感时而病。此论关键在于冬季伤寒，而春时仅为诱因或者说是发病时间，这句话被后世伏邪说作为理论支柱。而"藏于精者，春不病温"，则说明冬天固藏之后，遇到"春温"之气，也有足够的抵抗能力，不会感触而发温病。这句话中"寒"作为伏邪的因素消失了，"春温"作为新感的因素却悄悄出现，于是后世又有医家从字面上揣测是否有新感温病的存在。如章虚谷认为："经论温病，有内伏而发者，有外感随时而成者。"而喻昌认为温病应该有三种：其一，"冬伤于寒，春必病温"；其二，"冬不藏精，春必病温"；其三，"既冬伤于寒，又冬不藏精，至春月同时病发"（《尚论后篇·尚论春三月温证大意》）。对于"藏于精者，春不病温"这句话，也有研究者认为应从"邪不留连"角度分析，这便是伏邪派的思路了。

《难经·五十八难》云："伤寒有五，有中风，有伤寒，有湿温，有热病，有温病。"则把温病归到了广义伤寒之中，似表明《难经》所论的温病，其病因也是"冬伤于寒"，而这又为后世的寒、温之争埋下了伏笔。

《伤寒论·辨太阳病脉证并治上第五》云："太阳之为病，脉浮，头项强痛而恶寒。""太阳病，或已发热，或未发热，必恶寒，体痛，呕逆，脉阴阳俱紧者，名为伤寒。""太阳病，发热，汗出，恶风，脉缓者，名为中风。""太阳病，发热而渴，不恶寒者，为温病。"可知，太阳病一般应具有脉浮和恶寒的症状，但其中不恶寒、发热而渴的称为温病。太阳温病与太阳中风、太阳伤寒在太阳病中有并列的地位，但与其他两类疾病具有明确的治疗方剂不同，太阳温病并没有留存下对证的方剂，这就给后世留下了一定的想象空间，为温病学派及其诸多流派的形成创造了条件，也为寒、温之争开辟了更宏阔的领域。清末有所谓桂林、长沙"古本"《伤寒论》现于世，内中"温病篇"专论伏气温病，病因为温邪，证治立足于"血"，强调苦寒泻火、凉血解毒，多用大黄、黄芩、黄连、石膏、栀子、牡丹皮之类，这些内容疑为后世传抄时补入，待考证。

总的来说，这一时期已经对温病概念有所认识，并从病因、病机、证候、治法、预后等方面进行了初步探讨，但是留下的问题可能更多，为后世寒温之辨、伏温新感之争启端。

三、热病、伤寒与温病概念辨析

"热病"概念，见于《素问·热论》《灵枢·热病》等篇，论述颇详。《素问·热论》开宗明义，称"今夫热病者，皆伤寒之类也"，之后集中讨论了"伤于寒也"和"两感于寒者"这两种情况的病机、脉证、治法和预后。单从本章看，热病似多为伤于寒邪的病变。故有学者认为《黄帝内经》"确立了热病的病因为'伤于寒'，为后世的广义伤寒病因学说打下了基础"，《素问》云"今夫热病者，皆伤寒之类也"之"伤寒"，是"伤于寒"的省称或简称，而不同于后世作为病名的伤寒。

但通观《黄帝内经》全书，《素问》有"热论""评热论""刺热论"三篇，《灵枢》有"寒热病""热病"和"寒热"三篇，而没有列出伤寒专论；《素问·刺热》讨论五脏热病；《素问·评热病论》以热论阴阳交；《灵枢·热病》一篇有热病一词出现多次，涉及十余种不同病证，此外未冠以热病之名者有7种。笔者分析这些病证之后认为，《黄帝内经》所论的热病并非全都伤于寒，如果将《黄帝内经》所论热病的全部病因仅仅归结于一个"寒邪"，是不全面的。有学者认为，《黄帝内经》所论热病可由外感六淫导致，也可由情志、劳逸、饮食等"阴邪"而成；外感六淫有"风寒暑湿燥火（热）"，并非皆因寒邪；《黄帝内经》中的热病是由外邪引起的、热象明显、发病急、传变快的一类疾病，是伤寒、温病、暑病、风热病、湿热病、疟、痢（肠澼）及疫疠的总称。笔者认为，《黄帝内经》中在外感热病这个意义上，更多使用的是"热病"一词，而非伤寒，其内涵与后世所称的广义伤寒有相似处。同时，必须明晰的是，热病并非皆为外感病，亦有内伤者，而且内伤热病在后世也得到了李东垣等医家的关注和研究，而这部分内容与伤寒概念并无重合；同时，伤于寒邪未必一定导致热性病，"人之伤于寒也，则为病热"，不能仅从字面解读，如痹厥、泄注、皮肤不仁等就没有热象。

《难经·五十八难》云："伤寒有五，有中风，有伤寒，有湿温，有热病，有温病。"应该承认《难经》这条论述的巨大影响，但同时也应该看到其中存在的问题，其将热病、伤寒同归于广义伤寒之中，与湿温和温病并列，使得相关概念之间的关系和层次不清，后世医家为此产生了分歧。

《素问·风论》言"故风者百病之长也"，《素问·骨空论》有"风者百病之始也"的说法。直到今天，民间也习惯将外感称为伤风。那么，《伤寒论》为什么不说"伤风"，而以一"寒"字涵括六淫乃至一切外邪？

有观点认为，"寒"当释为"邪"。日本学者中西惟忠《伤寒之研究·寒五名》认为："伤寒也者，为邪所伤害也。谓邪为寒，盖古义也，故寒也者，邪之名也。而邪之伤害人最多端矣。"程郊倩《伤寒论后条辨》云："寒字，则只当得一邪字看。"有学者支持这一观点，认为广义伤寒之"寒"字释为"邪"，为诸邪的总称，"寒统诸邪"缘其"杀厉之气""为毒最厉"，并引证了三条材料：①王叔和《伤寒例》引《阴阳大论》云："冬时严寒，万类深藏，君子固密，则不伤于寒，触冒之者，乃名伤寒耳。其伤于四时之气，皆能为病，以伤寒为毒者，以其最成杀厉之气也。"②丹波元简《中国医籍考》云："盖寒为天地杀厉之气，亘于四时，而善伤人，非温之行于春，暑之行于夏，各王于一时之比。是以凡外邪之伤人，尽呼为伤寒。"③张隐庵《素问·热论》"大气皆去"条，观点类同丹波元简。笔者以为，上述征引的文字有一定参考价值，但与张仲景原意似有偏离，以"邪"来释"寒"显得较为牵强。其实，参考东汉末年气候异常寒冷这一情况，非时之风寒邪气为祸最甚，张仲景依据自己的学术传承和临床体验，主要探讨伤寒、中风，故使用"伤寒"概念。如果仅是"四时正气为病"，避开气候之严寒即可不染，这与当时大疫流行的实际情况不符。后世亦有医家认为，张仲景治疗的主要为寒性疫病，故以伤寒为名，此论可参。

《素问·热论》云："凡病伤寒而成温者，先夏至日者为病温，后夏至日者为病暑。"此处出现两个"温"字，前面一个"温"字既可能指疾病之主要症状，也可能是包括病温、病暑之病名。再参考《素问·生气通天论》《素问·金匮真言论》《素问·阴阳应象大论》《素问·玉版论要》《素问·六元正纪大论》《灵枢·论疾诊尺》这六篇中所论温病，其具有明显热象、与四时及"精"的关系密切、有流行性特征等。这提示我们，《黄帝内经》中的温病概念与外感热病相近，并包括疫病内容。《素问遗篇》中将"温病欲作"与"热病欲作"互用，结合五疫议论温疠、温疫等，对温病的讨论比其他篇章较为深刻。但因为《素问遗篇》之年代一般认为在唐宋之间，《温病大成》认为其作者为宋代刘温舒，成书于宋元符二年（1099 年），不能作为先秦原典使用。先秦所论温病之"温"可能并非仅指温热症状，而是源自"昷"人（即因犯），温病乃因犯中流行之疾，提示温病具有流行性。

归结起来，笔者以为，这一时期的热病、伤寒、温病三种概念，大概有以下的关系：热病有外感、内伤两种起因，从外感来说，六淫皆能致热，并非必"伤于寒"；伤寒与热病有部分重合，并无明确的彼此从属关系，但在实际使用时，广义伤寒与外感热病概念常混用；温病概念与外感热病接近，"温"字除指其温热症状外，还可能提示其流行性；三者都包括部分疫病。这三个概念有一定的重合，但从使用率上看，《黄帝内经》使用热病概念较多，《伤寒论》主要使用广义和狭义伤寒概念，温病概念在这一时期使用较少。

第二节　病因病机

一、病因

如本章之首所言，先秦典籍《礼记》中多次论及疫病，如"孟春行秋令，则民大疫"，"季春行夏令，则民多疾疫"，"果实早成，民殃于疫"，"民必大疫，又随以丧"等。《周礼·天官·冢宰》："四时皆有疠疾。"注："疠疾，气不和之疾。"从中可以看出，当时人们已经认识到气候的反常，与疫病的发生有密切关系。与之类似，《素问·六元正纪大论》云："初之气，地气迁，气乃大温，草乃早荣，民乃厉，温病乃作，身热头痛呕吐，肌腠疮疡。""二之气，大火正，物承化，民乃和。其病温厉大行，远近咸若，湿蒸相薄，雨乃时降。"这指出气候与疫病发生具有关联，同时提示了疫病的流行性特征。

有学者通过对非医学文献的研究发现，整个汉代，疫病成因主要有三种不同观点：一是比附社会人事尤其是君王德行，"王者不明，善者不赏，恶者不绌，不肖在位，贤者伏匿，则寒暑失序，而民疾疫"（汉·董仲舒《春秋繁露·卷十四·五行变救》），指出君王失德，社会动乱，易出现疫病流行；二是疫鬼行疫之说在民间流行；三是认为疫病的发生是"天地之道"、自然规律，主张用医药救治抗疫，指出让疫病患者喝符水和祈祷"无益于治病"。最后一种疫病观，认为中原地区天气反常或生疫气，疫气为害而成疫疠之灾。如东汉顺帝永建四年（129年），杨厚上书曰："今夏必盛寒，当有疾疫蝗虫之害……六州大蝗，疫气流行"。南方则有瘴气、温暑成疫。如东汉顺帝时从事中郎李固称："南州水土温暑，加有瘴气，致死亡者十必四五。"（《后汉书·南蛮传》）当时政府还提出了隔离措施，以应对疫病流行。如西汉平帝元始二年（2年）夏，疫病暴发，疫情严重。为此，政府命人腾出一些住宅作为隔离之所，集中对病人进行治疗，以防止疫病扩散，并在多次疫情中由政府派医送药。中医学典籍采用的也正是这种积极的疫病观，这是对当时社会流行的灾异论、疫鬼说，以及大傩逐疫、祓襫风俗和符咒之法的反思，具有重要意义。

《黄帝内经》认为，疫病的发生与运气有关，与君相二火加临有关。《素问·六元正纪大论》云：辰戌之纪，"凡此太阳司天之政，气化运行先天，天气肃，地气静，寒临太虚，阳气不令，水土合德，上应辰星、镇星……初之气，地气迁，气乃大温，草乃早荣，民乃厉，温病乃作，身热头痛呕吐，肌腠疮疡"。辰戌之岁，太阳寒水司天，太阴湿土在泉，初之气为少阳相火，气大温则爆发疫病。卯酉之纪，阳明燥金司天，少阴君火在泉，"凡此阳明司天之政，气化运行后天，天气急，地气明，阳专其令，炎暑大行，物燥以坚，淳风乃治，风燥横运，流于气交，多阳少阴，云趋雨府，湿化乃敷，燥极而泽……二之气，阳乃布，民乃舒，物乃生荣，厉大至，民善暴死……终之气，阳气布，候反温，蛰虫来见，流水不冰，民乃康平，其病温"。寅申之纪，少阳相火司天，厥阴风木在泉，"凡此少阳司天之政，气化运行先天，天气正，地气扰，风乃暴举，木偃沙飞，炎火乃流，阴行阳化，雨乃时应，火木同德，上应荧惑、岁星……初之气，地气迁，风胜乃摇，寒乃去，候乃大温，草木早荣，寒来不杀，温病乃起，其病气怫于上，血溢目赤，咳逆头痛，血崩胁满，肤腠中疮"。丑未之纪，太阴湿土司天，太阳寒水在泉，"凡此太阴司天之政，气化运行后天，阴专其政，阳气退辟，大风时起，天气下降，地气上腾，原野昏霿，白埃四起，云奔南极，寒雨数至，物成于差夏……二之气，大火正，物承化，民乃和。其病温厉大行，远近咸若，湿蒸相薄，雨乃时降"。子午之纪，少阴君火司天，阳明燥金在泉，"凡此少阴司天之政，气化运行先天，地气肃，天气明，寒交暑，热加燥，云驰雨府，湿化乃行，时雨乃降，金火合德，上应荧惑、太白……五之气，畏火临，暑反至，阳乃化，万物乃生乃长乃荣，民乃康，其病温"。巳亥之纪，厥阴风木司天，少阳相火在泉，"凡此厥阴司天之政，气化运行后天，诸同正岁，气化运行同天，天气扰，地气正，风生高远，炎热从之，云趋雨府，湿化乃行，风火同德，上应岁星、荧惑……终之气，畏火司令，阳乃大化，蛰虫出见，流水不冰，地气大发，草乃生，人乃舒，其病温厉。必折其郁气，资其化源，赞其运气，无使邪胜。岁宜以辛调上，以咸调下，畏火之气，无妄犯之。用温远温，用热远热，用凉远凉，用寒远寒，食宜同法。有假反常，此之道也，反是者病"。《素问》记录了疫病容易发生的时段，包括辰戌之纪的初之气，卯酉之纪的二之气、终之气，寅申之纪的初之气，丑未之纪的二之气，子午之纪的五之气，巳亥之纪的终之气。总的来看，初之气、二之气、终之气较易发生疫病，而三之气、四之气则较少有疫病流行。

《素问·生气通天论》云："冬伤于寒，春必温病。"《素问·金匮真言论》云："夫精者，身之本也。故藏于精者，春不病温。"《素问·热论》云："凡病伤寒而成温病者，先夏至日者为病温，后夏至日者为病暑，暑当与汗皆出，勿止。"指出温病包括疫病的发生，与寒邪侵袭有关，也与精不固密有关。这种内外因相互作用的观点，为后世研究者的阐释、发挥奠定了基础。《伤寒论·辨太阳病脉证并治中第六》云："血弱气尽，腠理开，邪气因入，与正气相抟，结于胁下。"指出了正气弱而给外邪提供了入侵之机，而无论以何治法、有何征象，只要"阴阳自和者，必自愈"，指出人体正气强盛才是疾病向愈的根本因素。

《金匮要略·脏腑经络先后病脉证第一》云："客气邪风，中人多死……有未至而至，有至而不至，有至而不去，有至而太过。"指出天之气异常，致生邪风，为外感病的病因。需要明晰的是，《黄帝内经》与《伤寒论》中"邪"的概念，包含内容十分广泛，用外邪作为疫病病因失于宽泛。有学者考《黄帝内经》"邪"字凡见441处，其中425处为"不正"之义，并成为各种致病因素的代称。王冰注《素问·脏气法时论》"夫邪气之客于身也"时，言"邪者，不正之目，风寒、暑湿、饥饱、劳逸皆是邪也，非唯鬼毒疫疠也"。而《伤寒论》和《金匮要略》中"邪"有几十处，与《黄帝内经》用法相比，似略偏于外感。可参考南朝宋·范晔《后汉书·五行志五》李贤注引何休曰："民疾疫也，邪乱之气所生。"

此外，《金匮要略》中提到了诸多饮食宜忌。如《金匮要略·禽兽鱼虫禁忌并治第二十四》："秽饭、馁肉、臭鱼，食之皆伤人……六畜自死，皆疫死，则有毒，不可食之。"《金匮要略·果实菜谷禁忌并治第二十五》："果子落地经宿，虫蚁食之者，人大忌食之。"提示张仲景认为这些食物可能引发疾病，但不能确定是否为疫病，后世医家对此有进一步探讨。

综合上述观点，先秦两汉时期的医家普遍认为疫病的发生与气候异常有关，《黄帝内经》阐释了疫病流行的运气条件，并指出疫病常由疫气或邪气尤其是寒邪侵袭导致，也与精不固密有关。

二、病机及辨证

外感热病病机及辨证之法，《黄帝内经》论述颇多。例如，《素问·至真要大论》所论病机十九条中，有九条讲火热为病。《素问·热论》概括热病传变，为一日巨阳受之，二日阳明受之，三日少阳受之，四日太阴受之，五日少阴受之，六日厥阴受之。其后，《伤寒论》中详细阐释了外感病的辨证方法，其法在后世颇为通行，也成为疫病的主要辨证理论；直至清代叶桂卫气营血辨证和吴瑭三焦辨证创立之后，也还有学者如俞根初等坚持用六经辨治外感热病。

从六经辨治疫病，对后世产生了一定影响。有学者认为《伤寒论》六经辨证贯穿着阴阳、表里、寒热、虚实之八纲辨证思路，对后世温病的卫气营血辨证与三焦辨证有所启示与贡献。叶桂曾说"辨营卫气血与伤寒同"，卫分是指表证阶段，气分是指但热不寒的里热阶段与邪留三焦的半表半里阶段，营分则更进一步出现舌绛、神昏斑疹，至血分则系疾病的邪热灼阴的虚证阶段。有学者认为，目前对六经传变及各经内部各证之间相互转变关系的研究较少，六经辨证理论并未得到相应的发展；同时只辨证而不辨病，不易把握疾病发生发展及其预后转归的总体方向及治疗总则。

笔者以为，六经辨证、卫气营血都属于时间辨证，是对疾病进程的判断。如叶桂的著名论断"大凡看法，卫之后方言气，营之后方言血。在卫汗之可也，到气才可清气，入营犹可透热转气"，这样的辨证是与辨病紧密结合、相辅相成的。而现代一般的辨证论治，偏向于空间辨证，做的是"切片"研究，是对疾病状态的判断，失去了对证候之间关系包括转归等的基本把握，不只割裂了辨证与辨病，连辨证本身也不再完整。从这个意义上来说，六经辨证与卫气营血辨证的精神实质是一致的。而现代采用的疫病诊治思路，不仅与《伤寒论》体系不同，与《诸病源候论》《备急千金要方》等不同，甚至也与叶桂、吴瑭的学术思想相去甚远。六经辨证、辨病论疫等理论，未得到很好的研究和传承。

至于疫病传入途径，有学者认为《伤寒杂病论》已经确认疫病从口鼻而入，证据为书中记载的诸病肺部症状及"蜚饪之邪，从口入"之言，还将虫兽所伤列为病因，比后世医学认为疫病可经水、饮食、虫媒传播早上千年。此外，《素问遗篇》中有"不相染者，正气存内，邪不可干，避其毒气。天牝从来，复得其往，气出于脑，即不邪干"之句。天牝者，鼻也。此段是言疫病的传播经鼻而入。但《素问遗篇》本身年代存疑，此论述不能证明先秦两汉时期，医界即对疫病之传入途径有明确认识。笔者以为，从现有证据看，《黄帝内经》《伤寒论》均未指明疫病传入途径，故疫邪乃由毛窍而入、食饮而入，还是呼吸而入等，在后世引发了长期争论。

第三节 疫病病证

一、症状特点

《素问·六元正纪大论》云："二之气，阳乃布，民乃舒，物乃生荣，厉大至，民善暴死。"指出疫病起病急骤、病势危重。

脉诊是诊断疫病的主要手段之一。《灵枢·论疾诊尺》曰："尺肤热甚，脉盛躁者，病温也；其脉盛而滑者，汗且出也。"《素问·平人气象论》曰："人一呼脉三动，一吸脉三动而躁，尺热曰病温，尺不热脉滑曰病风，脉涩曰痹。"《难经·第五十八难》云："中风之脉，阳浮而滑，阴濡而弱……伤寒之脉，阴阳俱盛而紧涩。"张仲景则认为："太阳中风，阳浮而阴弱。阳浮者热自发，阴弱者汗自出"；"太阳病，或已发热，或未发热，必恶寒，体痛，呕逆，脉阴阳俱紧者，名为伤寒。"（《伤寒论·辨太阳病脉证并治上第五》）有时也结合望诊，如《素问·刺热》云："太阳之脉，色荣颧骨，热病也。荣未交，曰今且得汗，待时而已……少阳之脉，色荣颊前，热病也。荣未交，曰今且得汗，待时而已。"

从症状看，这一时期的医家认为疫病主要具有以下特征：

1. 必有发热 《素问·评热病论》："有病温者，汗出辄复热，而脉躁疾不为汗衰。"《素问·风论》："疠者，有荣气热胕，其气不清，故使其鼻柱坏而色败，皮肤疡溃，风寒客于脉而不去，名曰疠风，或名曰寒热。"此外，在上文所述《素问·平人气象论》《灵枢·论疾诊尺》两篇中，所论温病"脉盛而躁""尺肤热甚"，也是一派热象。发热是疫病的首要症状，所以有学者甚至认为《素问·热论》完全在讨论疫病。《伤寒论·辨太阳病脉证并治中第六》："太阳病，头痛发热……伤寒十三日不解，胸胁满而呕，日晡所发潮热……伤寒有热，少腹满。"《伤寒论》全文有多处提到"热"，症状包括发热、微热、潮热、烦热、身热、往来寒热等，对外感热病的热状、起止时间等做了细致描述，比《黄帝内经》所论更为系统、细致，对临床有极大的指导意义。

2. 脏腑受损 《素问·刺热》记录有五脏热病症状。其云："肝热病者，小便先黄，腹痛多卧，身热。热争则狂言及惊，胁满痛，手足躁，不得安卧。""心热病者，先不乐，数日乃热。热争则卒心痛，烦闷善呕，头痛面赤无汗。""脾热病者，先头重颊痛，烦心颜青，欲呕身热。热争则腰痛不可用俯仰，腹满泄，两颔痛。""肺热病者，先淅然厥，起毫毛，恶风寒，舌上黄，身热。热争则喘咳，痛走胸膺背，不得大息，头痛不堪，汗出而寒。""肾热病者，先腰痛胻酸，苦渴数饮，身热。热争则项痛而强，骱寒且酸，足下热，不欲言，其逆则项痛员员淡淡然。"以上所述，除均具有身热的主症外，还记载了热邪内外交争导致脏腑功能受损而产生的各种临床证候。此篇中所论"太阳之脉……与厥阴脉争见者，死期不过三日。其热病内连肾，少阳之脉色也"，提示温病内外交炽时，肝肾阴液亏损对病情发展具有重要影响。《伤寒论》同样认识到，外感热病中危急者，对心、脾、肾等脏会产生损伤。例如，"伤寒脉结代，心动悸，炙甘草汤主之"（《伤寒论·辨太阳病脉证并治下第七》）；"两阳相熏灼，其身发黄"；"太阳病，身黄，脉沉结"；"久则谵语，甚者至哕，手足躁扰，捻衣摸床。小便利者，其人可治"（《伤寒论·辨太阳病脉证并治中第六》）等。张仲景对危重病证，尤其关注患者小便色、量，将其作为判断病情和预后的重要指征。再如"太阳病，发热而渴，不恶寒者，为温病"，指出"温病"最显著的临床症状，除发热外就是口渴。后世在判断伤寒、温病时常以此条作为标准。

3. 神志异常 《素问·评热病论》指出："有病温者……狂言不能食。"狂言列为三死征之一。《灵枢·热病》云："热病数惊，瘛疭而狂。"《灵枢·经脉》云："心欲动，独闭户塞牖而处，甚则欲上高而歌，弃衣而走。"《难经·第四十九难》云："何以知伤寒得之？然，当谵言妄语……故肺邪入心，为谵言妄语也。"此处"肺邪入心"的认识，对后世温病学派有一定影响。张仲景认为，伤寒出现谵言妄语、狂躁不安之症状，多是热入阳明或热入血室，出现于热病极盛期。例如，"太阳病不解，热结膀胱，其人如狂"；"伤寒脉浮，医以火迫劫之，亡阳必惊狂，卧起不安者"；"过经谵语者，以有热也"（《伤寒论·辨太阳病脉证并治中第六》）；"妇人中风，发热恶寒，经水适来……谵语者，此为热入血室也"；"妇人伤寒，发热，经水适来，昼日明了，暮则谵语，如见鬼状者，此为热入血室"（《伤寒论·辨太阳病脉证并治下第七》）。

此外，还有其他症状。例如，"热病头痛，颞颥，目瘛脉痛，善衄"，"热病身重骨痛，耳聋而好瞑"（《灵枢·热病》），"烦满"（《素问·评热病论》）等。《伤寒论》认为，太阳表证必有脉浮、头项强痛、恶寒等，在太阳变证、阳明病、少阳病及三阴病中，则由于外邪入里而表现出脏腑寒热虚实的种种特质。故有学者参照西医学，认为《伤寒论》对传染病的基本特征、临床特点做了较为全面的论述，反映了传染病的多样性和复杂性的特征。张仲景所诊治的外感热病，很大一部分具有流行性或传染性特征、病势危重，属于疫病范畴。

总的来说，《黄帝内经》对外感热病证候的归纳尚不全面、系统，而《伤寒论》以六经辨证体系，紧扣外感热病所具有的发热、脏损、谵狂这三个主要特征，把握其发病和传变的一般规律，揭示了外感热病的基本证候特点。

二、具体疫病

除广义上的伤寒、热病、温病之外，这一时期的《黄帝内经》《伤寒论》还描述了一些属于疫病范畴的具体疾病，主要有暑病、疟疾、痢疾、霍乱、麻风、黄疸、阴阳毒等。笔者对其概念、病因、病机、症状、治法、方剂等略析如下。

1. 暑病 暑病之名与季节有关。"后夏至日者为病暑"，且"暑当与汗皆出，勿止"（《素问·热论》），提示汗出则有愈机。"气虚身热，得之伤暑"（《素问·刺志论》），提示暑为阳邪，易耗气伤阴。《金匮要略·痉湿暍病脉证第二》云："太阳中暍，发热恶寒，身重而疼痛，其脉弦细芤迟。小便已，洒洒然毛耸，手足逆冷；小有劳，身即热，口前开板齿燥……太阳中热者，暍是也。汗出恶寒，身热而渴，白虎加人参汤主之。"此乃暑邪为病。

2. 疟疾 疟为恶疾，其症状较易辨识。《素问》论疟有"疟论"和"刺疟"两个专篇。在病因方面，主要论述有"痎疟皆生于风"，"夫寒者阴气也，风者阳气也，先伤于寒而后伤于风……此先伤于风而后伤于寒"，"夏伤于暑，秋必痎疟"等，大略认为疟与风、寒、暑三邪有关。其特殊的热型，是由"阴阳上下交争，虚实更作，阴阳相移也"及"阴阳更胜"造成的。疟疾类型，依发病时间规律，分为日作、间日作、间二日作、数日作等；依寒热先后关系，分为"先寒而后热"之寒疟，"先热而后寒"之温疟，以及"但热而不寒"之瘅疟（瘅者热也）。其发病时间，本以秋季为正时，但也未必尽然，"其以秋病者寒甚，以冬病者寒不甚，以春病者恶风，以夏病者多汗"。治疗时当避实就虚，"病之发也，如火之热，如风雨不可当也。故经言曰，方其盛时，勿敢毁伤，因其衰也，事必大昌"。治疗时机为"凡治疟，先发如食顷乃可以治，过之则失时也"。治法上可束扎四肢，施放血之术，如"必从四末始也……故先其时坚束其处，令邪气不得入，阴气不得出，审候见之，在孙络盛坚而血者皆取之"；也可用刺疟之法，主要依症状不同分为足阴阳六经之疟、五脏疟及胃疟这"十二疟"，分别刺相应经穴，并根据疟发之寒热、脉象、发作间隔来调整，如果无效再分别刺舌下、郄中等。还要考虑先发的部位，"刺疟者，必先问其病之所先发者，先刺之"。最后指出，"疟脉缓大虚，便宜用药，不宜用针"；但未明确指出用何药物有效。张仲景则以鳖甲煎丸治久疟不愈之疟母，以白虎加桂枝汤治无寒但热之温疟，以蜀漆散治多寒之牡疟。

3. 痢疾 在《黄帝内经》中称为肠澼。肠澼在《黄帝内经》中出现多次，有《素问·通评虚实论》及《素问·大奇论》两处较为集中的论述，此外在七篇大论中还有五处注下（注泄）赤白的记载。痢疾之发，可由运气因素，如

《素问·六元正纪大论》："四之气，风湿交争……民病大热少气……注下赤白。"可由饮食、起居因素，如《素问·太阴阳明论》："食饮不节，起居不时者，阴受之……阴受之则入五脏……入五脏则䐜满闭塞，下为飧泄，久为肠澼。"

痢疾主要症状，可见便血、下白沫等。如《素问·通评虚实论》所论："帝曰，肠澼便血何如？岐伯曰，身热则死，寒则生。帝曰，肠澼下白沫何如？岐伯曰，脉沉则生，脉浮则死。帝曰，肠澼下脓血何如？岐伯曰，脉悬绝则死，滑大则生。"

《伤寒论·辨阳明病脉证并治第八》也指出："若脉数不解，而下不止，必协热便脓血也。"便脓血是痢疾的典型症状。此外，《伤寒论·辨少阴病脉证并治第十一》指出："少阴病，二三日至四五日腹痛，小便不利，下利不止，便脓血者，桃花汤主之。"补充了腹痛和小便不利的症状。肠澼身热为危象，如《素问·大奇论》所论："肾脉小搏沉为肠澼下血，血温身热者死……其脉小沉涩为肠澼，其身热者死，热见七日死。"对于痢疾，《黄帝内经》未载治法，张仲景则指出："热利下重者，白头翁汤主之"（《伤寒论·辨厥阴病脉证并治第十二》）；"太阳与少阳合病，自下利者，与黄芩汤"（《伤寒论·辨太阳病脉证并治下第七》）；"少阴病，下利便脓血者，桃花汤主之"（《伤寒论·辨少阴病脉证并治第十一》）。

4. 霍乱　这一时期所论的霍乱，据研究并非清代以后所论的真霍乱（病原为霍乱弧菌），大多可能是食物中毒之类，当然也有可能为消化道传染病等。其病因病机，《灵枢·经脉》云"厥气上逆则霍乱"；亦有运气因素，如《素问·气交变大论》云："岁土不及，风乃大行……民病飧泄霍乱。"《素问·六元正纪大论》云"太阴所至为中满、霍乱吐下"，提示霍乱有流行性特征。《灵枢·五乱》云："乱于肠胃，则为霍乱。"治法："气在于肠胃者，取之足太阴、阳明，不下者，取之三里。"以及《素问·通评虚实论》云："霍乱，刺俞傍五，足阳明及上傍三。"

5. 麻风　在此时期称为疠风。如《素问·风论》："风之伤人也，或为寒热，或为热中，或为寒中，或为疠风。""疠者，有荣气热胕，其气不清，故使其鼻柱坏而色败，皮肤疡溃，风寒客于脉而不去，名曰疠风，或名曰寒热。"此论对麻风的典型症状描述准确，并对其病因病机有所论述。

6. 黄疸　具有流行性或传染性特征。《素问·六元正纪大论》云："四之气，溽暑湿热相薄，争于左之上，民病黄疸而为胕肿。"黄疸最重要的三个临床症状：身黄、目黄和溺黄赤，可见于《素问·平人气象论》所论："溺黄赤安卧者，黄疸……目黄者曰黄疸。"《灵枢·论疾诊尺》："面色微黄，齿垢黄，爪甲上黄，黄疸也；安卧，小便黄赤，脉小而涩者，不嗜食。"《灵枢·经脉》指出，脾足太阴、肾足少阴、心手少阴、心包手厥阴、大肠手阳明、小肠手太阳和膀胱足太阳等诸经穴，与"黄疸"或"目黄"病有关联。其病机如《素问·风论》所云："风气与阳明入胃，循脉而上至目内眦，其人肥则风气不得外泄，则为热中而目黄。"这种风热发黄的观点，与后世的湿热发黄之论有别。另有《素问·通评虚实论》云："黄疸暴痛，癫疾厥狂，久逆之所生也。"在治法方面，《素问·玉机真脏论》："弗治，肝传之脾，病名曰脾风，发瘅，腹中热，烦心出黄，当此之时，可按可药可浴。"指出治疗黄疸可按可药可浴，但未言明如何施法。

《伤寒论·辨阳明病脉证并治第八》则从六经分证角度论述了太阴、阳明发黄。《金匮要略方论·黄疸病脉证并治第十五》是最早的黄疸专论，提出完整的寸口、趺阳、尺脉脉诊法，论及黄疸、谷疸、女劳疸、酒疸、黑疸等多种黄疸类病证，说明黄疸与饮食、酒、虚劳的关系，并详细描述临床症状，指出治疗难点。在治法上，张仲景提倡以下法为主，汗、吐辅之，着重于利湿除热。张仲景采用小柴胡汤、茵陈蒿汤等 12 方治疗黄疸，涉及柴胡、茵陈蒿、栀子、大黄等 30 味药。病状减轻的征象，主要为小便利、尿如皂荚汁状，大便黑，腹减等。张仲景的黄疸分类法对后世影响较大。

7. 阴阳毒　始见于张仲景的《金匮要略》，后世医家多将其归入温疫、疫斑。《金匮要略·百合狐惑阴阳毒病脉证治第三》云："阳毒之为病，面赤斑斑如锦文，咽喉痛，唾脓血，五日可治，七日不可治，升麻鳖甲汤主之。阴毒之为病，面目青，身痛如被杖，咽喉痛，五日可治，七日不可治，升麻鳖甲汤去雄黄、蜀椒主之。"其中"毒"字的含义，可以参考《素问·五常政大论》王冰注："夫毒者，皆五行标盛暴烈之气所为也。"而尤在泾《金匮要略心典》注曰："毒，邪气蕴结不解之谓。"至于阴阳毒的"阴阳"二字，赵以德《金匮玉函经二注》云："在阳经络，则面赤斑斑如锦纹，唾脓血；在阴经络，则面目青，身如被杖，此皆阴阳水火动静之本象如此，岂是寒热之邪乎？"阴阳更多应释作在里在表、在阴经阳经，其毒邪之炽盛、毒性之热是一致的，只是因为正气抗御能力的差别而显现出不同症状。升麻鳖甲汤，其制方之意在于祛邪解毒，行血和脉，其中升麻有"主解百毒……辟温疾瘴邪毒蛊"之功。

第四节 疫病治法

先秦两汉时期治疗疫病的基本法则,如《素问·至真要大论》:"治寒以热,治热以寒。"《灵枢·热病》:"以泻其热而出其汗,实其阴以补其不足者。"《伤寒论》对外感热病进行辨证论治,提出泻热、解表、存阴这样的总原则,具体治法有汗、清、下等,总的思路为扶正祛邪,奠定了治疗疫病的理论基础。

一、泻热

疫病热象明显,热退一般预示疾病向愈,热不退则病势危殆。因此,治疗疫病首要之法为泻热。《黄帝内经》中有施行针刺之法,以达泻热之功的记载。如《素问·水热穴论》"治热病五十九俞"云:"头上五行、行五者,以越诸阳之热逆也。大杼、膺俞、缺盆、背俞,此八者,以泻胸中之热也。气街、三里、巨虚上下廉,此八者,以泻胃中之热也。云门、髃骨、委中、髓空,此八者,以泻四肢之热也。五脏俞傍五,此十者,以泻五脏之热也。凡此五十九穴者,皆热之左右也。"《灵枢·热病》:"取之诸阳,五十九刺。"《素问·至真要大论》从五行生克的角度,指出"热淫于内,治以咸寒,佐以甘苦"。

《伤寒论》退热之法有两类:一是将"热"视为疫病发病的核心,使用清法、下法,用白虎汤、承气汤等方;二是多经兼夹发热,也可以兼寒、兼虚,不单纯治以苦寒,小柴胡汤、柴胡桂枝汤、麻黄升麻汤等皆为典范。清气分热,可投白虎汤,如"伤寒脉浮滑,此以表有热,里有寒,白虎汤主之";生津投白虎加人参汤,如"伤寒无大热,口燥渴,心烦,背微恶寒者,白虎加人参汤主之"。轻证,投栀子豉汤。清血分热,《金匮要略·惊悸吐衄下血胸满瘀血病脉证治第十六》:"心气不足,吐血、衄血,泻心汤主之。"张仲景运用清热之法,兼利湿、养阴、凉血等,方论俱在,为后世治疗疫病提供了参考。

二、实阴

《素问·玉版论要》曰:"病温虚甚死。"参照《灵枢·热病》"实其阴以补其不足",以及《素问·脉要精微论》所云"粗大者,阴不足阳有余,为热中也"之论,这里的"虚"多被理解为阴虚。因为热病、温病易伤津劫液,故有清代医家所谓"留得一分津液,便有一分生机"之论。

张仲景在"实阴"方面的具体治法,见《伤寒论·辨不可发汗病脉证并治第十五》云："脉浮紧者，法当身疼痛，宜以汗解之。假令尺中迟者，不可发汗。何以知然？以荣气不足，血少故也。"发汗则伤阴血，故不能发汗。《伤寒论·辨少阴病脉证并治第十一》云："少阴病，下利、咽痛、胸满、心烦，猪肤汤主之。"《伤寒论·辨阴阳易差后劳复病脉证并治第十四》云："伤寒解后，虚羸少气，气逆欲吐，竹叶石膏汤主之。"此皆属于阴亏津伤之证治。实阴之法在后世得到了较大发展。

三、汗下

治疫之法，以汗、下为常。《素问·热论》："其未满三日者，可汗而已；其满三日者，可泄而已。"《难经·五十八难》："伤寒有汗出而愈，下之而死者；有汗出而死，下之而愈者，何也？然：阳虚阴盛，汗出而愈，下之即死；阳盛阴虚，汗出而死，下之而愈。"王履《医经溯洄集·卷之一·阳虚阴盛阳盛阴虚论》释曰："夫寒邪外客，非阴盛而阳虚乎？热邪内炽，非阳盛而阴虚乎？汗下一差，生死反掌。"《难经》在《黄帝内经》基础上，明确指出汗、下二法如运用失当，可能产生严重后果，甚至导致死亡。

《伤寒论》中的汗法，主要为太阳表证而设，适用于疫病初期的治疗。如《伤寒论·辨太阳病脉证并治中第六》："太阳病，头痛发热，身疼腰痛，骨节疼痛，恶风，无汗而喘者，麻黄汤主之。"汗法开泄腠理，使外感之邪随汗而解。《伤寒论》之汗法详于辛温、略于辛凉，对温热邪气初起的治疗方药略感不足；但麻黄汤开宣肌腠的作用，他方难以取代；只要善于配伍，如大青龙汤加重石膏用量等，亦可用于疫病初期的治疗。

《伤寒论》中的下法，主要目的是攻逐病邪，有寒下、温下之分，作用有峻下、缓下、润下等，可通腑、逐瘀、逐水等，解除痞、满、燥、实等症状，兼有泻热之功。通腑用大承气汤、小承气汤、调胃承气汤、大黄硝石汤、大黄牡丹汤等。其中，大承气汤和小承气汤在《伤寒论》中多次运用。如"阳明病，发热汗多者，急下之，宜大承气汤"；"发汗不解，腹满痛者，急下之，宜大承气汤"；"阳明病，其人多汗，以津液外出，胃中燥，大便必硬，硬则谵语，小承气汤主之"（《伤寒论·辨阳明病脉证并治第八》）。通腑兼泻热，如《金匮要略·黄疸病脉证并治十五》："酒黄疸，心中懊恼，或热痛，栀子大黄汤主之。"逐瘀法用于蓄血证，"下血乃愈"，治轻者用桃核承气汤，重者用抵当汤、丸。结胸证宜逐水泄热，方用大陷胸汤、丸。饮停胸胁，以十枣汤攻逐水饮。《伤寒论》所论下法种类多样，能起到逐邪、泻热之功，对后世疫病治疗影响颇深。

四、外治

外治方面,《素问·刺热》曰:"诸治热病,以饮之寒水乃刺之。必寒衣之,居止寒处,身寒而止也。"后世治温热疫病多有用此法者,如《杏轩医案·方玉堂翁孙女暑风惊证详论病机治法》云:"玉翁孙女年四龄,夏间感受暑风,热发不退,肢搐体僵,目斜口嘬。予曰'此暑风急惊也。暑喜伤心,风喜伤肝,心肝为脏,脏者藏也,邪难入亦复难出,证虽可治,然非旦晚能愈,且内服煎药,仍须参以外治之法'。令挑黄土一石,捶细摊于凉地,上铺荷叶,再用蒲席与儿垫卧,慎勿姑息,俟热退惊定,方可抱起。"同时辅以内服之剂而愈。再如"李修之治杨天生案":患者壮热神昏,用大桶盛新汲水放在四围,并洒湿中间空地,铺草席一条,令患者卧于其上,再用青布一丈许摺作数层,浸入水中,搭于其胸部,使患者逐渐清醒。再如《证类本草·卷第四·土地》治急黄案例:"又人卒患急黄,热盛欲死者,于沙土中掘坎,斜埋患人,令头出土上,灌之,久乃出,曾试有效,当是土能收摄热也。"

这一时期,以外治法中的火法治疫较多,但也是争议最大者。火法可温经祛寒、发汗解表,适用于寒邪为害。如前分析,张仲景所处的时代可能患寒证者较多,故此时代使用火法案例颇多。但《伤寒论·辨太阳病脉证并治上第五》指出,温病"若被火者,微发黄色,剧则如惊痫,时瘛疭,若火熏之。一逆尚引日,再逆促命期"。张仲景对火法的使用提出了异议,用"火迫劫汗""火熏""被火""火逆""被火气劫"等词,指无明显适应证或违背禁忌而强行以火法取汗。柯琴《伤寒来苏集·卷二·火逆诸证》指出:"阳盛阴虚,是火逆一证之纲领,阳盛则伤血,阴虚是亡津,又是伤寒一书之大纲领。"明代张介宾认为阳盛阴虚的热证不宜用灸,清代王士雄也认为"灸可劫阴"。这些治法,"焦骨伤筋"、助阳化热、伤阴动血,为温热病之大忌。将温病当作伤寒论治,妄用火法,不仅不能控制疫情,甚至还会令患者出现发黄、谵妄、出血等。不过也有学者以为,这些症状的出现并非因火法引起,而是由温病的传变所致,是疾病自身发展、演变的过程。

火法是否可用于疫病的治疗?《素问·六元正纪大论》称"火郁发之"。《灵枢·癫狂》有狂证用灸法的例子,可"灸穷骨二十壮","灸之挟项太阳,灸带脉于腰相去三寸","灸骨骶二十壮"等。笔者以为,"火法"如果使用得当,可以温阳、散寒、解郁,亦可活血化瘀、温通发散,治疗多种热证,不必畏之如虎,在一切热证中敬而远之。如李梴《医学入门·内集·卷一·针灸》认为,"虚者灸之,使火气以助元阳也;实者灸之,使实邪随火气而发散也;寒者灸之,使其气复温也;热者灸之,引郁热之气外发,火就燥之义也"。

第五节　疫病方药

《周家台秦简》简 311 和简 313 内容涉及疫病。前者云："温病不汗者，以淳（醇）酒渍布，饮之。"后者云："以正月取桃橐（蠹）矢少半升，置淳（醇）酒中，温，饮之，令人不单病。"参考《本草纲目·卷四十一》云：桃橐虫，"粪主治辟温疫，令不相染，为末，水服，方寸匕。"

《史记·扁鹊仓公列传第四十五》载有仓公用"火齐汤"治热病的案例。《神农本草经》中近 1/3 的药物，有避疫、防温、除邪气、去疥疮蛊毒、治疟疾、疗肠澼、霍乱、下利等功效。例如，上品之"木香，味辛。主邪气，辟毒疫温鬼，强志，主淋露。久服，不梦寤魇寐。生山谷"。"徐长卿，味辛温。主鬼物，百精，蛊毒，疫疾邪恶气，温疟。久服，强悍轻身。一名鬼督邮。生山谷。"中品之"犀角，味苦，寒。主百毒，蛊疰邪鬼，瘴气，杀钩吻、鸩羽、蛇毒，除邪，不迷惑、魇寐。久服轻身。生山谷"。下品之"彼子，味甘，温。主腹中邪气，去三虫，蛇螫蛊毒，鬼注伏尸。生山谷"。这些药物可以辟毒疫、温鬼、蛊毒、鬼注，用词虽有巫祝特征，但用药物来预防、治疗疫病，已经是积极的举措。

陶弘景《辅行诀脏腑用药法要》指出："外感天行，经方之治，有二旦、四神、大小等汤，昔南阳张机，依此诸方，撰为《伤寒论》一部，疗治明悉。"在他看来，《伤寒论》主要传承的就是经方一派治疗外感天行的法则和方剂。

而后世治温病者，从《伤寒论》中引用了很多的治法和方药。如《温病条辨》200 余首方中，有 80 多首就是《伤寒论》的原方及其加减方，如在三承气汤基础上创立的温病五承气汤，以《伤寒论》炙甘草汤化裁的加减复脉汤，并增损为一、二、三甲复脉汤及大定风珠等方。而《伤寒论》之白虎汤、黄连阿胶汤和黄芩汤等，也在后世得到了运用和发展。

第六节　疫病预后

《黄帝内经》与《伤寒论》在疫病预后上，提出了一定的判断原理与方法。

首要是对热象的判断，而对热象的判断又以脉象为要。《灵枢·热病》曰："热病脉尚盛躁而不得汗者，此阳脉之极也，死；脉盛躁得汗静者，生。""热病已得汗而脉尚躁盛，此阴脉之极也，死；其得汗而脉静者，生。"这两段阐明了：热病脉本盛躁（数），如果能得汗之后脉安则生；如果不能得汗，或得汗之后，脉仍盛躁，则死。《灵枢·五禁》："热病脉静，汗已出，脉盛躁，是一逆也。"阐述的仍是此理。此外，《素问·阴阳别论》言"二阳俱搏，其病温，死不治，不过十日死"；《素问·刺热》云："太阳之脉，色荣颧骨，热病也。荣未夭，曰今且得汗，待时而已；与厥阴脉争见者，死期不过三日。其热病内连肾，少阳之脉色也。少阳之脉，色荣颊前，热病也。荣未夭，曰今且得汗，待时而已；与少阴脉争见者，死期不过三日。"此脉象提示相关疾病的病势危急。

其次，是对热病汗后的情况做出判断。《素问·评热病论》云："人所以汗出者，皆生于谷，谷生于精，今邪气交争于骨肉而得汗者，是邪却而精胜也，精胜则当能食而不复热。复热者邪气也，汗者精气也。今汗出而辄复热者，是邪胜也。不能食者，精无俾也。病而留者，其寿可立而倾也。且夫《热论》曰，汗出而脉尚躁盛者死。今脉不与汗相应，此不胜其病也，其死明矣。"这段话说明，热病中汗出复热、不能食，提示邪胜正衰，预后不良；汗出热退、能食，则提示邪却正胜，预后良好。而且，汗需与脉相应方可。

再次是对阴液的判断。如《素问·玉版论要》的"病温虚甚死"，说明阴亏的危害。《灵枢·热病》指出："热病不可刺者有九。一曰汗不出，大颧发赤，哕者死；二曰泄而腹满甚者死；三曰目不明，热不已者死；四曰老人婴儿热而腹满者死；五曰汗不出，呕下血者死；六曰舌本烂，热不已者死；七曰咳而衄，汗不出，出不至足者死；八曰髓热者死；九曰热而痉者死，腰折，瘛疭，齿噤齘也。凡此九者，不可刺也。"此九种证候皆称"死候"，大略是阴液竭绝而邪热独盛。吴瑭《温病条辨·原病篇》指出："此节历叙热病之死征，以禁人之刺，盖刺则必死也。然刺固不可，亦间有可药而愈者。盖刺法能泄能通，开热邪之闭结最速，至于益阴以留阳，实刺法之所短，而汤药之所长也。"此段所论，阴液亏虚并非完全不可治，可以用汤药投之。外感热病津液易伤，张仲景常以小便利与不利（有与无）来作为预后判断的重要标志。如太阳中风火劫危候"小便利者，其人可治"（《伤寒论·辨太阳病脉证并治中第六》），阳明中风脉浮"若不尿，腹满加哕者，不治"（《伤寒论·辨阳明病脉证并治第八》）。

最后是对神志的判断。如"狂言者是失志，失志者死"（《素问·评热病论》）。张仲景非常重视在外感热病病程中出现的神志症状，指出："直视谵语，喘满者死，下利者亦死。""发汗多，若重发汗者，亡其阳。谵语，脉短者死，脉自和者不死。""伤寒若吐若下后不解，不大便五六日，上至十余日，日晡所发潮热，不恶寒，独语如见鬼状。若剧者，发则不识人，循衣摸床，惕而不安，微喘直视，脉弦者生，涩者死。"(《伤寒论·辨阳明病脉证并治第八》)其认为在外感热病中出现神志异常，多提示病势严重。此时应当给予特别的关注，详诊有无脉短、脉涩、喘满、下利等症状，对病情发展做出预判。

第七节　学术影响

《黄帝内经》《难经》《伤寒论》《神农本草经》中，记录了当时中医防治疫病的基本理论和方法，将疫病归于热病、伤寒、温病等范畴进行讨论，对疫病的治疗具有一定的指导意义。而《伤寒论》所载白虎汤、承气汤等方剂，对后世温病学也有较大启发。

后世出现了两种典型观点：一是温病包括在伤寒之中，伤寒法亦足以治温病，故在漫长的历史时期中，研究伤寒者蜂起，而研究温病者寥寥；二是认为对《伤寒论》等的尊崇、对伤寒的深入研究，不仅限制了温病学，也限制了疫病学的发展，明末温病学兴起之后，执此论者渐多。笔者以为，以历史的眼光来看，疫病是伤寒、温病中的传染性或流行性疾病，而且一般指其中较重的一类，发展温病学固无可厚非，而责难伤寒学也是大可不必。如前分析，张仲景编撰《伤寒论》的初衷正是为了应对疫病，《伤寒论》中相当一部分甚至大部分的内容是论疫病，不能认为研究伤寒就不是研究疫病。

笔者以为，这一时期，疫病学术发展中存在的主要问题有二：其一，对疫病概念虽已有一定认识，对其传染性或流行性特征有一定描述，但《黄帝内经》《难经》与《伤寒论》中使用的热病、伤寒、温病等疫病相关概念并不完全一致，尤其是《难经》"伤寒有五"之说，在后世产生了较大的争议；其二，疫病理法依附于《黄帝内经》的热病理论和《伤寒论》的伤寒辨治体系，未能独立出来，对疫病病因病机的认识尚需深入，对其中主要病种的诊断和治疗都需要进一步完善。后世医家在此基础上，继续从概念、理论与临床等方面对疫病进行了深入研究。

一、《黄帝内经》对后世疫病理论的影响

《黄帝内经》对后世疫病相关理论产生了重要影响。

首先，伏邪学说和新感温病说的倡导者，都称自己的学术源自《黄帝内经》理论。伏邪理论源于《黄帝内经》"冬伤于寒，春必温病"和"藏于精者，春不病温"这两段文字。如王叔和《伤寒例》云："是以辛苦之人，春夏多温热病者，

皆由冬时触寒所致，非时行之气也。"归结出"伏寒化温"之论。而宋代郭雍对伏邪说提出了不同看法，在《伤寒补亡论·卷第十八·温病论六条》中说："冬伤于寒，至春发病者，谓之温病；冬不伤寒，而春自感风寒温气而病者，亦谓之温。"其在《黄帝内经》理论的基础上，较为明确地提出了新感温病的学说，在他之前的庞安时、之后的汪机等，都有相似论述。上述两种观点，都与《黄帝内经》理论有明确的关系。

其次，对后世温病学派的辨治理论产生了影响。《黄帝内经》论营卫气血主要是从生理范畴，乃指维持人体正常生命活动的物质和功能，而清代温病学者叶桂引申为温病的卫气营血辨证体系，阐明了急性热病包括多数疫病病程中的病理变化，概括了其证候类型。清代医家"留得一分津液，便有一分生机"之论，承接自《黄帝内经》所论"以泻其热而出其汗，实其阴以补其不足者"。

明代张介宾《景岳全书·杂证谟·瘟疫·经义》中大量引用《素问·热论》原文，在一定程度上说明，张介宾认为《素问·热论》所论热病实为瘟疫。

二、后世对《伤寒论》的继承和发展

《千金翼方·卷第九·伤寒上》指出："伤寒热病，自古有之。名贤睿哲，多所防御。至于仲景，特有神功，寻思旨趣，莫测其致……又有仆隶卑下，冒犯风寒，天行疫疠，先被其毒。悯之酸心，聊述兹意，为之救法。方虽是旧，弘之惟新。"在孙思邈看来，《伤寒论》所论有治疫之功。林亿等在《伤寒论·序》中说："以为百病之急，无急于伤寒。"他指出"伤寒"一病发病急，病情重，非时令感冒、内伤杂病可比。明代赵开美《刻仲景全书序》云："岁乙未，吾邑疫疠大作，予家臧获率六七就枕席。吾吴和缓明卿沈君南昉在海虞，借其力而起死亡殆徧，予家得大造于沈君矣。不知沈君操何术而若斯之神，因询之。君曰，予岂探龙藏秘典，剖青囊奥旨而神斯也哉？特于仲景之《伤寒论》窥一斑两斑耳！"正如赵开美所记载，张仲景所论系统地揭示了外感热病包括疫病的诊治规律，对后世疫病治疗有极大的指导意义。

现代一般认为，《伤寒论》研究史上曾出现过三次高潮，第一次在宋代，第二次在明末清初，第三次在二十世纪初、中叶。宋代伤寒家的学术特点是，不局限于《伤寒论》本身，而是在继承了《伤寒论》辨证方法的同时，根据临证需要补充外感热病的证治方药。这个特点，与当时疫病流行的实际情况是相切合的。清代伤寒学者，则注重于《伤寒论》中有关辨证论治理论的研究，诸如六经的实质与临床意义、脉证阴阳及寒热虚实表里等概念的应用、《伤寒论》的治则与治法、方证以及病机传变、合病并病等。

三、对后世温病学建立和发展的影响

应该说，《伤寒论》中虽有温病的相关论述，但认识尚不全面。首先，与《黄帝内经》一样，《伤寒论》也认识到温热病具有伤阴的特点，而且强调实阴、存阴之重要性，但一般采用间接固阴的方法，或者通过提高阳气的固护统摄作用，以防止阴津的进一步耗伤，或者通过祛邪以防进一步伤阴。其次，用药比较单纯，凉血息风的药物很少用或不用，而且凉药用得偏少，温热药运用较多，理论上虽有了温病的框架，但治疗上却略显不足。

《伤寒论》原序中，指出该书名为《伤寒杂病论》或《伤寒卒病论》，"合十六卷"，与现存《伤寒论》名称、卷数不符，引发了争论。主要观点有三：其一，书名应为《伤寒杂病论》，《伤寒论》十卷论伤寒，后世整理出的《金匮要略》六卷论杂病。其二，书名为《伤寒卒病论》，卒病包括伤寒与温病这两类外感急证，温病即温疫，论温疫内容已亡佚，明代吴有性等执此观点。其三，温病比伤寒发病更急，卒病单指温病，其中包含了温疫，《卒病论》六卷已亡佚，清代杨璿等执此观点。清末有所谓桂林古本《伤寒论》面世，其中有人们猜测已久的温病部分，补齐了《伤寒卒病论》，但这些"古本"本身真伪存疑。

温病学派医家继承了《黄帝内经》《伤寒论》中诊治热病、伤寒、温病的基本思想，以及各种有效的治法、方剂和药物。伤寒以六经辨证，温病以卫气营血辨证、三焦辨证，从名词上两者各异，但均以内外浅深而分，思想实质俱为时间辨证；同时《伤寒论》的舌诊为温病学派医家提供了参考，提示了主证、治则和部分常用方剂。但更重要的是，温病学派医家们是新建、而非重构了温病学理论体系，对《伤寒论》以来的中医疫病理法体系做出了重要完善；其工作继承了《伤寒论》的精神实质，而不是照搬其学术内容、理法体系。温病学派医家对中医疫病学术发展的贡献是不可忽视的。

笔者以为，现存《伤寒论》内容中，有相当一部分是针对疫病的，后世医家在此基础上，继续开展对伤寒和温病的整体研究，以及对部分重要疫病病种的单独研究，推动了整个中医疫病学的发展。"伤寒"和"温病"，在不同的历史时期，先后成为疫病的代名词，伤寒学说和温病学说中都蕴含了大量的中医诊治疫病的理论精华和临床经验。

以历史的眼光来看，无论是金元四家中倡"火热论"的刘完素、创"脾胃论"的李东垣、主"养阴说"的朱丹溪，还是明末及清代的温病学派，以及伤寒诸派，其学术思想的产生和发展都是与疫病密切相关的，其目的也和张仲景一样，是为了更好应对以疫病为代表的危重病证。这个道理，正如王士雄《温

热经纬·卷二·仲景疫病篇》所云:"守真论温,风逵论暑,又可论疫,立言虽似创辟,皆在仲景范围内也。"张仲景诊治疫病的基本理论与临床实践,使得后世温病学派的产生和发展有了牢固的根基。

第八节　小结

这一时期的《黄帝内经》《难经》《伤寒杂病论》及《神农本草经》等四部中医经典,在疫病的相关概念、证候、病因、病机、治法、方药、预后等方面有较为全面的论述,为后世疫病理论和临床诊治的发展奠定了基础。

在概念上,这一时期的疫病,主要包含于热病、伤寒、温病三种概念之中,这三种概念有部分重合和混用的情况,《黄帝内经》使用热病概念较多,《伤寒论》主要使用广义和狭义伤寒概念,温病概念在这一时期运用较少。这对后世影响极大,疫病学术始终伴随着伤寒和温病学术的发展而发展。

《黄帝内经》对外感热病证候的归纳尚不全面、系统,而《伤寒论》的辨证体系紧扣外感热病所具有的发热、脏损、谵狂等主要特征,把握其发病和传变的一般规律,揭示了外感热病的基本证候特点。张仲景所针对的外感热病,很大一部分具有流行性或传染性特征、病势危重,属疫病范畴。

这一时期,对疫病病因的认识,主要为气候反常和外邪入侵。在非医学著作中,气候反常与疫病直接相关的认识较为流行;而《黄帝内经》《伤寒论》等医学著作,则更多地指出外邪入侵导致了疫病发生。这两种认识是对当时社会上普遍流传的灾异论、疫鬼说、大傩逐疫、被禊风俗和符咒之法的理性反思,具有重要意义。

辨证方面,更多采用辨证与辨病的结合。《伤寒论》的辨证之法,也可运用于疫病,其辨证思路属于"时间"辨证,是对疾病进程的判断,而今天的辨证论治,偏向于"空间"辨证,做的是"切片"研究,是对疾病状态的判断。从这个意义上来说,《伤寒论》的辨证体系与后世温病卫气营血辨证和三焦辨证的精神实质是一致的。这一时期的《黄帝内经》《伤寒论》,还描述了一些属于疫病范畴的具体疾病,主要有暑病、疟疾、痢疾、霍乱、麻风、黄疸、阴阳毒等,论述了这些疾病的证候、病因、病机、治法、方药等。

治疗疫病与其他疾病一样,总的原则为《素问·至真要大论》所言"治寒以热,治热以寒",以及《灵枢·热病》之"以泻其热而出其汗,实其阴以补其不足者"。《伤寒论》提出泻热、解表、存阴这样的总原则,具体治法有汗、清、下等，总的思路为扶正祛邪，奠定了治疗疫病的理论基础。

　　对疫病预后的判断，首要是对其脉象的判断。热病脉本盛躁，如果患者能得汗，且得汗之后脉安，则生；如果不能得汗，或得汗之后，脉仍盛躁，则死。其次，是对其汗后的情况判断，汗后复热、不复热，能食、不能食可作为辅助的判断标志。再次是对阴液的判断，"病温虚甚死"，张仲景常以小便利与不利、有与无来作为判断预后的重要标志。最后是对神志的判断，如"狂言者是失志，失志者死"。在外感热病中出现神志异常，多提示病势严重，需详诊有无脉短、脉涩、喘满、下利等症状，以对病情发展做出预判。

第三章　魏晋隋唐时期

魏晋隋唐时期，疫病的理法主要仍包括于伤寒学术体系之中，温病学说隐而不显。这一时期，伤寒的研究蔚为壮观，陈廪丘《陈廪丘医论》、范东阳《范汪方》、陈延之《小品方》、宋侠《经心录》、释僧深《深师方》、姚僧垣《集验方》、崔知悌《崔氏方》、张文仲《备急方》及甄权《古今录验方》诸家，都有方治传世。虽多保存不够完整，但就仅存的一鳞半爪便可看出，除了王叔和可能主要是"搜采仲景旧论"、传承张仲景学术之外，其他诸家，包括巢元方《诸病源候论》、孙思邈《备急千金要方》和《千金翼方》等的学术，均与张仲景不尽相同而各具特色，推进了整个伤寒学术的前行，也深化了疫病的理法研究。

同时，经王叔和、葛洪、孙思邈等医家的深入探讨及《诸病源候论》《外台秘要》等书的总结，温病学说得以传承和发展。如王叔和对四时之气与时行之气为病进行探讨，启伏温、新感之辨；《诸病源候论》系统论述了温病证候与病机；孙思邈论温病既重视治法方药，又注意预防；《外台秘要》对温热病方药广采博引，辨证选方。

这一时期的史书中有多次疫病的记载，流行时间长，流行范围广。如《旧唐书·黄巢传》云："是岁自春及夏，其众大疫死者十三四。"《宋书·五行志》记载："晋孝武帝太元五年五月，自冬大疫，至于此夏，多绝户者。"《宋书·天文志》云："泰始四年六月壬寅，太白犯舆鬼。占曰民大疫，死不收。其年普天大疫。"《宋书·五行志》曰："晋武帝泰始十年，大疫。吴土亦同。"这些大疫造成了大批民众死亡。《晋书·武帝纪第三》云：咸宁元年十二月"是月大疫，洛阳死者太半。"《新唐书·刘晏传》："饥疫相仍，十耗其九。"

这一时期，对疫病的传染性、流行性特征认识更加明确，诸多概念经辨析逐渐清晰，对疫病相关病证的认识更加丰富，疫病治法、方药及预防体系更为完整。

第一节　概念辨析

魏晋隋唐时期，疫病相关概念主要有伤寒、温病、疫疬、时行、天行等，试解析如下。

这一时期对伤寒的认识，主要有两类，一是四时正气为病，二是时行寒气为病。触冒四时正气为病者，如王叔和《伤寒例》所论："从霜降以后至春分以前，凡有触冒霜露，体中寒即病者，谓之伤寒也。"时行寒气为病者，如《伤寒例》所云："从春分以后至秋分节前，天有暴寒者，皆为时行寒疫也。"《诸病源候论·卷九·时气病诸候（凡四十三论）·一、时气候》称之为"时行伤寒"，《外台秘要·卷第一·集验方五首》称为"疫气伤寒"，《外台秘要·卷第二·伤寒呕哕方一十四首》称为"春夏天行伤寒"。《伤寒例》云："其伤于四时之气，皆能为病，以伤寒为毒者，以其最成杀厉之气也。"《诸病源候论·卷八·伤寒病诸候下（凡四十四论）·七十八、伤寒令不相染易候》认为，上述两种伤寒，前者不传染，后者具有传染性。其云："伤寒之病，但人有自触冒寒毒之气生病者，此则不染着他人。若因岁时不和温凉失节，人感其乖戾之气而发病者，此则多相染易。"

这一时期，认为温病有两类，分别由感受寒邪和温热邪气而成。第一类，是冬伤于寒，发为温病。《伤寒例》云："以伤寒为毒者，以其最成杀厉之气也。中而即病者，名曰伤寒。不即病者，寒毒藏于肌肤，至春变为温病，至夏变为暑病。暑病者，热极重于温也。是以辛苦之人，春夏多温热病者，皆由冬时触寒所致，非时行之气也。"此类患者，多为劳力辛苦之人，冬季感受寒邪，寒毒伏藏，至春夏季遇天气变化而发为温病、暑病。第二类，是感受温热之气，发为温病。此类又包括两种，第一种是春时伤于温热之气所致的温病；第二种是伤于非节之暖，由疫气或温气致病，病势危重，且具有传染性。前者如《伤寒例》所论"伤于四时之气，皆能为病"。后者如《外台秘要·卷第四·辟温令不相染方二首》所云："此病皆因岁时不和，温凉失节，人感乖候之气而生病，则病气转相染易，乃至灭门，延及外人，故须预服药及为法术以防之。"又如《外台秘要·卷第四·辟温方二十首》收载的辟温病粉身散方、"治温病不相染方"等所论，其云"疗疫气，令人不染温病及伤寒""辟温气""断温疫"等，针对的就是这种温病。这种温病也被称为"时行温病"，如《备急千金要方·卷五上·少小婴孺方上·序例第一》云："若于变蒸之中，加以时行温病，或非变蒸时而得时行者。"此种时行之气为患，也可导致冬温、温毒病。如《伤寒例》云："其冬有非节之暖者，名为冬温。冬温之毒，与伤寒大异。""阳脉洪数，阴脉实大者，更遇温热，变为温毒，温毒为病最重也。"《外台秘要·卷第四·温病渴方二首》载有"疗毒温病及吐、下后有余热，渴，芍药汤神方"。温毒病也称毒温病，指感受温热邪毒而成的急性热病，多见高热、神昏、抽搐、出血、发斑等。而伤于寒邪之后，若再遇温气，则变为温疫。如《伤寒例》云："更遇温气，变为温疫。以此冬伤于寒，发为温病。"

《诸病源候论》专列疫疠一节，探讨了疫疠的发病。《诸病源候论·卷十·疫疠病诸候（凡三论）·一、疫疠病候》云："其病与时气、温、热等病相类，皆由一岁之内，节气不和，寒暑乖候，或有暴风疾雨，雾露不散，则民多疾疫。病无长少，率皆相似，如有鬼厉之气，故云疫疠病。"《诸病源候论》还认为瘴气也属于疫疠病。《诸病源候论·卷十·疫疠病诸候（凡三论）·三、瘴气候》云："夫岭南青草黄芒瘴，犹如岭北伤寒也。南地暖，故太阴之时，草木不黄落，伏蛰不闭藏，杂毒因暖而生。故岭南从仲春讫仲夏，行青草瘴，季夏讫孟冬，行黄芒瘴。"孙思邈则使用温疫、瘴疠等概念。《备急千金要方·卷九·伤寒上·伤寒例第一》云："是故天无一岁不寒暑，人无一日不忧喜，故天行温疫病者，即天地变化之一气也……天地有斯瘴疠，还以天地所生之物以防备之，命曰知方，则病无所侵矣……此伤寒次第，病三日以内发汗者，谓当风解衣，夜卧失覆，寒湿所中，并时有疾疫贼风之气而相染易，为恶邪所中也。"

时行指伤于时行之气而发病。晋·王叔和《伤寒例》云："凡时行者，春时应暖而反大寒，夏时应热而反大凉，秋时应凉而反大热，冬时应寒而反大温，此非其时而有其气。是以一岁之中，长幼之病多相似者，此则时行之气也……其冬有非节之暖者，名为冬温。冬温之毒，与伤寒大异。冬温复有先后，更相重沓，亦有轻重，为治不同，证如后章。"时行之病，包括时气热病、时行寒疫、时行温疫等。如《备急千金要方·卷第十·伤寒方下·伤寒杂治第一》有"治人及六畜时气热病，豌豆疮方"条；《诸病源候论·卷九·时气病诸候（凡四十三论）·一、时气候》载有"时行寒疫""时行伤寒'；《备急千金要方·卷第九·伤寒方上·伤寒例第一》载有"时行温疫"，《备急千金要方·卷第五·少小婴孺方上·序例第一》载有"时行温病"。

天行病也叫天行热病、天行毒病、天行疫气病、天行疫毒等。《外台秘要·卷第三》专门论述天行病发汗等方四十二首，以苦参汤治"天行热病五六日以上"，以凝雪汤疗"天行毒病七八日"；《备急千金要方·卷之九·伤寒方上·发汗散第四》乌头赤散的主治为"天行疫气病"；《外台秘要·卷第二·伤寒吐唾血及下血方三首》载有蒲黄汤"疗伤寒、温病、天行、疫毒"。《千金翼方·卷第九·伤寒上》云:"又有仆隶卑下,冒犯风寒,天行疫疬,先被其毒。"上述论述突出了天行病的传染性。

这一时期,疫病相关概念的关系的讨论,主要集中于三个问题:伤寒与温病的关系,伤寒与时行的关系,以及伏邪与新感的关系。

一、伤寒与温病之辨

魏晋隋唐时期,伤寒学说盛行而温病学说发展缓慢,诸医家常将温病置于伤寒体系内进行论述,且伤寒方论齐备,温病方论较少。这一时期医家对伤寒和温病关系的认识,大致有以下两种观点。

1. 伤寒涵括温病 广义伤寒涵括温病概念。这一观点源于《黄帝内经》《难经》《伤寒论》,认为温病属外感病,统归于广义伤寒之中。这种观点的影响力颇大,一直到温病学派创立时,才有所减弱,但直到今天仍具有一定的影响。

这一时期存在一种观点,认为伤寒是雅士之辞,而温病、温疫、天行、时行等只是"伤寒"的民间称谓。如:①葛洪《肘后备急方》称伤寒、温病、时行等"诊候并相似,又贵胜雅言,总名伤寒,世俗因号为时行"。②陈延之《小品方·卷第六·治冬月伤寒诸方》云:"古今相传,称伤寒为难治之病,天行温疫是毒病之气。而论治者,不别伤寒与天行温疫为异气耳,云伤寒是雅士之辞,云天行温疫是田舍间号耳,不说病之异同也。"《小品方》约成书于4世纪,原书已佚,其部分内容可见于今本《外台秘要》。③《外台秘要·卷第三·天行病方七首》引许仁则云,天行病"此病,方家呼为伤寒"。这类观点的盛行,说明这时伤寒、温病等概念仍有一定的混淆。

2. 伤寒温病不同 王叔和、葛洪、陈延之、孙思邈等诸多医家研究发现,温病与狭义伤寒虽然都属外感疾病,但二者的临床表现及传变规律有明显差异。《千金翼方·卷第九·伤寒上·太阳病用桂枝汤法第一》云:"伤寒与痓病、湿病及热暍相滥,故叙而论之。"《外台秘要》将伤寒与温病分而论之,在《外台秘要》卷一、卷二专论伤寒病,计33门;卷三、卷四专论天行病、温病、黄疸,计41门。

陈延之参考王叔和《伤寒例》等相关论述,在《小品方》中指出,伤寒与温病等"考之众经,其实殊矣。所宜不同,方说宜辨",他明确区分了"治春夏温热病诸方"与"治冬月伤寒诸方",并在"春夏温热病"这一概念范畴内,探讨了多种具有传染性或流行性的病证,包括温病、天行、冬温、温毒、温疫、疫疬等。这一时期医家,从病因病机、发病(包括发病方式和发病季节)、传变、用药等方面，对伤寒和温病等概念进行了区分。

（1）病因病机不同　王叔和《伤寒例》指出："冬时严寒，万类深藏，君子固密，则不伤于寒，触冒之者，乃名伤寒耳。其伤于四时之气，皆能为病，以伤寒为毒者，以其最成杀厉之气也……若脉阴阳俱盛，重感于寒者，变成温疟。阳脉浮滑，阴脉濡弱者，更遇于风，变为风温。阳脉洪数，阴脉实大者，更遇温热，变为温毒，温毒为病最重也。阳脉濡弱，阴脉弦紧者，更遇温气，变为温疫（一本作疟）。以此冬伤于寒，发为温病，脉之变证，方治如说。"《肘后备急方·卷二·治伤寒时气温病方第十三》云："其年岁中有疠气，兼挟鬼毒相注，名为温病。"则明确指出温病的病因是疠气，兼挟鬼毒，与一般的伤寒不同。《诸病源候论·卷十·温病诸候（凡三十四论）·一、温病候》云："其冬复有非节之暖，名为冬温，毒与伤寒大异也。"陈延之《小品方》指出，春夏温热病有多种病因病机，包括"温病热未除，重被暴寒，寒毒入胃，热蕴结不散"，"春夏天行寒毒伤于胃"，"冬温未即病，至春被积寒所折"，"温毒发斑"等，而非"冬伤于寒"。总的来看，温病类疾病多有重感的因素，除了冬伤于寒之外，或重感于寒、风，或重遇温热、温气。

（2）发病各异　从发病方式来看，伤寒中而即病，温病则多由寒毒伏变、至春而发。如《伤寒例》曰："中而即病者，名曰伤寒。不即病者，寒毒藏于肌肤，至春变为温病，至夏变为暑病。暑病者，热极重于温也。"从发病时间来看，伤寒发于冬月，而温病、天行、温毒、温疫、暑病发于春夏季，而冬温若未即刻发病，也会在春季发病。陈延之、孙思邈也持有类似观点。

（3）传变有别　《伤寒例》云："伤寒之病，逐日深浅，以施方治。"孙思邈亦引此论。《备急千金要方·卷第十·伤寒方下·伤寒杂治第一》云："得病内热者，不必按药次也。"似表明孙思邈已认识到温病可不依六经传变论治。

（4）用药有异　《千金翼方·卷第九·伤寒上》云："常见太医疗伤寒，唯大青、知母等诸冷物投之，极与仲景本意相反。汤药虽行，百无一效。"而温病治疗，"凡除热解毒，无过苦酢之物"（《备急千金要方·卷第十·伤寒方下·伤寒杂治第一》），正宜苦寒药物。陈延之则使用茅根汤、知母解肌汤、大黄汤等治疗春夏温热病，常用黄芩、黄连、黄柏、知母、石膏诸药。

上述两种观点，前者强调伤寒与温病的共性，而后者则着力于突出温病与伤寒的不同之处。王叔和、陈延之、孙思邈等从临床实践出发，认为温病、伤寒"方说宜辨"，对后世温病学说从伤寒中分化产生了重要影响。更值得重视的是，《外台秘要》清楚地认识到"天行时气病""温病"（包括温疫）是具有独特证候、传变规律和治法的外感疾病，专章论述"天行时气病"与"温病"。这就为后世创立相关理论体系奠定了基础，成为伤寒与温病分论的起点。

二、伏气与新感之争

就温病是伏气所致，还是新感之后、感而即发这一问题，历代医家间都有争论。而伏气新感之争源自于这一时期，主要由《伤寒例》和《诸病源候论》等相关论述引起。

1. 寒温皆可伏邪 《素问·阴阳应象大论》指出："冬伤于寒，春必病温。"故早期论温病者，多认为温病乃伏而后发。如《伤寒例》指出，冬季感寒"不即病者，毒藏于肌肤中，至春变为温病，至夏变为暑病"；"春夏多温热病者，皆由冬时触寒所致，非时行之气也"。这明确了温热病乃冬伤于寒，伏邪留积，至春夏发病。

关于伏邪之病因，这一时期有两种认识。其一是伤于"寒邪"。如前《伤寒例》所论，以及《诸病源候论·卷四十六·小儿杂病诸候二（凡三十四论）·三十九、温病候》曰："温病者，是冬时严寒，人有触冒之，寒气入肌肉，当时不即发，至春得暖气而发，则头痛壮热，谓之温病。"此类温病乃寒邪伏藏于肌肉，至春季遇天时暄暖而发。其二是伤于"温毒"，见《小品方·卷第六·治春夏温热病诸方》："葛根橘皮汤，治冬温未即病，至春被积寒所折，不得发，至夏得热，其春寒解，冬温毒始发出，肌中斑烂隐疹如锦文而咳，心闷呕，但吐清汁，宜服此汤则静方……治温毒发斑。赤斑者五死一生，黑斑者十死一生，大疫难救，黑奴丸方。"《诸病源候论·卷十·温病诸候（凡三十四论）·十二、温病发斑候》与此所论相仿佛，只是又将温毒称为毒气、乖戾之气。其云："又冬月天时温暖，人感乖戾之气，未即发病，至春又被积寒所折，毒气不得发泄；至夏遇热，温毒始发出于肌肤，斑烂隐疹，如锦文也。"上述论述中，提及了"大疫难救""感乖戾之气"等，明确了相关病证具备传染性和流行性。这第二种伏邪之论，扩展了温病的病源，脱离了伏邪温病仍由"寒"邪所致的传统观点。温毒、毒气、乖戾之气等概念，对后世吴有性等医家提出戾气学说，具有启发意义。此外，《肘后备急方·卷二·治伤寒时气温病方第十三》提到了"温毒发斑，大疫难救"，并拟方治疗，但并没有解释清楚其病机。此论为宋代庞安时所采纳，一些现代研究者未注意到《肘后备急方》《小品方》和《诸病源候论》已有此论，而将这种"温毒"伏气之发明归于庞安时。

《伤寒论·平脉法》云："师曰，伏气之病，以意候之。今月之内，欲有伏气，假令旧有伏气，当须脉之。"伏气概念的明确提出，对于伏气温病理论来说是突破性的贡献。后世温病学著作论冬季感寒而春病温、夏病暑（热），极少使用《灵枢经》"留邪"一词，而多以伏气立说。

2. 新感冬温之毒 而新感温病之说，也在这一时期被提出。如《伤寒例》所论："其冬有非节之暖者，名为冬温。冬温之毒，与伤寒大异。"（《外台秘要·卷四·温病论病源一十首》亦引）《诸病源候论·卷四十六·小儿杂病诸候二·温病候》亦言："又冬时应寒而反暖，其气伤人即发，亦使人头痛壮热，谓之冬温病。"此处冬温的概念，属"新感温病"类，但与南宋郭雍等论述的"冬不伤寒，而春自感风寒温气而病者，亦谓之温"之新感春温不同。

可以说，《伤寒例》和《诸病源候论》等上述几段论述，为后世温病的分类奠定了一个较好的基础，但也提出了更多的问题，以待后世医家解决。

此外，《备急千金要方》提出阴邪、阳毒损伤，可产生青筋牵、赤脉攒、黄肉随、白气狸、黑骨温五类新感疫疠病。后世庞安时将其统称为四时"脏腑阴阳温毒"。春三月，"表里之疴因起"，"脏腑受疴而生"，曰青筋牵病；夏三月，"淫邪之气因而作，则脏腑随时受夏疫病也"，生赤脉攒病；"四季之月，各余十八日，此为四季之余日"，此时"三焦寒湿不调，四时关格而起，则脏腑伤疴，随时受疴"，"腑虚则阴邪所加"，"脏实则阳疫所伤"，生黄肉随病；秋三月，"脏腑伤温，随秋受疴"，病曰白气狸；冬三月，"阴毒内行"，"脏腑受客邪之气"，为阴毒、阳温所损伤，则病黑骨温。该体系被宋代庞安时等部分医家继承。

三、伤寒与时行之异

魏晋隋唐时期，医家对具有流行性和传染性疾病的认识，比秦汉时期有了较为显著的进步。来自《黄帝内经》《难经》及《伤寒论》的经典理论，与这一时期提出的新理论常同时混见，在原有"热病皆伤寒之类"及"伤寒有五"等之外，各著作明确提出"时行"，并对"伤寒"与"时行"进行了辨析。

1. 感受邪气不同 王叔和《伤寒例》引《阴阳大论》云："冬时严寒，万类深藏，君子固密，则不伤于寒，触冒之者，乃名伤寒耳。其伤于四时之气，皆能为病，以伤寒为毒者，以其最成杀厉之气也。中而即病者，名曰伤寒……凡时行者，春时应暖而反大寒，夏时应热而反大凉，秋时应凉而反大热，冬时应寒而反大温，此非其时而有其气。"认为伤寒与时行感受邪气不同，狭义伤寒是感受包括寒气在内的四时之气，时行是感于非时之气即四季反常之气。

四时之气，除冬季严寒之气外，风、暑、湿、燥、热（火）等邪气为病皆在其列，以伤寒为毒者，以其最成杀厉之气，且春温、夏暑等"皆由冬时触冒寒冷之所致"，乃广义伤寒之属，故以"伤寒"之名总括之。

时行病，则由非时之气触冒而成。《伤寒例》《诸病源候论》《小品方》《备急千金要方》等，均主要采用这一学说。《伤寒例》指出，时行之中有一类时行寒疫。其云："从春分以后至秋分节前，天有暴寒者，皆为时行寒疫也。三月四月，或有暴寒，其时阳气尚弱，为寒所折，病热犹轻。五月六月，阳气已盛，为寒所折，病热则重。七月八月，阳气已衰，为寒所折，病热亦微，其病与温及暑病相似，但治有殊耳。"寒邪肆虐于四时，非唯冬季。王叔和指出，在这四时寒邪中特有一种暴戾者，能引发寒性疫病，这种观点对后世有一定启发。这类"时行寒疫"，提示在春分与秋分之间存在一种"新感伤寒"。如陈延之以茅根橘皮汤"治春夏天行寒毒伤于胃"，应该也是同一类疾病。

2. 传染流行有别 《诸病源候论·卷八·伤寒病诸候下（凡四十四论）·七十八、伤寒令不相染易候》云："伤寒之病，但人有自触冒寒毒之气生病者，此则不染着他人。若因岁时不和，温凉失节，人感其乖戾之气而发病者，此则多相染易。故须预服药，及为方法以防之。"其指出伤寒有两类，一类不具备传染性，另一类由乖戾之气导致的伤寒则具有"染易"之性。

而与伤寒病相比，时行的流行性特征更得到强调。如《伤寒例》所论："是以一岁之中，长幼之病多相似者，此则时行之气也。夫欲候知四时正气为病及时行疫气之法，皆当按斗历占之。"时行被直接冠以"疫气"之名。又如《诸病源候论·卷十·疫疠病诸候（凡三论）·一、疫疠病候》指出："其病与时气、温、热等病相类，皆由一岁之内，节气不和，寒暑乖候，或有暴风疾雨，雾露不散，则民多疾疫。病无长少，率皆相似，如有鬼厉之气，故云疫疠病。"时行病的本义，也是一时之间、广泛流行的疾病。

葛洪对伤寒、时行、温病这三个概念的认识与其他医家不同，需要特别关注。在《肘后备急方》中，葛洪提出："伤寒，时行，温疫，三名同一种耳，而源本小异。"其中伤寒为"其冬月伤于寒，或疾行力作，汗出得风冷，至夏发，名为伤寒"；时行为"其冬月不甚寒，多暖气，及西风使人骨节缓堕受病，至春发，名为时行"；温病为"其年岁中有疠气兼挟鬼毒相注，名为温病"。三类疾病之病因，分别为寒邪、暖气和疠气兼挟鬼毒，并不相同。同时，他所论的"伤寒"乃是冬伤于寒、至夏而发，与其他医家所论的温病或暑病概念相近；而冬伤于温、至春而发之"时行"，类似于伏邪温病，与一般认识上的"时行"乃感非时之气有较大差异；其所言"温病"，接近于其他医家所论的时行疫气为病。仔细思考，葛洪所称的"伤寒"之病原为寒邪，"时行"乃春时流行之疾，"温病"类似于后世所称的温疫，其命名也是有一定道理的。他提出的"疠气"导致温病的观点，在后世产生了一定影响。可见，在伤寒、时行、温病的概念、病因、发病等问题上，葛洪是有其独到见解的。他提出的若冬月气候不寒、春季易发时行病的观点，也值得深入探究。同时，在《肘后备急方》中，提到了多种具体的时行或天行病，如"时行发疮""时行发黄""天行下痢""天行疫疬"等，笔者在本章"疫病病证"一节将详细论述。

在此后的历史发展中，"时行"这一病名有一些细微变化，如时气、时病、时行疫疬、时行戾气（见《温疫论·卷下·正名》）等，但概念内涵变化不大。具有明确流行性的时行病，得到了较为深入的研究，其病因、病机、证候、治法、方药体系得到完善，并与伤寒、温病相提并论。表明这一时期对于流行性疾病的认识，脱离了先秦两汉时期的气候致病学说范围，也说明中医在防治疫病方面开辟了新的疆域。

总的来说，这一时期，伤寒的研究仍为主体，且不止张仲景一家之说。温病的研究得到了开展，伏气、新感之论在此土壤中悄悄萌发，但成为专门体系尚需一段漫长的历史过程。医家较多关注了时行疾病，对其流行性和危害性的认识比前代更为清晰。疫病概念已从伤寒体系内逐渐独立出来，主要包含在温病、时行、天行、疫疬等相关论述中。

第二节　病因病机

魏晋隋唐时期，是中医疫病病因病机理论丰富和完善的最重要阶段。通过大量的临床观察，并结合前人的经验，医家们在对产生疫病的气候条件、社会因素等进行综合考量后认为，疫病主要是由时行之气、疫疬之气和毒邪等导致，病机核心是"热"和"毒"，具有流行性，部分具有传染性，可能通过口、鼻、接触等传播，传染强度也有一定的差异。

这些认识奠定了后世疫病病因病机理论的基础，产生了极为深远的影响。无论是宋代庞安时、郭雍的"寒毒""异气"等认识，还是金代刘完素的"秽毒说"，乃至明代吴有性的"戾气说"等，其根柢无不在魏晋隋唐诸家的著述之中。现就魏晋隋唐时期对疫病病因、病机和传染性三方面的认识讨论如下。

一、病因

这一时期，对疫病病因的认识，较之前代大为丰富，除了继承前代的社会因素、气候失常等与疫病相关的观点外，还提出了时行之气、疬气（乖戾之气）等为疫病病因。对疫病病因的主要认识有：气候变化失常、时行之气、疬气

（乖戾之气）、寒毒、温毒、邪毒、虫类、动物、社会因素等，其中对疠气（乖戾之气）的认识尤为重要。

1. 细致辨析气候失常、时行之气与疠气

（1）三种病因各自的特点

①疫病与气候变化失常有关。如《诸病源候论·卷十·疫疠病诸候（凡三论）·一、疫疠病候》指出："其病与时气、温、热等病相类，皆由一岁之内，节气不和，寒暑乖候，或有暴风疾雨，雾露不散，则民多疾疫。病无长少，率皆相似，如有鬼厉之气，故云疫疠病。""病无长少，率皆相似"，强调的是这种由气候变化失常引起的疫疠病具有流行性；虽然其中有"如有鬼厉之气"之语，但实质上《诸病源候论》已经摒弃了秦汉时期颇为流行的疫鬼致疫说，而以更加理性的态度，用"节气不和"等自然病因，来解释疫疠病的发生。

②时行之气。又称非时之气、时行疫气。如《伤寒例》引《阴阳大论》云："凡时行者，春时应暖而反大寒，夏时应热而反大凉，秋时应凉而反大热，冬时应寒而反大温，此非其时而有其气。是以一岁之中，长幼之病多相似者，此则时行之气也。夫欲候知四时正气为病及时行疫气之法，皆当按斗历占之。"突出了时行之气致病的流行性特征。《小品方》《备急千金要方》《外台秘要》等，都引用了此段内容。

③疠气（乖戾之气）。其导致伤寒、温病，是这一时期最重要的理论发现。如《肘后备急方·卷二·治伤寒时气温病方第十三》云："其年岁中有疠气，兼挟鬼毒相注，名为温病。"第一次明确地将"疠气"作为温病的病因提出来。而《诸病源候论·卷八·伤寒病诸候下（凡四十四论）·七十八、伤寒令不相染易候》云：伤寒"若因岁时不和温凉失节，人感其乖戾之气而发病者，此则多相染易。故须预服药，及为方法以防之。"提出了乖戾之气导致伤寒的说法，并且明确了乖戾之气的"染易"之性。

（2）三种病因的区别与联系　上述三者，气候失常、时行之气与乖戾之气，是极为相似的，都与气候异常变化有关，有时也被混用。如《诸病源候论·卷九·时气病诸候（凡四十三论）·四十三、时气令不相染易候》云："夫时气病者，此皆因岁时不和，温凉失节，人感乖戾之气而生病者，多相染易。故预服药，及为方法以防之。"就是将三者混于一体的典型例子。但细究起来，气候失常、时行之气与乖戾之气之间有如下区别。

①前两者强调"长幼之病多相似"的流行性，而疠气（乖戾之气）强调疫病具有"多相染易"的传染性。前两者主要强调气候变化对疫病的直接影响，而疠气在天、人之间引入了一个"疠气（乖戾之气）"的中介，而这个引入是关

键所在。没有这个中介，就难以解释疫病的传染性。同时，"乖戾之气"在发病中也被作为直接病因加以强调，而气候因素退居其次，只作为发病的背景条件产生作用。

②前两者之间也有一定区别。如《诸病源候论》将时气病（天行病）与疫疠病作为两类不同病候，指出疫疠病"与时气、温、热等病相类"。相类就说明二者有不同之处—— 时气病强调病因"温凉失节"，主要是气温的反常，比疫疠病的气候失常之"节气不和，寒暑乖候，或有暴风疾雨，雾露不散"等，看起来针对性更强。但在实际使用时，时气病包括的范围更广，在《诸病源候论》时气病诸候有43论，而疫疠病下却只有定义及疫疠疮、瘴气二条，时气病症状相对疫疠病似乎也较轻。笔者以为，《诸病源候论》所论的时气是指气温异常引发的时行轻证，疫疠是指气候显著异常而产生的"如有鬼厉之气"一般的流行性重证。而在《外台秘要》中，似乎以"天行"的概念涵括了上述两种概念，比如疫疠疮便被称为天行发斑疮、天行豌豆疮。"天行"的概念使用频率（193次）远远高于"疫疠"（4次）、"温疫"（12次）、"时行"（16次）、"时气"（24次）等。

③从历史上来看，这三种病因中，气候失常是最早被人们接受的观点，被用来解释一切的疫疠病。其后，是《伤寒例》等引用《阴阳大论》所论述的时行之气，时气为病的观点不仅在历史上对"新感温病"等学说的提出具有重要意义，而且表明流行性疾病从一般意义上的伤寒、温病之中被单独列出来，予以重点研究，这是疫病学术发展的重要标志。最后，才是疠气（乖戾之气）这一概念的出现，而这对后世庞安时、吴有性等医家学术观点有一定影响，对后世疫病学术的发展比前两者更为重要。

2. 深入阐释疫病之毒因 这一时期医家们在探讨疫病病因时，提出了寒毒、温毒、邪毒、热毒、风毒等致疫的学说。

（1）寒毒 《伤寒例》云："其伤于四时之气，皆能为病，以伤寒为毒者，以其最成杀厉之气也。中而即病者，名曰伤寒。不即病者，寒毒藏于肌肤中，至春变为温病，至夏变为暑病。"提出伤寒为毒，或简称为"寒毒"。又如《肘后备急方·卷二·治伤寒时气温病方第十三》云："此本在杂治中，亦是伤寒毒气所攻故。"《诸病源候论·卷八·伤寒病诸候下（凡四十四论）·七十七、伤寒令不相染易候》认为，伤寒之病因有二，一为乖戾之气，有传染性；另一为"人有自触冒寒毒之气生病者，此则不染着他人"。说明此时期对疫病传染性的认识更加细致、深入。

（2）温毒 在《伤寒例》中指一种温病病名，而在魏晋隋唐时期也被作为病因之一。如《小品方·卷第六·治春夏温热病诸方》云："葛根橘皮汤，治冬温未即病，至春被积寒所折，不得发，至夏得热，其春寒解，冬温毒始发出，肌中斑烂隐疹如锦文而咳，心闷呕，但吐清汁，宜服此汤则静方……治温毒发斑。赤斑者五死一生，黑斑者十死一生，大疫难救，黑奴丸方。"《诸病源候论·卷十·温病诸候（凡三十四论）·一、温病候》云："其冬复有非节之暖，名为冬温，毒与伤寒大异也。"《诸病源候论·卷十·温病诸候（凡三十四论）·十二、温病发斑候》与此所论相仿佛，只是又将温毒称为毒气、乖戾之气。其云："又冬月天时温暖，人感乖戾之气，未即发病；至春又被积寒所折，毒气不得发泄；至夏遇热，温毒始发出于肌肤，斑烂隐疹，如锦文也。"

（3）邪毒　也称"毒气""恶毒""鬼毒之气""外邪恶毒之气"等，或简称为"毒"。《肘后备急方·卷二·治伤寒时气温病方第十三》云："比岁有病时行，仍发疮头面及身，须臾周匝，状如火疮，皆戴白浆，随决随生，不即治，剧者多死。治得差后，疮瘢紫黑，弥岁方灭，此恶毒之气。"《诸病源候论·卷二十四·注病诸候（凡三十四论）·十四、毒注候》云："毒者，是鬼毒之气，因饮食入人腹内……连滞停久，故谓之毒注。"又如《诸病源候论·卷二十四·注病诸候（凡三十四论）·二十三、食注候》云："注者住也，言其病连滞停住，死又注易傍人也。人有因吉凶坐席饮啖，而有外邪恶毒之气，随食饮入五脏，沉滞在内，流注于外，使人肢体沉重，心腹绞痛，乍瘥乍发。以其因食得之，故谓之食注。"此段阐明了注病的传染性，指出其由外邪恶毒之气而成，可以在患者死后染易他人。《外台秘要·卷第十三·传尸方四首》云："此病多因临尸哭泣，尸气入腹，连绵或五年、三年……死复家中更染一人，如此乃至灭门。"此段描述可见疫病造成的危害，临尸哭泣、尸气入腹、乃至灭门，何等悲凉！故历代医家皆重视疫病的防治，救人一命，救人一家。此外，敦煌卷子也把某些传染病的病源称为"邪毒"或"毒气"。如 P3655 卷《青乌子脉诀》诊脉歌："相类之脉，以邪毒气乱于正气者，皆贼脉。"这种邪毒与疠气、寒毒、温邪都不同，没有明显的六淫或气候、季节等因素在内。

（4）热毒　《肘后备急方·卷二·治伤寒时气温病方第十三》指出，温病除了有前代提出的阴毒、阳毒之外，还有热毒。如其云："比岁又有虏黄病，初唯觉四体沉沉不快，须臾见眼中黄，渐至面黄及举身皆黄。急令溺白纸，纸即如柏染者，此热毒已入内，急治之。"《外台秘要·卷第一·诸论伤寒八家合一十六首》云"若热毒在胃外，未入于胃而先下之者，其热乘虚便入胃，则烂胃也"，伤寒吐唾血乃"热毒入深"，"口中烂生疮以其热毒在脏"；还有《肘后》疗天行病毒热攻手足"等，而方药上有黄连解毒汤"直解热毒"，以及犀角

汤 "疗热毒下黄赤汁，及赤如腐烂血，及赤滞如鱼脑，腹痛壮热" 等。

（5）风毒　见于敦煌 P3655 卷《青乌子脉诀》诊脉歌："指下如法急紧洪，兼有风毒加热极。"

而从预后来看，《肘后备急方·卷二·治伤寒时气方第十三》指出 "吐毒出也""吐下毒，则愈""毒从皮中出，即愈" 等。可见这一时期对 "毒" 与疫病的关系有了较为深刻的认识。

这一时期对因 "毒" 致疫的认识，主要是强调疫病的严重性、危害性。这种因 "毒" 致疫的观点，对宋代的庞安时、郭雍等可能产生了重要影响。庞、郭二家基本上是以 "毒" 来构建疫病病因、病机理论的。

3. 准确认识动物致疫　动物传染，如《肘后备急方·卷九·治卒为猘犬所咬毒方第五十四》云："又方，仍杀所咬犬，取脑傅之，后不复发……凡猘犬咬人，七日一发。过三七日不发，则脱也。要过百日，乃为大免。"

隋唐时期已知苍蝇等为致病的媒介。如《外台秘要·卷第三十一·解饮食相害成病百件》云："凡蝇、蜂及蝼蚁集食上而食之，致瘘病也。"

关注动物传播疫病的思路是有一定价值的。

4. 继续探讨社会因素与疫病的关系　各种自然灾害、社会动乱，均与疫病有着较为明显的相关性，"大灾之后必有大疫"。例如，柳宗元提出："大道显明，害气永革。"《柳河东先生集》卷一的 "骂尸虫文" 指出，只有根治社会因素，才能杜绝疾病的传染。但是我们也应该清醒地认识到，在天授皇权的时代，对疫疠与社会因素的关系，未能从更加理性、科学的角度予以研究。

上述病因认识中，承袭自前代者，有气候变化失常、社会因素、时行之气三种，其他六种是魏晋隋唐时期文献中才出现的相关记载，其中最为重要的是提出了疠气（乖戾之气）和邪毒这两种病因学说。邪毒病因说对宋代医家影响较大，疠气说则对明代医家有一定启发。此外，时行之气之论也在后世产生了一定影响。

二、病机

这一时期对疫病病机的认识，主要有热邪伤阴、热盛狂躁、热极动风、热毒动血、毒气传心等，对时气病出现发斑症状的机理也进行了解释，主要从 "热" 和 "毒" 的角度进行阐释。

1. 阐释疫病热风病机

（1）热邪伤阴　《黄帝内经》以降，热炽、阴亏被认为是疫病最主要的病机。《诸病源候论·卷十·温病诸候（凡三十四论）·二十、温病咽喉痛候》指出："热毒在于胸腑，三焦隔绝，邪客于足少阴之络，下部脉不通，热气上攻喉咽，故痛或生疮也。"热毒阻断三焦气机，邪气循足少阴肾经之络，攻于咽喉。《诸病源候论·卷九·热病诸候（凡二十八论）·二十五、热病口干候》云："此由五脏有虚热，脾胃不和，津液竭少，故口干也。"《诸病源候论·卷九·时气病诸候（凡四十三论）·十七、时气渴候》云："热气入于肾脏，肾恶燥，热气盛则肾燥，肾燥故渴而引饮也。"《诸病源候论·卷九·时气病诸候（凡四十三论）·三十一、时气大便不通候》及《三十二、时气小便不通候》云："此由脾胃有热，发汗太过，则津液竭，津液竭，则胃干，结热在内，大便不通也。此由汗后，津液虚少，其人小肠有伏热，故小便不通也。"疫病之热炽、阴亏之病机，以及咽喉痛、口干、渴、二便不通等津液亏虚的主要症状及具体病机，都得到了较为准确的阐述，指出热气耗损胃津、肾阴。这与清代叶桂"热邪不燥胃津必耗肾液"理论相似。

（2）热盛狂躁　如《诸病源候论·卷九·时气病诸候（凡四十三论）·十二、时气狂言候》："夫病甚则弃衣而走，登高而歌，或至不食数日，逾垣上屋，所上非其素时所能也，病反能者，皆阴阳争而外并于阳。四肢者，诸阳之本也。邪盛则四肢实，实则能登高而歌；热盛于身，故弃衣而走；阳盛，故妄言骂詈，不避亲戚。大热遍身，狂言而妄见妄闻也。"对先秦两汉时期已认识到的疫病患者所具有的精神症状，进行了较为细致的病机阐释。

（3）热极动风　乃热毒盛极，热邪灼液挛筋而致。如《诸病源候论·卷十二·黄病诸候（凡二十八论）·一、黄病候》所言"七八日后，壮热在里……两膊及项强腰背急"，以及《诸病源候论·卷四十五·小儿杂病诸候一（凡二十九论）·十一、风痫候》"身强直反张如尸（弓）"。此外还有一类，《诸病源候论·卷八·伤寒病诸候下（凡四十四论）·七十五、伤寒阴阳易候》云"阴阳易病者……四肢拘急，小腹绞痛，手足拳，皆即死"，可能为阴虚动风。《外台秘要》在天行病中，对上述内容皆有记述。这一时期对时气、天行病动风的症状描述较为清晰，但对其机理分析尚显不足。

2. 探析疫毒病机传变

（1）热毒动血　《诸病源候论》阐明热毒深入五脏，迫血妄行，可致吐血、衄血，指出了瘀血内积的病理机转。如《诸病源候论·卷十·温病诸候（凡三十四论）·二十三、温病吐血候》云："诸阳受邪，热初在表，应发汗而不发，致热毒入深，结于五脏，内有瘀血积，故吐血也。"《诸病源候论·卷十·温病诸候（凡三十四论）·二十二、温病衄候》云："由五脏热结所为。心主血，肺主气而开窍于鼻，邪热伤于心，故衄。衄者，血从鼻出也。"这对后世将温热病与血、毒等相联系的思路颇有启发，如叶桂所论"入血则恐耗血动血，直须凉血散血"等。

（2）毒气传心　《诸病源候论·卷九·时气病诸候（凡四十三论）·十一、时气烦候》云："夫时气病，阴气少，阳气多，故身热而烦。其毒气在于心而烦者，则令人闷而欲呕。"强调毒气入心总属阳盛阴亏。《诸病源候论·卷九·时气病诸候（凡四十三论）·十八、时气衄血候》云："时气衄血者，五脏热结所为。心主于血，邪热中于手少阴经，客于足阳明之络，故衄血也。"心一主藏神，一主血脉，邪气入心，扰于心神则"烦"，动于血脉则"衄"。诸如天行发狂、谵语等也是这一病机所致。此论与后世叶桂所论"温邪上受，首先犯肺，逆传心包"有相似处。

（3）发斑病机　这一时期对发斑之病机，有三种不同解释，分别是源自华佗的烂胃发斑说、陈延之的温毒发斑说，以及《诸病源候论》的热毒发斑说。

①胃虚热入胃烂而发斑。《诸病源候论·卷九·时气病诸候（凡四十三论）·一、时气候》云："热在胃外而下之，热乘虚便入胃，然病要当复下之。不得下，胃中余热致此为病，二死一生。此辈不愈，胃虚热入胃烂。微者赤斑出，五死一生；剧者黑斑出，十死一生。"此段论述，《备急千金要方》《外台秘要》皆载，文字稍有出入。《备急千金要方》明确指此乃华佗之论。此论对后世有较大影响。如清代陆子贤称"斑为阳明热毒"；清代余霖认为"热乘虚入胃故发斑"，"赤斑胃热极，五死一生；紫黑者胃烂，九死一生"；叶桂认为"斑色红者属胃热，紫者热极，黑者胃烂"等。

②冬温之毒为春寒所折、至夏乃发而成斑。《小品方·卷第六·治春夏温热病诸方》云："葛根橘皮汤，治冬温未即病，至春被积寒所折，不得发，至夏得热，其春寒解，冬温毒始发出，肌中斑烂隐疹如锦文而咳，心闷呕，但吐清汁，宜服此汤则静方……治温毒发斑。赤斑者五死一生，黑斑者十死一生，大疫难救，黑奴丸方。"此论为宋代庞安时所引用。

③热毒气不散，燥于外而发斑。《诸病源候论·卷九·时气病诸候（凡四十三论）·二十二、时气发斑候》云："夫热病在表，已发汗未解，或吐下后，热毒气不散，烦躁谬语，此为表虚里实。热气燥于外，故身体发斑如锦文。凡发斑不可用发表药，令疮开泄，更增斑烂，表虚故也。"此论亦载于《外台秘要》等。

总的来说，这三种观点都认为发斑必有热，只是后两者更强调"毒"在发斑病机中的意义，温毒发斑又强调了发斑之机与时令疫病的关系。《中医疫病学》称："斑为热郁阳明，胃热炽盛，内迫营血，血从肌肉外溃所致。"此论将发斑与胃热相联系，可能源自华佗之论；但魏晋隋唐医家未将发斑与营血相联系，而主要归之于热和毒。

3. 探析疫病病复之候 《诸病源候论》对各种疫病之病复候进行了分析。如《卷十·温病诸候·二十九、温病劳复候》云："谓病新瘥，津液未复，血气尚虚，因劳动早，更生于热，热气还入经络，复成病也。"温病患者气血津液虚衰，不可过早劳动，劳倦易生热，热气入经络而病复。《卷十·温病诸候·三十、温病食复候》云："凡得温毒病新瘥，脾胃尚虚，谷气未复，若食犬、猪、羊肉，并肠血及肥鱼炙脂腻食，此必大下利。下利则不可复救。又禁食饼饵，炙脍，枣、栗诸生果难消物。"温毒病患者脾胃虚弱，不可食用难以消化的食物，以免下利而损耗正气。《卷十·温病诸候·三十二、温病交接劳复候》云："病虽瘥，阴阳未和，因早房室，令人阴肿缩入腹。"温病患者不可房劳，以免重伤肾气。此外，还论及伤寒、时气病、热病等，皆有劳复、食复、交接劳复候等。这些论述说明，伤寒、温病、时气病、热病愈后，津液未复，血气尚虚，脾胃虚弱，阴阳未和，容易病复。必须加强病后摄养，谨慎饮食起居，避免房劳。

总的来说，这一时期对疫病，包括时气、天行、疫疠等，以及伤寒、温病中明显有传染性的一类的病机认识，较之前代有所深化；以"热""毒"为核心，构建疫病病机，对疫病的主要症状都做出了病机解释。如《诸病源候论》使用"热毒"一词多次，分别出现于伤寒、时气、温病、疫疠、黄病、痢疾、中恶、蛊毒、喉痹等疫病相关证候中，用以解释其发病机理。

三、传染性

魏晋隋唐医家对疫病的传染性，已经有了一定的认识。《诸病源候论·卷十·温病诸候（凡三十四论）·三十四、温病令人不相染易候》指出："人感乖戾之气而生病，则病气转相染易，乃至灭门，延及外人。"前代主要认为，疫病是通过皮毛腠理而入，具有流行性；而这一时期认为，气候失常产生的疠气（乖戾之气）具有一定的传染性，可以通过口、鼻和接触等不同的途径传播，且不同病种传染强度有一定区别。

1. 疫病传染途径 这一时期对疫病的传染途径，主要有以下三种认识。

（1）疫病可以经口传染 《诸病源候论》称为"食注"。注，有注入意，可作"传递""相传"解。"食注"，就是经食物传播。又如《备急千金要方·卷第二十·膀胱腑·霍乱第六》云："原夫霍乱之为病也，皆因饮食，非关鬼神。"说明鬼神致病说，此时已经在一定程度上被医者摒弃。此外，还指出"毒注"（鬼毒之气）也可随饮食而入。人们总结了"坐席饮啖"所致食注、毒注，并概括出"病从口入"之论。

（2）疫病可以从鼻而入 《备急千金要方·卷第七·风毒脚气方·论风毒状第一》云："此风毒乃相注易病人，宜将空缺服小金牙散，以少许涂鼻孔、耳门。病困人及新亡人、喜易人、强健人宜将服之，亦以涂耳鼻，乃可临近亡人，及视疾者。"风毒邪气传染患者，可以预服药物，并涂抹鼻孔、耳门，以防其传染。又《备急千金要方·卷第五·少小婴孺方·客忤第四》云："少小所以有客忤病者，是外人来气息忤之，一名中人，是为客忤也。虽是家人或别房异户，虽是乳母及父母或从外还，衣服经履鬼神粗恶暴气，或牛马之气，皆为忤也。执作喘息，乳气未定者，皆为客忤……凡诸乘马行，得马汗气臭，未盥洗易衣装，而便向儿边，令儿中马客忤。"小儿罹患客忤病证，可能由闻嗅他人气息、衣物、牛马气等而成。刘完素对此说颇有发扬。

（3）疫病可经接触传染 如《诸病源候论·卷二十四·注病诸候（凡三十四论）·二十二、殃注候》云："人有染疫疠之气致死，其余殃不息，流注子孙亲族，得病证状与死者相似，故名为殃注。"此种殃注，乃指疫病在患者死后也具有传染性，人在接触了疫病死者的尸体和衣物之后，可能会罹患相同的疫疠病证。《外台秘要·卷第三·天行阴阳易方二首》指出："天行阴阳易病者，是男子、妇人天行病新瘥，未平复，而与交接得病者，名为阴阳易也。"指出性接触可以传播天行病。

此外，在患病途径上，这一时期也认为，疫病可由皮毛腠理而入。如《诸病源候论·卷九·时气病诸候·时气候》云："时病始得，一日在皮，二日在肤，三日在肌，四日在胸，五日入胃，入胃乃可下也。""然得时病，一日在皮毛……不解者，二日在肤……不解，三日在肌。"此言疫病经皮毛而入，逐日入里，最终入胃。另一种方式是首犯太阳经，逐日循六经传变。太阳经主表合皮毛，故亦为经皮毛腠理而入。但此类疫病，主要针对的是时行之气的传播，更多体现的是流行性，并未明确表现出"病气转相染易，乃至灭门，延及外人"的传染性。

2. 疫病传染强度 从传染强度上看，《诸病源候论》对伤寒、温病和疫疠的描述上，是有一定区别的。伤寒为"多相染易"，温病为"转相染易，乃至灭门，延及他人"，而疫疠则"病无长少，率皆相似，如有鬼厉之气"，程度逐渐加重。此外，《肘后备急方·卷二·治伤寒时气温病方第十三》记载："世人云，永徽四年，此疮从西东流，遍于海中……以建武中于南阳击虏所得，仍呼为虏疮。"虏疮即天花病，此疮可由疫区传播至其他地方，这种认识极为重要。前人多只认识到疫病与气候异常的关系，较为关注疾病的流行性特征，而只有疠气（乖戾之气）等表述疫病传染性的概念建立，疫病可以在较广阔的范围内、不同的地理条件和气候条件下传播、传染的事实才能得到准确解释。同时，《诸病源候论》所论的"殃注候"提示，同一疫病可能在较长时间内连续造成传染和危害。

总的来说，魏晋隋唐时期对疫病流行性、传染性的认识，较之前代有所深化。病因理论中，疠气（乖戾之气）说的提出尤为重要，邪毒说对后世也有一定的影响；病机方面比之前代亦有较大丰富，对已发现的疫病症状以"热""毒"为核心，基本给出了病机解释；而对疫病传染性有了较为明确的认识，传染途径可能为口、鼻、接触传播，对传染强度也有了一定区分。这些为后世疫病理论体系的丰富和完善，奠定了重要的理论基础。

第三节　疫病病证

魏晋隋唐时期，医界对疫病病证的认识较之前代有所丰富，但因疫病相关概念未能统一，众多医家从不同角度出发探讨疫病，主要有伤寒、温病和时行、疫疠四种。

《伤寒例》在继承《黄帝内经》《难经》《阴阳大论》等基础上，详细论述了伤寒、温病、暑病、时行、疫气、冬温、寒疫、温疟、风温、温毒、温疫等十余种范围或大或小的外感热病病证。《脉经》所引的《医律》提出了"伤寒有五，皆热病之类"的学术观点，与《素问·热论》所论"今夫热病者，皆伤寒之类也"恰恰相反，将"伤寒"概念归于"热病"之中进行讨论，也是对《难经》所提出的"伤寒有五"的重新探析。

陈延之《小品方》将外感热病分为三类，即冬月伤寒、春夏温热病、秋月中冷进行辨治，论述了伤寒、温病、天行、温疫、暑病、时行、冬温、湿热、热毒等不同病证的证治。还有深师《僧深药方》、姚僧垣《集验方》等（内容收录于《外台秘要》）对伤寒、热病、温病、温毒、天行、时气、温疫等外感热病证治进行了详细阐述。

《诸病源候论》同时探究了伤寒、时行、温病、热病、疫疠五类疾病，包括"伤寒病诸候"凡七十七论，"时气病诸候"凡四十三论，"热病诸候"凡二十八论，"温病诸候"凡三十四论，"疫疠病诸候"凡三论。各自独立成篇，分别论述其病因和不同证候，明确地从篇目将温病、热病、时气、疫疠与狭义伤寒并立，对时气、疫疠病研究的独立发展产生了重要影响。

总的来说，这一时期，在疫病相关病证上形成了伤寒、温病、寒热、暑病、时行、疫气、冬温、寒疫、温疟、风温、温毒、温疫等概念，但这些概念的界定并非十分清晰，各家理解都有不同。

众多医家从不同角度探讨疫病，认为伤寒有新感而成、两感而成、直中三阴而成；提出伏邪温病、新感温病等，指出温病由"伏邪""疠气""乖戾之气"等导致，认为温病初起应使用寒凉药；《诸病源候论》则对疫病的传染性进行了探究。疫病的辨治思路，有时气病六经日期辨治、时气病表里日期辨治、天行病日期辨治和疫疠病脏腑辨治等，都体现了时间辨治思想。就这一时期疫病病证之认识，以及其对前代之继承和对后世的影响，试析如下。

一、以伤寒论疫病

这一时期，诸多医家对伤寒的概念和研究范围、发病规律等进行了探讨。他们的学术观点并未局限于张仲景《伤寒论》之内，而是各抒己见。

《外台秘要》中，围绕张仲景论伤寒的学术内容，收录了26家文献。大略看来，广义伤寒病是对一切外感热性疾病的统称，"伤于四时之气，皆能为病"，除了包括"冬时严寒……中而即病者，名为伤寒"的狭义伤寒之外，还包括了诸多类型。如《经心录》曰："伤寒病错疗祸及，如反覆手耳。故谚云，有病不治自得中医者，论此疾也。其病有相类者，伤寒、热病、风温、湿病、阴毒、阳毒、热毒、温疫，天行节气，死生不同，形候亦别，宜审详也。"（《外台秘要·卷第一·诸论伤寒八家合一十六首》）《伤寒例》认为，即病之伤寒及春、夏、秋三时感寒为病之时行寒疫，与不即病之温病、暑病、风温、湿毒、温疫等，在辨证施治上差异很大。

从《伤寒例》《脉经》《诸病源候论》《备急千金要方》《千金翼方》《外台秘要》等来看，当时诸家认为伤寒发病规律主要有三。

其一，新感而成。此类有三种：一是"冬时严寒……触冒之者，乃名伤寒耳"（《伤寒例》），此与《素问·热论》所论"人之伤于寒也，则为病热"一致。二是"春时应暖而反大寒"而感触之，也叫新感伤寒。三是《伤寒例》所谓"天有暴寒"而生之"时行寒疫"，也提示在春秋分之间存在一种新感而成的寒性疫病。

其二，两感而成。所谓两感伤寒，是指外邪直接伤犯相表里两经，而致两经同病的发病规律。如王叔和所论"伤寒之病……两感病俱作"，与《素问·热论》所言之"两感于寒而病者"一致。成无己《注解伤寒论》云："表里同病者，谓之两感。"

其三，直中三阴而成。《诸病源候论·卷七·伤寒病诸候上（凡三十三论）·四、中风伤寒候》云："太阴中风，四肢烦疼，其脉阳微阴涩而长，为欲愈。少阴中风，其脉阳微阴浮，为欲愈。厥阴中风，其脉微浮，为欲愈；不浮，为未愈。"

二、以温病论疫病

三国两晋至隋唐六百余年间，温病学术经历了由理论到方药的发展过程。晋·王叔和《伤寒例》、隋·巢元方《诸病源候论》主要阐述温病理论。唐·孙思邈《备急千金要方》，《千金翼方》的九、十两卷，以及王焘《外台秘要》的三、四两卷，则收载了较多的温病方剂。

《伤寒例》最突出的观点，是在《黄帝内经》"冬伤于寒，春必病温"基础上，提出"中而即病者，名曰伤寒。不即病者，寒毒藏于肌肤，至春变为温病，至夏变为暑病"，形成了伏寒成温的"伏气温病说"，对后世外感热病学术思想的发展，特别是明清温病学说的创立，具有重要的指导意义。

《伤寒例》还指出，伏气温病"若更感异气，变为它病者，当依后坏病证而治之。若脉阴阳俱盛，重感于寒者，变成温疟。阳脉浮滑，阴脉濡弱者，更遇于风，变为风温。阳脉洪数，阴脉实大者，更遇温热，变为温毒，温毒为病最重也。阳脉濡弱，阴脉弦紧者，更遇温气，变为温疫。以此冬伤于寒，发为温病"。此外，"其冬有非节之暖者，名为冬温。冬温之毒，与伤寒大异"，特别强调了冬温与伤寒在理论、治法上的区别。

王叔和又指出，同种温病因感邪浅重，病程长短不同而治疗迥异。如《伤寒例》云："冬温复有先后，更相重沓，亦有轻重，为治不同。"王叔和还指出，温病需早期诊断和治疗。如《伤寒例》谓："时气不和，便当早言。寻其邪由，及在腠理，以时治之，罕有不愈者。患人忍之，数日乃说，邪气入脏，则难可制……如或差迟，病即传变，虽欲除治，必难为力。"说明温病如不能早期诊断和治疗，易传变入脏而难治。

此外，王叔和还提出预后判断的依据。他从症状、脉象的演变，预测疾病有向愈之机。如《伤寒例》云："凡得病，厥脉动数，服汤药更迟，脉浮大减小，初躁后静，此皆愈证也。"时气病渴欲饮水，饮水后，"忽然大汗出，是为自愈也"等。王叔和还以脉象结合证情，来判断疾病的不良预后。其云"脉阴阳俱盛，大汗出不解者死。脉阴阳俱虚，热不止者死"；"脉至乍数乍疏者死。脉至如转索，其日死"等。王叔和提出，凡病脉证相应者多生，不符者多难治愈。温疟、风温、温毒、温疫、冬温等概念的提出，丰富了温病的理论和临床诊治体系，为后世温病学的发展提供了思路。

《小品方》指出："古今相传，称伤寒为难治之病，天行温疫是毒病之气，而论治者，不别伤寒与天行温疫为异气耳。"其对温毒发斑的阐述，言"冬温未即病，至春被积寒所折，不得发，至夏得热，其春寒解，冬温毒始发出，肌中斑烂隐疹如锦文"，被宋代庞安时等医家所接受。

隋·巢元方主编《诸病源候论》，承袭《伤寒例》论述的时行、热病、温病等概念，且多处摘引《伤寒例》。但其不同于王叔和立足于季节气候反常变化、着力阐释伏气与时行，而是以六经辨证的精神一以贯之，将各种不同的温热病归于一套体系之下，在一定程度上揭示了温热病在其发展过程中的表里深浅等各个层次。这对后世的温病辨证学说，以及俞根初以六经辨证统外感热病的理论，有一定影响。

王焘《外台秘要》将温病独立于伤寒病之外，而并列为外感的两大类型，可视为寒、温分论之肇端。《外台秘要》明确了温病的相关概念，指出伏气温病有两种类型，深析了温病的病因病机，初步提出温病有横（由表入里）、纵（从上至下）的传变规律，并借鉴伤寒学术确立了温病之日期辨治、六经辨治和脏腑辨治思路。

总的来说，这一时期的温病学术发展具有以下特点：

其一，从相关概念来看，提出了伏邪温病、新感温病等概念，同时还提出冬温、风温、湿温等概念。陈延之《小品方》明确提出伤寒与温疫不同，《诸病源候论》和《外台秘要》将温病、时行、疫疠与伤寒并列，单独成篇，提示了这些概念的重要性。

其二，从病因病机来看，《脉经》将留于体内的寒邪命名为"伏气"，作为"伤于寒"与"病温"之间的理论桥梁，为后世伏气温病之研究奠定了基础。

其三，从治疗来看，葛洪提出在温病初起时使用寒凉药。《备急千金要方》与《外台秘要》，对于天行与温病的治法较多，尤以清法较为突出，如辛凉解表、表里双解、清热解毒、清热凉血、气营两清、苦酢清热等，以及清肺止咳、清肝退黄、清肠止泻、清心除烦、养阴退虚热等。医家们在《伤寒论》原方的基础上进行化裁，将原本辛温发汗之方，改为辛凉发汗之方，解决了临床的实际问题。

这一时期，就温病学术发生、发展的整体情况来看，还远未成熟、独立，未形成完整体系，伤寒研究仍是主体。有学者认为，张仲景原书中有系统的温病理法方药，只是散佚不存。但在整个时代大环境下来看，这种观点似难切史实。

三、从时行、疫疠论疫病

这一时期的著作，还从时行、疫疠概念出发，论疫病的发生、传播规律与诊治之法。《肘后备急方》提出瘟疫的病因是"疠气"，《诸病源候论》又提出"乖戾之气"，阐明疫病的传染性，为界定和预防疫病奠定了基础。

《伤寒例》提出了时行之气为病，指出："凡时行者……此非其时而有其气。是以一岁之中，长幼之病多相似者，此则时行之气也。"四时之气与时行之气为病，前者属新感伤寒，后者为新感"时行疫气"，同属新感，各自有别，"治有殊耳"。

《诸病源候论》指出，有些疾病具有传染性，而且其中有的病证传染性强，有的传染性弱，其病情有缓急之不同；并且提出传染性较强的一类，是感染了"乖戾之气"或"疫疠之气"。如《卷十·温病诸候（凡三十四论）·三十四、温病令人不相染易候》云："此病皆因岁时不和，温凉失节，人感乖戾之气而生病，则病气转相染易，乃至灭门，延及外人。"《卷二十四·注病诸候（凡三十四论）·二十二、殃注候》云："人有染疫疠之气致死，其余殃不息，流注子孙亲族，得病证状与死者相似，故名为殃注。"此乖戾之气、疫疠之气为祸范围广、时间久，需要特别关注。在传染途径上，《诸病源候论》提出了多种可能，在伤寒、温病、时气、疫疠、注病等章中皆有相关论述。如《卷二十四·注病诸候（凡三十四论）·十九、温注候》云："注者住也，言其病连滞停住，死又注易傍人也。人有染温热之病，瘥后余毒不除，停滞皮肤之间，流入脏腑之内，令人血气虚弱，不甚变食，或起或卧，沉滞不瘥，时时发热，名为温注。"不仅指出此类疾病在人去世后仍能转注传播，同时染病之后会停滞皮肤之间，流入脏腑之内，患者长期携带其"余毒"。

《外台秘要》用"天行"一词，代替了疫疠、时气、时行等概念。如《外台秘要·卷第三·天行病发汗等方四十二首》云："夫天行时气病者，是春时应暖而反大寒，夏时应热而反大凉，秋时应凉而反大热，冬时应寒而反大温者，此非其时而有其气，是以一岁之中，病无长少，率多相似者，此则时行之气也。"《外台秘要·卷第四·温病论病源一十首》云："有病温者，乃天行之病耳。其冬月温暖之时，人感乖候之气，未即发病，至春或被积寒所折，毒气不得泄，至天气暄热，温毒始发，则肌肉斑烂也。"而类似的论述，在《伤寒例》《小品方》《诸病源候论》等书中，都未冠以"天行"二字。《诸病源候论》认为，时行更多是季节性流行病，症状较轻；疠气、乖戾之气引发的是传染病，能"相染易"。到了《外台秘要》书中，统统冠上天行之名，使得疫疠、时行之类疾病，以及流行性和传染性容易被混淆，又需后世之人重新分辨。如清代雷丰《时病论》所论："时病者，乃感四时六气为病之证也，非时疫之作也。"

四、辨治思路

《诸病源候论》《备急千金要方》《外台秘要》等，提出天行、时行、时气等的辨治思路，主要有两种：一是六经辨治，二是脏腑辨治。因为疫病病势发展迅疾，温毒热邪与人体正气的盛衰斗争，导致病证快速变化，所以在上述两种辨证中都融合了时间辨治思想。具体而言有四种，试析如下：

其一，时气病六经日期辨治。受《素问·热论》热病六经传变和《伤寒论》相关理论的影响，《外台秘要》的疫病辨治思路仍有沿用六经辨证者。如《外台秘要·卷三·天行病发汗等方四十二首》云"时气病一日，太阳受病"；"时气病二日，阳明受病……故可摩、膏、火灸，发汗而愈"；"时气病三日，少阳受病……故可汗之而愈"；"时气病四日，太阴受病……其病在胸膈，故可吐而愈也"；"时气病五日，少阴受病……其病在腹，故可下而愈"；"时气病六日，厥阴受病……毒气入于肠胃，故可下而愈"；时气病七日、八九日以上者，为"阴阳诸经重受病也"等。

其二，时气病表里日期辨治。《诸病源候论·卷九·时气病诸候（凡四十三论）·一、时气候》将华佗的"时间"加"表里"辨证之法套用于时气病之上，指出："然得时病，一日在皮毛，当摩膏火灸愈。不解者，二日在肤法针，服行解散汗出愈。不解，三日在肌，复出汗，若大汗即愈；不解，止，勿复发汗也。四日在胸，服藜芦丸微吐愈；若病固，藜芦丸不吐，服赤豆瓜蒂散，吐已解，视病者尚未了了者，复一法针之当解。不愈者，六日热已入胃，乃与鸡子汤下之愈……时行病始得，一日在皮，二日在肤，三日在肌，四日在胸，五日入胃，入胃乃可下也。"《备急千金要方》《外台秘要》亦收载此段，文字大同小异。其中，《备急千金要方》补"五日在腹"，且只针对伤寒，而《诸病源候论》《外台秘要》均只针对时气病。此法源自华佗之广义伤寒脏腑六日辨证法，在《诸病源候论》《备急千金要方》和《外台秘要》中均有记录（其中《备急千金要方·卷九·伤寒方上·伤寒例第一》和《外台秘要·卷第一·诸论伤寒八家合一十六首》明确指出此论述来自华佗）。此法不以六经为据，而以人体由表及里的部位作为辨证的纲领，更接近表里辨证，实质与六经传变、卫气营血辨证一样，都是对疾病病程的判断。

其三，天行病日期辨治。在《外台秘要》中也有所论述"疗天行，头痛壮热一二日，水解散方"；"又，解肌汤，主天行病二三日，头痛壮热者方"；"又，疗欲似天行四五日，热歇后，时来时往，恶寒微热，不能食者，知母汤方"；"又，疗天行五日，头痛壮热，食则呕者，竹茹饮方"；"又，疗天行五六日，头痛，骨节疼痛，腰痛，兼痢，黄芩汤方"；"又疗天行热病，七八日成黄，面目身体悉黄，心满，喘，气粗，气急者，茵陈丸方"等。

其四，疫疠病脏腑辨治。《备急千金要方》确立此法之体系，提出青筋牵、赤脉攒、黄肉随、白气狸、黑骨温五种疫疠病名，各随季节而主，随时受疫，感而即发，皆有发热，且具传染性；指出其病因是疫疠之气，疫疠之气分为阴邪、阳毒，腑虚则阴邪侵之，脏实则阳毒损之；认为其各具特异性证候，如青筋牵的筋牵不得屈伸、眼赤黄，赤脉攒的身战脉掉，黄肉随的结核，白气狸的暴嗽，黑骨温的腰中痛欲折等；用药方面，基本上选用清热、解毒、泻火药物，如石膏、山栀、知母、寒水石、大青叶、生地、升麻、芒硝、黄芩等，且药量较重。此体系将四时、五色、五体与伤寒六经相匹配，脏腑阴阳与经络相结合，以五脏为核心构建了一套辨证体系。但这套体系过分强调五行配属，五种疫疠病名难知其确指，不便临床辨证施用，对后世临床实践影响较小。

上述四种辨治理论，从时间跨度来看，前三种属日期辨治，其特点是按照一日、二日、三日、四日、五日、六日、六日以上这样的顺序记录疾病传变，疾病变化较快；最后一种属季节辨治，按照五季之分法，对应五种疫病，每病各主一季，不强调疾病本身的传变发展。从针对疾病来看，前两种针对时气病，第三种针对天行病，第四种针对疫疠病。从经络、脏腑来看，第一种是纯粹的六经辨证，第二种是脏腑与表里辨治相结合，第四种则是以五脏为中心并结合六经。从传承、创新角度来看，第一种传承自张仲景而有所改造，第二种传承自华佗，第三、四两种为本时期所创。从对后世影响看，则第一种较之其他三种为大。

后世发现，温病传变迅速，以天数来判断病程，容易贻误治疗机会，故后世温病学者在具体临床实践中并不拘泥于以"日期"辨治。如清·邵仙根评《伤寒指掌》云："若一日数变，用药亦一日行数日之法。盖病变极速，治法亦急，所谓急病急攻也。"

五、具体疫病

除了伤寒、时气、温病、天行、疫疠等概念外，魏晋隋唐时期对传染病具体病种有了更为详细的记载，如疟疾、痢疾、麻风、猘犬啮人（狂犬病）、骨蒸尸注（结核病）、丹毒、马鼻疽、百日咳、金创瘈疭（破伤风）、豌豆疮（天花）、急黄、恶核、射工（似斑疹伤寒）、水毒（血吸虫病）、伤寒斑疮、沙虱（恙虫病）、九虫（蛔虫、绦虫、蛲虫等），并描述了这些传染病的临床症状。这种辨病之法，也是疫病学术发展的重要组成部分。辨病可以更好把握具体疫病的临床规律，采用更有针对性的治法和特效药物，与辨证有效结合之后，能够更好地掌控疫病整个病程。现仅列其中较为典型者如下：

1. 天花 又称为虏疮、豌豆疮、时行发疮、伤寒登豆疮、天行发斑疮等。《肘后备急方·卷二·治伤寒时气温病方第十三》云："比岁有病时行，仍发疮头面及身，须臾周匝，状如火疮，皆戴白浆，随决随生，不即治，剧者多死。治得差后，疮瘢紫黑，弥岁方灭，此恶毒之气。世人云，永徽四年，此疮从西东流，遍于海中……以建武中于南阳击虏所得，仍呼为虏疮。"《诸病源候论·卷七·伤寒病诸候上（凡三十三论）·十七、伤寒登豆疮候》及《十八、伤寒登豆疮后灭瘢候》云："伤寒热毒气盛，多发疱疮，其疮色白或赤，发于皮肤，头作瘭浆，戴白脓者，其毒则轻；有紫黑色作根，隐隐在肌肉里，其毒则重。甚者五内七窍皆有疮……故疮痂虽落，其瘢犹靥，或凹凸肉起，所以宜用消毒灭瘢之药以傅之。"记录了此疮传染，并根据其色泽、分布，预测病势的发展，病机为"表虚里实，热毒内盛，攻于腑脏，余气流于肌肉，遂于皮肤毛孔之中，结成此疮"。又敦煌卷子 P2666 卷记载"人时气遍身生疮""伤寒热毒气盛，多发疱疮"。这一时期对天花的起源有明确记载，对病因病机有较为清晰的认识，但对其治疗和预防尚无有效方法。

2. 麻风 此病在《素问》中已有记录，这一时期描述更为细致。《诸病源候论·卷二·风病诸候下（凡三十论）·五十七、诸癞候》云：此病"初觉皮肤不仁，或淫淫苦痒如虫行，或眼前见物如垂丝，或隐疹辄赤黑……久而不治，令人顽痹。或汗不流泄，手足酸疼……或在胸颈，状如虫行；或身体遍痒，搔之生疮；或身面肿，痛彻骨髓；或顽如钱大，状如蚝毒；或如梳，或如手，锥刺不痛……眉睫堕落……鼻柱崩倒，或鼻生息肉塞孔，气不得通……肢节堕落。"孙思邈辟"恶疾大风"专篇论述，对麻风病的发病始末、类型及治疗、调摄等，均做了较详的分析，并指出其预后不佳。其云："远者不过十年皆死，近者五六岁而亡。"《备急千金要方·卷二十三·痔漏方·恶疾大风第五》云"余以贞观年中，将一病士入山"，病人遵医嘱"食进药饵""服松脂"，疗效较好，"欲至百日，须眉皆生"，"予尝手疗六百余人，瘥者十分有一，莫不一一亲自抚养，所以深细谙委之"。同时，孙思邈还提出"绝欲""断盐"在本病调养中十分重要。

3. 急黄 《诸病源候论·卷十二·黄病诸候（凡二十八论）·三、急黄候》

云:"脾胃有热,谷气郁蒸,因为热毒所加,故卒然发黄,心满气喘,命在顷刻,故云急黄也……其候,得病但发热心战者,是急黄也。"《备急千金要方·卷十》载"时行病急黄",《千金翼方·卷十八》载"时行黄疸","凡遇时行热病多必内淤发黄",指出黄疸有具备时行特征者。《外台秘要·卷第四·许仁则诸黄方七首》云:"许仁则疗急黄病。此病始得,与前天行病不多异,五六日,但加身体黄,甚者洟、泪、汗、唾、小便如柏色,眼白睛正黄,其更重状,与天行病候最重者无别。如至此困,自须依前救天行最重半夏等十味汤回救之。""凡遇天行热病,多必内瘀着黄,但用瓜丁散纳鼻中,令黄汁出,乃愈,即于后不复恐病黄矣。"《肘后备急方·卷二·治伤寒时气温病方第十三》有令溺白纸上,纸即如柏染之验黄疸法。《外台秘要·卷第四》记录了黄疸验小便颜色以判断病势进退之法,其云:"每夜小便中浸帛片,取色退为验。"敦煌 P3731《唐人选方·丙卷》云:"天行时气,温疾寒热来去及发黄疸,大小便涩秘不通,心闷气喘。"这一时期医家对急黄的病因、病机、治法、方药有了初步认识。

4. 骨蒸 在传为华佗所作的《中藏经》中称之为"传尸",谓感"鬼气"而得;在《肘后备急方》中称为"尸疰",在《诸病源候论》中称为"虚劳""骨蒸"。后世多将此病归于痨瘵,如丹波元坚《杂病广要·骨蒸》云"骨蒸即后世所称痨瘵是也",属今之结核病一类。魏晋隋唐时期,诸家对本病症状的认识比较清晰,为潮热、咳嗽、胸胀痛,甚则咳血等。但对病位均言之不确,如"在人肌肉血脉之间""骨髓中热""骨蒸,其根在肾""在人五脏内"等。孙思邈称本病为"飞尸""鬼疰",主要内容在《备急千金要方·卷十七·肺脏方·飞尸鬼疰第八》中,还有散见于胆腑、脾脏等方论中者。此病具传染性,如"中尸疰""鬼邪为害","累年积月,以至于死,死后复注易傍人,乃至灭门",与"咳吐脓血"的"肺痈"(肺脓疡)及咳"浊唾涎沫"的肺痿不同。《外台秘要》中,骨蒸、传尸常混称。如《外台秘要·卷第十三·骨蒸方一十七首》引《救急方》云:"骨蒸之候,男子因五劳七伤……盗汗以后即寒热往来,寒热往来以后即渐加咳,咳后面色白,两颊见赤如胭脂色……唇口非常鲜赤。若至鲜赤即极重,十则七死三活。"《外台秘要·卷第十三·传尸方四首》云:"大都男女传尸之候,心胸满闷,脊髓烦疼,两目精明,四肢无力,虽知欲卧,睡常不著,背膂急痛,膝胫酸疼,多卧少起,状如佯病。每至旦起,即精神尚好,欲似无病。从日午以后,即四体微热,面好颜色,喜见人过,常怀忿怒,才不称意,即欲嗔恚,行立脚弱,夜卧盗汗,梦与鬼交通,或见先亡,或多惊悸,有时气急,有时咳嗽……有时唇赤,有时欲唾,渐就沉羸,犹如水涸鱼不觉其死矣。"其对骨蒸症状描述得颇为详细,患者常有午后潮热、盗汗、面红升火及身体日益消瘦的典型症状，如果出现腹水或黑便，则是危象。此外，《外台秘要》把骨蒸、传尸与腹中有块或颈后下边有小结等相提并论。《外台秘要·卷十三·灸骨蒸法图四首》云："妇人以血气为本，无问少长，多染此疾。婴孺之流，传注更苦。其为状也，发干而耸，或聚或分，或腹中有块；或脑后近下两边有小结，多者乃至五六；或夜卧盗汗，梦与鬼交通，虽目视分明，而四肢无力；或上气食少，渐就沉羸，纵延时日，终于溘尽。"总的来看，这一时期医家对骨蒸的症状和传染性有了较为明确的认识，但对其病因病机和治法言之不详。

5. 霍乱 首见于《黄帝内经》，详于病机而略于病因。《灵枢·五乱》曰："清气在阴，浊气在阳，营气顺脉，卫气逆行，清浊相干……乱于肠胃，则为霍乱。"《伤寒杂病论》虽有论，却不准确，如"驴马合猪肉食之，成霍乱""兔肉着干姜食之，成霍乱"。隋唐时期认为此病源于饮食不洁，如《备急千金要方》记载其成因有二：一是内伤饮食生冷过度、肉食失洁，如"大凡霍乱，皆中食脍酪，及饱食杂物过度，不能自裁"（《备急千金要方·卷第二十·膀胱腑·霍乱第六》），"热月人自好冷食，更与肥浓，兼食果菜无节"等；二是将息不当、感受外邪尤其是寒邪，如"眠卧冷席""逐冷眠卧，冷水洗浴""夜卧失覆，不善将息"等。孙思邈强调"原夫霍乱之为病也，皆因食饮，非关鬼神"。治疗上，其提出二十余首方剂，以及针灸等疗法，采用"刺口""以盐纳脐中灸"等疗法。孙思邈指出，此病预后还需注意调理饮食和将息，"凡霍乱，务在温和将息，若冷即遍体转筋。凡此病定，一日不食为佳，仍须三日少少吃粥，三日以后可恣意食息，七日勿杂食为佳，所以养脾气也"。

6. 痢疾 《黄帝内经》称为肠澼，《金匮要略》有热利下重、下利便脓血的记载。从分类上看，《诸病源候论》专设"痢疾时候"一篇，病程较长者称为久痢，时愈时止者称为休息痢。《千金翼方·卷第十五·补益·大补养第二·损益草散》曰："众病休息下痢。"又见《备急千金要方·卷第十五·脾脏·热痢第七》曰：热毒痢"热毒下黑血，五内绞切痛，日夜百行，气绝死方。黄连一升，龙骨、白术各二两，阿胶、干姜、当归、赤石脂各三两，附子一两。"从症状上看，主要为下痢赤白脓血、排便次数多、腹中剧痛。如《诸病源候论·卷八·伤寒病诸候下（凡四十五论）·四十三、伤寒脓血利候》云："此由热毒伤于肠胃，故下脓血如鱼脑，或如烂肉汁，壮热而腹痛，此湿毒气盛故也。"以及《备急千金要方·卷第十五·脾脏·冷痢第八·驻车丸》云："下赤白如鱼脑，日夜无节度，腹痛不可堪忍者方。黄连六两，干姜二两，当归、阿胶各三两。"此外，《诸病源候论·卷四十七·小儿杂病诸候三（凡四十五论）·九十一、赤白滞下候》指出，下痢可能有"滞下"症状。病程延绵者，如《备急千金要方·卷第十五·脾脏·热痢第七》曰"治赤滞下血，连月不瘥"，用白头翁汤。

此外，还有《备急千金要方·卷第五·少小婴孺方》论风疹等病曰："治小儿恶毒丹及风疹……有时行疾疫之年，小儿出腹便患斑者也。"论小儿咳嗽，指出"小儿嗽，日中瘥，夜甚，初不得息，不能复啼"（《备急千金要方·卷第五·少小婴孺方·咳嗽第六·四物款冬丸》）。论"小儿咳逆，喘息如水鸡声"（《备急千金要方·卷第五·少小婴孺方·咳嗽第六·射干汤》）等，似今之百日咳。《诸病源候论·卷七·伤寒病诸候上（凡三十三论）·十五、伤寒斑疮候》论伤寒斑疮曰："此毒气盛故也。毒既未散，而表已虚，热毒乘虚出于皮肤，所以发斑疮隐疹如锦文，重者，喉口身体皆成疮也。"余者不一一详论。

第四节　疫病治法

疫病发病急骤，病情变化快，需及时治疗，以截断病势。王叔和《伤寒例》云："或始不早治，或治不对病，或日数久淹，困乃告医，医人又不依次第而治之，则不中病，皆宜临时消息制方，无不效也。"病当早治，因此时邪入尚浅，正气尤盛，可因势利导，祛邪外出。《伤寒例》又云："凡人有疾，不时即治，隐忍冀差，以成痼疾。小儿女子，益以滋甚。时气不和，便当早言。寻其邪由，及在腠理，以时治之，罕有不愈者。患人忍之，数日乃说，邪气入脏，则难可制。此为家有患，备虑之要。凡作汤药，不可避晨夜，觉病须臾，即宜便治，不等早晚，则易愈矣。如或差迟，病即传变，虽欲除治，必难为力。服药不如方法，纵意违师，不须治之。凡伤寒之病，多从风寒得之。始表中风寒，入里则不消矣。"时气不和，病在腠理，早治为佳，一旦入里则难治。孙思邈《备急千金要方·卷九·伤寒方上·伤寒例第一》云："天地有斯瘴疠，还以天地所生之物以防备之。命曰知方，则病无所侵矣。然此病也，俗人谓之横病，多不解治，皆云日满自瘥，以此致枉者，天下大半。凡始觉不佳，即须救疗，迄至于病愈，汤食竞进，折其毒势，自然而瘥。必不可令病气自在，恣意攻人，拱手待毙，斯为误矣。"《备急千金要方》拟定了多种预先制作的丸、散剂，以备急救之用，其云："夫寻方学之要，以救速为贵。是以养生之家，常须预合成熟药，以备仓卒之急。"

魏晋隋唐时期的医家，继承了先秦两汉时期的清热、养阴之法，采用的治法以辛温解表为主，同时提出了清热解毒、清热凉血、气营两清、苦酢清热及养阴解表、养阴清热等法，发展了辛凉解表、表里双解之法，此外也运用了攻下法和外治法等。

一、内治法

这一时期，疫病内治法并未越过《伤寒论》的范围，但在具体施用时更加灵活，也提出了一些针对疫疠、温病等的治法，包括解表法、清热法、攻下法及表里双解法等。

1. 清热法 这一时期，清法的使用比前代更为丰富，清热解毒、清热凉血、气营两清、苦酢清热等法使用较多。此外，还有清肺止咳、清肝退黄、清肠止泻、清心除烦等。虽尚缺少理论总结，实际应用已较为广泛。

（1）清热解毒法 《肘后备急方·卷二·治伤寒时气温病方第十三》治时行发斑疮方中指出"其余治犹依伤寒法，但每多作毒，意防之"，此处"毒"字表明了天花发病热毒甚重，用药时需注意清热解毒。《小品方》用漏芦连翘汤（漏芦、连翘、黄芩、麻黄、白薇、升麻、甘草、大黄、枳实）治伤寒热毒，痈疽、丹疹、肿毒及天行等。《千金翼方·卷第一·药录纂要·用药处方第四》载有治疗伤寒、温疫的犀角、羚羊角、玄参、大青、知母，治疗痢疾的苦参、黄柏、黄芩、黄连，治疗黄疸的黄柏、黄芩、龙胆草等，皆属清热解毒之品。《外台秘要》载谢士泰《删繁》大青消毒汤（大青、干葛、栀子、豆豉、芒硝、地黄）解毒泻热。敦煌卷子《唐人选方》之犀角膏，用连翘、黄芩、栀子、白蔹、大黄、玄参、生地、芒硝，治疗"血热毒盛，疮疹肿毒之症"，用犀角、地榆炭清解大肠实热毒痢等。其中犀角、大青、苦参、龙胆草等，《伤寒论》未曾见用。这一时期医家，把清热解毒方药运用到湿毒蕴肠、温疫中毒、风毒脚气、毒热卒发、毒热内闭、热毒下结等病证，扩大了清热解毒法的适用范围。

（2）清热凉血法 《小品方》有芍药地黄汤（芍药、生地黄、牡丹皮、犀角）治伤寒及温病，内有蓄血者。《备急千金要方》称之为犀角地黄汤，用来治疗温病应发汗而不汗之内蓄血，以及鼻衄、吐血，内有瘀血，大便黑，面黄。此方兼有清热解毒与凉血消瘀之功，后世医家运用颇多。《千金翼方·卷第十八·杂病上·压热第六》中的紫雪，"主脚气毒遍，内外烦热，口生疮，狂叫走，及解诸石、草、热药毒发，卒热黄等瘴疫毒最良"，用石膏、寒水石、羚羊角、犀角及香类药物，收清热凉血化瘀之功。玄霜等药，亦与此相似。

（3）气营两清法 《备急千金要方》用此法，如治丹毒大赤肿、身壮热、百治不折方，用犀角、芍药清营分之热，石膏、寒水石、知母、黄芩等清气分之热。又如痈疽重症方，采用犀角、升麻、地黄以清营凉血解毒，大黄通腑泻热，栀子、黄柏、黄芩、连翘苦寒直折，清气分火热。

（4）苦酢清热法　此法为晋代医家阮炳（阮河南）提出，认为"疗天行，凡除热解毒，无过于苦酢之物，故多用苦参、青葙、艾、栀子、葶苈、苦酒、乌梅之属，是其要也"（《外台秘要·卷第三·天行病发汗等方四十二首》）。阮炳认为苦酢之物的疗效，胜于辛甘之生姜、桂枝、人参等，取法《素问·至真要大论》"酸苦涌泄为阴"，用苦酒、葶苈子、生艾，治天行七八日热盛不解等证。此段论述亦见于《备急千金要方》，内容大略相同，但未注明为阮炳所论。

此外，还有《集验方》青葙子丸（青葙、龙胆、黄芩、栀子、苦参、黄连、瓜蒌）治结热在内，烦渴等；《延年》栀子汤（栀子、黄芩、豆豉、葱白、石膏、干葛）清凉解热；《肘后备急方》的黑膏方、《小品方》的葛根橘皮汤等治温毒发斑等证。

2. 养阴法　治外感温热之病，必须时时顾护阴液。《备急千金要方》《千金翼方》《外台秘要》对养阴药的使用已较为广泛，其中甘寒、甘酸、咸寒之剂，以及养肺、益胃、滋肾诸法，大体具备。如《备急千金要方》《千金翼方》常以麦冬、竹叶、乌梅、玉竹、芦根、花粉、甘草等药生津。《千金翼方·卷第十八·杂病上·胸中热第五·半夏汤》"生地黄煎主热方"中，用生地黄汁、生麦冬汁、生地骨皮、生天冬、瓜蒌、知母、石膏、竹叶、白蜜等药，甘寒清热，养阴生津。

属养阴解表的，有《小品方》鸡子汤（麻黄、甘草、鸡子白），治"发汗后二三日不解，头痛内热"，以及葳蕤汤（葳蕤、石膏、白薇、麻黄、独活、杏仁、川芎、甘草、青木香）治冬温及春月中风伤寒，发热，头眩痛，喉咽干，舌强，胸内疼，心胸痞满，腰背强等。葳蕤汤乃麻杏石甘汤之变法，增白薇以清上，加独活以启下，皆可以助麻黄解表。

属养阴清热的，有《肘后备急方·卷二·治伤寒时气温病方第十三》用大青、甘草、阿胶、豆豉四味，治外感病七八日，发汗不解及吐下大热等证。《外台秘要·卷第三·天行病发汗等方四十二首》载《删繁》生地黄汤之二，用生地汁、生麦冬汁、赤蜜、人参、白术、桂心、甘草、生地骨皮、升麻、石膏等养正除热。

3. 解表法　这一时期受到伤寒研究盛行的影响，辛温解表法的使用仍然较多，但辛凉解表法也得到了一定运用。

辛温解表法，是治疗外感热病的主要方法。除继续使用《伤寒论》麻黄汤等外，《小品方·卷第六·治冬月伤寒诸方》用白薇散（白薇、麻黄、杏仁、贝母）治"伤寒二日不解"，《集验方·卷第一·治伤寒中风方》用神术散（苍术、荆芥、藁本、干葛、麻黄、甘草及姜、葱白）治"伤寒伤风，头痛，体痛，恶寒，无汗"等，都属此法范围。

辛凉解表法，除用《伤寒论》之麻杏甘石汤外，魏晋隋唐医家还尝试在辛温解表方中削减辛温药，而替换成辛寒或苦寒之药，来治疗温热病初起。如《肘后备急方》治伤寒温病初起一二日，采用麻黄解肌汤与葛根解肌汤，前者以升麻、芍药、石膏、贝齿易去麻黄汤方中的桂枝，后者以大青、黄芩、石膏替换葛根汤方中的生姜。又如《备急千金要方》《千金翼方》常以辛散药和寒凉药同用，如以辛散的麻黄、细辛与寒凉的寒水石、石膏相配用，或以石膏、苦参、寒水石与葛根、升麻、麻黄相配伍。此外，还有葛洪《肘后备急方》用葱豉汤治初起头痛、肉热、脉洪者，《深师方》用葛根、乌梅、葱白、豆豉四味治"伤寒一日至三日，应汗者"。

这一时期的医家发现，一些温热病不宜以汗法解表。如王叔和《脉经》指出，温病中冬温、风温、湿温等与伤寒大异，不可发汗。其云："其冬有非节之暖者，名曰冬温。冬温之毒，与伤寒大异。""其人素伤于风，因复伤于热，风热相薄，则发风温，四肢不收，头痛身热，常汗出不解，治在少阴、厥阴，不可发汗。"风温是"风热相薄"，湿温是"湿热相薄"（后世有医家认为乃素体有湿，复感热邪），治疗均"不可发汗"。而《备急千金要方》《外台秘要》等载华佗之论，主张"春夏无大吐、下，秋冬无大发汗"（《外台秘要·卷第一·诸论伤寒八家合一十六首》）。说明在这一时期，随着对温热病认识的深入，医家对如何合理运用解表法及汗法有了更为深刻的思考。

4. 攻下法 《伤寒杂病论》有大承气汤、大黄附子汤及大陷胸汤、十枣汤等攻下方剂，魏晋隋唐时期对这些方剂及其治疗思想皆有继承。如《深师方》有麻黄散（麻黄、大黄、附子、厚朴、苦参、石膏、乌头）"疗温病差愈，食复病"，豉丸（黄芩、大黄、栀子、黄连、豆豉、甘遂、麻黄、芒硝、巴豆）"疗伤寒，留饮，宿食不消"。《集验方》有生地黄汤（生地黄、大黄、大枣、甘草、芒硝）治"伤寒有热，虚羸少气，心下满，胃中有宿食，大便不利"者，该方有"增液承气"之意。

5. 表里双解法 《备急千金要方》《千金翼方》开表里双解法门，常以麻黄、葛根与石膏、寒水石同用，麻黄与大黄同用，建立了解表与清里合用，或发表与通下并施的治则。这为后世防风通圣散、凉膈散、升降散诸方的提出，启迪了思路。

寒温并用，表里双解，《伤寒论》有大青龙汤、柴胡桂枝汤等。《肘后备急方》有麻黄解肌汤（麻黄、升麻、芍药、石膏、杏仁、贝齿）、葛根解肌汤（葛根、芍药、麻黄、大青叶、甘草、黄芩、石膏、桂、大枣）等治伤寒时气温病等病证的解表清里剂；还有用大黄、甘草、麻黄、杏仁、芒硝、黄芩、巴豆等，治表里同病的解表通里剂。《小品方·卷第六·治春夏温热病诸方》有知母解肌汤（麻黄、知母、葛根、石膏、甘草）治疗"温热病头痛，骨肉烦疼，口燥心闷者；或者夏月天行毒，外寒内热者；或已下之，余热未尽者；或热病自得痢，有虚热烦渴者"；《小品方·卷第六·治冬月伤寒诸方》有葛根汤（葛根、生姜、龙胆、大青、桂心、甘草、麻黄、葳蕤、芍药、黄芩、石膏、升麻）治疗外感病三四日不瘥，身体毒热等症。《外台秘要》载姚僧垣大柴胡汤（柴胡、半夏、生姜、知母、玉竹、芍药、大黄），和解达邪，表里双解。

至于化湿法、凉血法、止痉法、息风法、开窍法等，亦在疫病相关病证中经常使用，不一一详述。后世医家所用治温方法，亦从《伤寒论》及魏晋隋唐诸家处获益颇多。

二、外治法

温热病外治，《黄帝内经》中多以针法、灸法等，《伤寒论》中则强调火逆为祸，不提倡灸法。而魏晋隋唐时期，针法、灸法治疗外感热病仍颇为盛行。此外，摩治法、熏蒸法亦有使用。

灸法在治疗传染病时多有运用。《备急千金要方》对于热毒所致的疮痈应用灸法，以达火郁发之之效。如《备急千金要方·卷第十·伤寒方下·伤寒杂治第一》云："热病后发豌豆疮，灸两手腕研子骨尖上三壮，男左女右。"《备急千金要方》多用针法、灸法治疗黄疸，如《备急千金要方·卷第十·伤寒方下·伤寒发黄第十四·针灸黄疸法》，针刺上龈里穴、舌下穴、唇里穴、风府穴等，火针刺挟人中穴，灸巨阙穴、上脘穴、男阴缝穴、肺俞穴、钱孔穴等，针灸太冲穴、脚后跟等。敦煌卷子也记载了以灸法治疫的内容，P2662 号卷云："伤寒，灸大杼。""疗疟久不差，灸之立愈，男点脊骨左畔，灸二七壮，女右畔，灸七壮。""霍乱卒吐方，逆灸两乳下一寸七壮。""热病后骨蒸人，灸病人手臂内大横纹后四指三壮。"P2675 号卷子载："患邪气、鬼气疰等病，承浆穴灸二七壮。"

魏晋时期还盛行摩治法。如《备急千金要方·卷第十·伤寒方下·伤寒杂治第一》云："治时行病发疮方。取好蜜遍身摩疮上。亦可以蜜煎升麻摩之，并数数食之。""治疮出烦疼者方。又方，疮上与芒硝和猪胆涂，勿动，痂落无痕，仍卧黄土末上良。"在涂抹疮面之后，还要求睡卧黄土以降温。此睡卧黄土之法，直到清代程文囿仍在采用。《备急千金要方·卷二十八·脉法·三关主对法第六》还指出："摩治风膏，覆令汗出……摩伤寒膏。"《备急千金要方·卷第三·妇人方中·中风第三》产后中风用木防己膏："木防己半升，茵芋五两。上二味，㕮咀，以苦酒九升，渍一宿，猪膏四升，煎三上三下膏成，炙手摩千遍瘥。"此外，还有除热赤膏（丹参赤膏）、摩生膏、裴公八毒膏（治飞尸）等。《备急千金要方·卷第一·序例·合和第七》详细描述了熬制摩膏的注意事项。《外台秘要》等著作亦收载较多的摩治膏方，如摩伤寒黄膏、白膏、煎羊脂摩豌豆疮、浓煮黍穰汁洗方等。此外，敦煌卷子所载摩治风膏，由丹参、蜀椒、川芎、蜀大黄、八角、蜀附子、巴豆、白芷组成。这些药物多可治疗"邪气""寒湿""风寒"所致的"寒热""头痛""头风""痹痛"等病证。

这一时期的著作中，还记载了熏蒸法治疗疫病。如《备急千金要方·卷第九·伤寒方上·辟温第二》，记载熏烧太乙流金散辟温气防疫。其云："若逢大疫之年，以月旦青布裹一刀圭，中庭烧之。温病人亦烧熏之。"熏烧艾叶之法较为常用，"取艾如鸡子大，先以布裹乱发，于纸上置艾、熏黄末、朱砂末、杏仁末、水银，各如杏仁许，水银于掌中以唾研，涂纸上，以卷药末，炙干，烧以熏之"（《外台秘要·卷第三十·疥风痒方七首》）。此外，还有熏烧桃叶治疗天行病者。如《外台秘要·卷第三·天行病发汗等方四十二首》云："又，支太医桃叶汤熏身法。水一石，煮桃叶，取七斗，以荐席自围，衣被盖上，安桃汤于床箦下，取热自熏。停少时当雨汗，汗遍去汤。待歇速粉之，并灸大椎则愈。""又，廪丘蒸法。经云：连发汗，汗不出者死，可蒸之，如中风法。后以问张苗，苗云曾有人疲极汗出，卧单簟中冷，但苦寒卷，四日凡八过发汗，汗不出，苗烧地桃叶蒸之，则得大汗，被中敷粉极燥便瘥。后用此法发汗得出疗之。"熏醋法，见敦煌卷子："熏法，烧一颗石，令极热，即取醋点石上，当熏时密遮四边。"以其蒸气治疗疾病。

总的来说，以《伤寒例》《肘后备急方》《诸病源候论》《备急千金要方》《千金翼方》《外台秘要》等为代表的魏晋隋唐医学，上承《黄帝内经》《伤寒论》清热、养阴之治，而开后世温病辛凉之法，其功不可没。其中，孙思邈的贡献尤为卓著。一般医家尝谓表里双解法创自刘完素，而在《备急千金要方》《千金翼方》中已实用此法则。如治疗温病气血两燔的气营两清法、治疗温病邪火热毒炽盛的清热解毒法、治疗温病邪初入营血的凉血清热法，以及辛凉解表法、甘寒生津法、芳香开窍法等，均可在《备急千金要方》和《千金翼方》中找到相应的方药。清代余霖应用大剂石膏治温疫的方法，实脱胎于孙思邈。

第五节 疫病方药

这一时期，诸医家创立了一些方剂，针对性地解决温病、时行、疫疠等出现的典型症状，同时提出了天行病依日期遣方之法。在用药方面，寒凉、苦酸类药物的使用明显增加，而专病专药的探究也开始推进。

一、针对典型症状遣方

《小品方》所用白薇散、鸡子汤、葛根汤三方，是发汗解热轻重不同的方剂；以射干汤疗喉痹，漏芦连翘汤疗丹疹，犀角汤疗热利，青葙子散疗䘌虫蚀生疮等，针对性都很强。其创制的芍药地黄汤"治伤寒及温病，应发汗而不汗之，内瘀有蓄血者，及鼻衄，吐血不尽，内余瘀血，面黄，大便黑者"。此即《备急千金要方·卷十二·胆腑方·吐血第六》所载犀角地黄汤，为千古名方。

《深师方》疗伤寒方，用葛根半斤，乌梅十四枚，葱白一握，豆豉一升；石膏汤由三黄汤、栀豉汤加石膏、麻黄而成，遍解三焦表里之热；又如，甘草汤、半夏散、赤苏散、干姜丸、甘竹茹汤、大橘皮汤之治呕哕，桃皮汤、龙骨汤、黄连犀角之疗䘌疮等。僧深重视脾胃，其甘草、枣、人参、半夏等应用，在当时诸医家中为最多，善寒温并用，擅疗热病杂证。

《集验方》疗伤寒，以真丹砂一味治头痛壮热脉盛；以葱、豆豉、童子便三味发汗；以猪胆、苦酒、鸡子三味养阴退热毒；以张仲景大柴胡汤加知母、葳蕤、甘草，治烦闷谵语、便秘；以大青、甘草、阿胶、豆豉治斑疹；以蘘皮汤治血利等。

崔知悌《崔氏方》载有度瘴散、神丹丸、葱豉汤、葛根汤（葱白、豆豉、葛根）、麻黄汤（麻黄、葛根、葱白、豆豉）、黄连解毒汤、增损四顺汤等。

张文仲疗伤寒十八方，其中传"支太医疗败伤寒"一方，用鳖甲、升麻、前胡、乌梅、枳实、犀角、黄芩、甘草、生地黄九味，治阳毒发斑，清解血热。

《古今录验方》疗伤寒十九方，其中的解肌汤用葛根、麻黄、茯苓、牡蛎四味，两解表里水湿；调中汤用大黄、葛根、黄芩、芍药、桔梗、茯苓、藁本、白术、甘草九味，治热结四肢而腹泻，解结热，利中焦；桂枝汤加黄芩，名为阳旦汤，寒温并用，治中风伤寒。

《千金翼方·卷第二十二·飞炼·解石及寒食散并下石第四》载葳蕤汤，滋阴与解表并用，治疗风温，方用"葳蕤、黄芩、干姜、生姜（各二两，切），豉

（一大合，绵裹），芍药、升麻、黄连、柴胡（各二两），栀子（七枚，擘），石膏（八两，碎），芒硝（四两）。上一十二味，㕮咀，以水一斗五升，先煮石膏，减一升，次下诸药，煮取二升八合，去滓，下芒硝，搅令散，分温三服。每服相去如人行十里，进之，利五六行，当自止。忌如前"。《备急千金要方·卷九·伤寒方上·发汗吐下后第九》载青葙子丸，此方为黄连解毒汤加味，治疗热邪内炽、结热在内之烦渴，方用"青葙子五两，黄芩、苦参、瓜蒌根各一两，黄柏二两，龙胆、黄连、栀子仁各三两。上八味，末之，蜜丸。先食服如梧子大七丸，日三，不知稍加"。《备急千金要方·卷九·伤寒方上·发汗散第四》云："治时行头痛，壮热一二日，水解散方。桂心、甘草、大黄各二两，麻黄四两。上四味，治下筛，患者以生熟汤浴讫，以暖水服方寸匕，日三，覆取汗或利，便瘥。丁强人服二方寸匕。""治时病，表里大热欲死方。大黄、寒水石、芒硝、石膏、升麻、麻黄、葛根。上八味，等分，治下筛。水服方寸匕，日三。"此二方皆将温热药麻黄、桂枝等，与大黄、芒硝、石膏等寒凉药并用，同解患者表里之热。

《外台秘要·卷第三·天行呕逆方七首》载，若"天行恶寒壮热，食则呕逆"，用《广济方》前胡汤，方用"前胡（一两），麦门冬（三两，去心），竹茹（二两），橘皮（一两），甘草（一两，炙），生姜（二两），生地黄（四两，切）。上七味，切，以水七升，煮。取二升三合，绞去滓，分温三服，如人行六七里，进一服。忌海藻、菘菜、芜荑、热面、猪犬肉、油腻"；天行病后气膈，呕逆不下食，用《集验方》生芦根汤，方用"灯心（一分），生麦门冬（十二分，去心），人参（四分，切），生芦根（一大握，切）。上四味，以水一大升，煎。取八合，去滓，分温三服"；《外台秘要·卷第三·天行衄血方四首》载，若"五脏热气结"而衄血，用《深师方》黄土汤；《外台秘要·卷第三·天行咳嗽方五首》载，若"热邪气客于肺，上焦有热"而咳者，用《广济方》前胡汤；《外台秘要·卷第三·天行热痢及诸痢方四首》载，若"热气在肠胃，挟毒则下黄赤汁"之泄泻，则用《深师方》七物升麻汤或黄连汤；《外台秘要·卷第四·温病渴方二首》载，若"热气入肾脏……肾燥则渴、引饮"者，用芍药汤，或《古今录验》知母解肌汤。

二、天行病依日遣方

王叔和《伤寒例》指出"伤寒之病，逐日浅深，以施方治"。《外台秘要·卷第三·天行病发汗等方四十二首》指出，时气二日，阳明受病，可摩膏、火灸，发汗而愈；时气病三日，少阳受病，可汗之而愈；时气四日，太阴受病，可吐而愈也；有得病二三日便心胸烦满，此为毒气已入；或有五六日以上，毒气犹在上焦者，其人有痰实故也，所以复宜取吐也；时气病五日，少阴受病，可下而愈；时气病六日，厥阴受病，可下而愈；时气病七日，法当小愈，若病不除，欲为再经病，阴阳诸经重受病也；时气病八九日以上不解者，或者阴阳诸经重受于病，或已发汗吐下之后，毒气未尽，或一经受病，未即相传，致使停滞，累日病证不改者，皆当察其证候而治之。

《外台秘要·卷第三·天行病发汗等方四十二首》还指出，疗天行一二日，发热头身疼痛时，用《肘后备急方》麻黄解肌汤或葛根解肌汤，方用"麻黄（一两，去节），升麻（一两），甘草（一两，炙），芍药（一两），石膏（一两，碎，绵裹），杏仁（三十枚，去尖双仁），贝齿（三枚，末）"；或用"麻黄（二两），黄芩、桂心（各一两），生姜（三两）"；或用"葛根（四两），芍药（二两），麻黄（一两，去节），大青（一两），甘草（一两，炙），黄芩（一两），石膏（一两，碎），大枣（四枚，擘），桂心（一两）"；天行"二三日以上至七八日不解者"，用小柴胡汤方，方用"柴胡（八两），人参（三两），甘草（三两，炙），黄芩（三两），生姜（三两），半夏（半斤，洗），大枣（十二枚，擘）"；"天行三日外至七日不歇，肉热，令人更相染着"，用《删繁》大青消毒汤方，方用"大青（四两），香豉（八合，熬，绵裹），干葛、栀子（各四两），生干地黄（一升，切），芒硝（三两）"；"天行五日不歇，未至七日，皮肉毒热，四肢疼痛强"，用苦参吐毒热汤方，用"苦参（八分），乌梅（七枚），鸡子（三枚，取白）。上三味，以苦酒三升，煮二物。取一升，去滓，澄清，下鸡子白搅调，温去沫，分再服之，当吐毒热气出愈"；"天行七日至二七日，脏腑阴阳毒气，天行病欲歇而未歇，或因食饮劳复，心下胀满烦热"，用生地黄汤方，方用"生地黄（切，一升），黄芩（三两），桂心（二两），甘草（二两，炙），竹叶（切，一升，洗），香豉（一升，绵别裹），莼心（一升），芒硝（三两），尖鼠屎（三七枚），干葛（一两），麻黄（三两，去节），石膏（八两，碎，绵裹）"；二七日外至三七日，用生地黄汤变方，方用"生地黄（汁，一升），生麦门冬（汁，一升），赤蜜（一升），人参（二两），白术（三两），桂心（一两），甘草（二两，炙），生地骨皮（四两），升麻（三两），石膏（八两，碎，绵裹），莼心（一升）"；"天行三七日至四七日，劳瘥不歇，热毒不止，乍寒乍热，乍剧乍瘥，发动如疟"，鳖甲汤方，方用"鳖甲（三两，炙），大青（二两），石膏（八两，碎，绵裹），牡丹皮（一两），乌梅肉（一两），常山（三两），竹叶（切，一升），牛膝根（三两），甘草（一两），香豉（一升，熬，绵裹）"。《备急千金要方》疗天行热病五六日以上，用苦参汤方；天行"已五六日不解，头痛壮热，四肢烦疼，不得饮食"，用张文仲大黄汤；阮河南"疗天行七八日，热盛不解"，用艾汤方等。

《外台秘要·卷第三·天行病方七首》还根据患者病势和用药之后的效果调整处方，拟定了按次序用方之法。其云："病经一二日，觉身体壮热，头痛，骨肉酸楚，背脊强，口鼻干，手足微冷，小便黄赤，此是其候。若如是，宜先合煮桃柳等三物汤浴之方。""又，后服解肌干葛等五物饮，微覆取汗，如病根轻者，因此或歇"，方用"葛根（切，五合），葱白（切，一升），生姜（切，一合），豉心（一升，绵裹），粳米（二合，研碎）"。如果前法无效，则用鸡子汤。其云："又，依前浴等法，不觉歇，宜更作鸡子汤重泄之方。"鸡子汤无效，则用栀子等六味散。其云："又依前鸡子汤出汗，汗泄当歇，如不觉退，合栀子等六味散，以下之方。栀子（三十枚，擘），干葛（五两），茵陈（二两），蜀升麻（三两），大黄（五两），芒硝（五两）。上药切，合捣为散，以饮服三方寸匕，服之须臾当觉转则利也。如经一两食顷不利，且以热饮投。又不利，即斯须臾服一方寸匕，还以饮投，得利为度。后适寒温将息，更不须服此也。"此法不能获效，则用生芦根八味饮子。其云："又，依前栀子等六味散取利，复不觉退，加呕逆、食不下，口、鼻、喉、舌干燥，宜合生芦根八味饮子，细细服之方。生芦根（切，一升），生麦门冬（二升，去心），生姜（五两），人参（二两），知母（二两），乌梅（十颗），白蜜（一合），竹沥（三合）。上药切，以水八升，煮。取三升，去滓，纳蜜、沥等搅令调，细细饮，不限遍数、冷暖，亦不限食前、后服。此饮子虽不能顿除热病，然于诸候不觉有加，体气安稳，心腹不冷，意又欲得此饮，任重合，但依前服之。如热势不退，心腹妨满，饮食渐少，心上痞结，则不可重服之。"依前生芦根等八味饮子，饮之诸状不歇，"如有此者，十不救二三，更不可以常途守之，当须作成败计耳"，服半夏等十味汤，方用半夏、干姜、吴茱萸、桂心、白术、细辛、柴胡、牡丹皮、大黄、芒硝。"又，依前成败计，服半夏等十味汤后，虽得毒热势退，利过不休，体力渐弱，宜合人参等五味散，细细服之方"，方用"人参（五两），生犀角（末，二两），乌梅肉（三两，熬），生姜屑（三两），黄连（三两，去毛，无亦可以龙骨四两代之）"。如此依次序治疗，根据患者病情进展，先后使用桃柳等三物汤，解肌干葛等五物饮，鸡子汤、栀子等六味散，生芦根等八味饮子，半夏等十味汤。药味逐渐增多，效力逐渐增强，最后以人参等五味散善后。正符合王叔和《伤寒例》所论："医又不知次第而治之，则不中病。皆以临时消息制方，无不效也。"

三、重视寒凉药物的使用

这一时期，医家开始重视在热病中使用寒凉药物。如《备急千金要方·卷第十·伤寒方下·伤寒杂治第一》，对过用温热药持批评态度。其指出："今诸疗多用辛甘，姜、桂、人参之属，此皆贵价难得，常有比行求之，转以失时。而苦参、青葙、葶苈、艾之属，所在尽有，除热解毒最良，胜于向贵价药也。""夫热盛，非苦醋之物不解也。热在身中，既不时治，治之又不用苦醋之药，此如救火不以水也，必不可得脱免也。"

《备急千金要方》治疗五脏温病时，所拟方剂多用栀子、大青、石膏、芒硝、知母、黄芩等清热解毒，再辅以葛根、麻黄、姜、豆豉、葱白等辛散之品，则苦寒得辛温透发而不留邪，辛温得苦寒清热而无助热。

有学者统计发现，《外台秘要》十三家358首热病方中，202种药物共出现1052次，每方不到三味药。其中，最常出现的药物及应用次数如下：豆豉51次、甘草50次、黄芩40次、栀子32次、桂心28次、大黄26次、黄连26次、麻黄25次、生姜23次、芍药22次、葛根21次、葱白21次、石膏20次、升麻20次、芒硝20次。其中，寒凉药物占一半左右。这个结果非常耐人寻味。其研究后认为，魏晋隋唐时期存在四个主要的医学流派。其中，第一派包括范汪、孙思邈、僧深、崔知悌等，属古之伤寒家，范、孙二氏着眼寒毒，重祛邪，僧深、崔知悌则注重脾胃，扶正以祛邪。第二派是陈延之、葛洪等，陈延之主凉解，葛洪重时行，非张仲景一脉，却也未离温热，如前者用药即以麻黄、白薇居多。第三派是谢士泰、许仁则、姚僧垣等，谢士泰惯用生地黄、石膏，许仁则擅用知母、玉竹、乌梅，姚僧垣常用芦根、射干，与张文仲、《广济》《延年》俱为温病派之先。最后一派以甄立言为代表，其擅用大黄治热病，初期也伍大黄、黄芩双解表里，与前诸家不同。这一特点值得深入探究。

四、专病专药的探究

这一时期，医家还尝试重用直达病所、针对病因的特效药。如《肘后备急方》认为挟热下痢是"天行毒病"，治以黄连、黄柏。《备急千金要方》以大量石膏针对肺胃热盛，有时用到八两，启清代余霖以大剂石膏治暑燥疫之端。再如疟疾，张仲景虽用蜀漆，但未立作专药，而在《备急千金要方》治疟三十四方中，有十七方用了蜀漆或常山。又如治痢，以黄连、干姜及石榴、乌梅、陈仓米等为专药，热痢亦用干姜，冷痢亦用黄连。其他，如口疮以蔷薇花根为专药，急黄以大黄为专药等。

敦煌卷子《唐人选方》记载了对"豌豆疮"（天花）的治法："用兔皮二个，取水十斤，煎取四升，温洗，服极验。""治豌豆疮，疗时患遍身生疮，饮铁浆一小升。"后《政和本草》卷四所论"治时气病、骨中热、生疱疮、豌豆疮，饮铁浆差"，与本方相同。此法未必有效，但表明了人们开始积极寻找疫病专药。

第六节 疫病预防

在认识到疫病的流行性和传染性的基础上，魏晋隋唐医家采用了一系列积极的措施来预防疫病，主要包括注意环境消毒、注重个人卫生，并创制了多种预防疫病的方药，采用熏烧、悬挂、佩戴、口服、鼻吸、敷擦、粉身、洗浴等方式。

一、注重环境卫生

魏晋隋唐时期预防疫病，首先考虑的是针对疫病的流行性、传染性特征，进行环境消毒，包括空气清洁、水源清洁等，常采用熏烧、悬挂、佩戴药物及在水源中投放药物等方法。

1. 清洁空气

（1）熏烧 魏晋隋唐医家多熏烧辟邪药物或芳香药物以防疫。如《肘后备急方》《备急千金要方》《外台秘要》等，载有熏烧艾叶，以及虎头杀鬼方、太乙流金方、辟温杀鬼丸、雄黄丸等复方以避疫。

《肘后备急方·治瘴气疫疠温毒诸方第十五》提出烧艾法，治温病令不相染，"密以艾灸病人床四角，各一壮，不得令知之"。此类烧艾避疫之法，在民间长期流传。清代《松峰说疫·卷之五·诸方·避瘟方》亦云："断瘟法，密以艾灸病人床四角，各一壮，勿令人知，不染。"

熏烧用的复方，以虎头杀鬼方、太乙流金方、辟温杀鬼丸等为代表。《肘后备急方·治瘴气疫疠温毒诸方第十五》收载虎头杀鬼方，以"雄黄、雌黄、朱砂各一两半，研；虎头骨五两，炙；皂荚炙、芜荑、鬼臼各一两。上七味捣筛，以蜡蜜和如弹丸，绛囊盛，系臂，男左，女右。家中置屋四角。月朔望夜半中庭烧一丸。忌生血物。一方有菖蒲、藜芦，无虎头、鬼臼、皂荚，作散带之"。《备急千金要方》和《外台秘要》亦收载此方。《外台秘要·卷第四·辟温方二十首》在此方基础上，增加了阿魏、甲香、羚羊角、桃白皮、石硫黄等药物，拟定了杀鬼丸去恶毒方，"将往辟温处烧之，杀鬼去恶；若大疫，家可烧，并带行"。《新修本草·卷第十五·兽中》云："虎骨主除邪恶气，杀鬼疰毒……头骨尤良。"

《肘后备急方·治瘴气疫疠温毒诸方第十五》收录的太乙流金方，可辟温气。方用"雄黄三两，雌黄六两，矾石、鬼箭羽各一两半，羚羊角二两。上五味捣为散，下筛，三角绛袋盛一两，带心前，并挂门户上。若逢大疫之年，以月旦青布裹一刀圭，中庭烧之。温病人亦烧熏之"。此方在《备急千金要方》中被称为太一流金散方。此方对后世影响较广，如《普济方》《松峰说疫》《杂病源流犀烛》等，都对此方进行加减运用，认为其熏烧、悬挂、佩戴可避瘟疫恶气、瘴疠时邪。

《备急千金要方·卷第九·伤寒方上·辟温第二·辟温杀鬼丸》云："熏百鬼恶气方。雄黄、雌黄各二两，羖羊角、虎骨各七两，龙骨、龟甲、鲮鲤甲、猬皮各三两，樗鸡十五枚，空青一两，芎䓖、珍珠各五两，东门上鸡头一枚。上十三味，末之，烊蜡二十两，并手丸如梧子。正旦，门户前烧一丸，带一丸，男左女右。辟百恶，独宿、吊丧、问病各吞一丸小豆大；天阴、大雾日，烧一丸于户牖前，佳。"同一种丸剂，采用了熏烧、佩戴、口服三种方法。

上述熏烧用的复方，多以雄黄、雌黄为主要药物，可悬挂、佩戴；但在大疫之年，大疫之家多熏烧使用。《神农本草经》指出，雄黄"杀精物、恶鬼、邪气、百虫毒"，雌黄"杀毒虫虱、身痒、邪气诸毒"，羚羊角"辟恶鬼虎野狼"，卫矛"除邪，杀鬼毒，虫注。一名鬼箭"。《本草纲目·第四十卷·虫之二》指出，麝香、雄黄、菖蒲等，以及木瓜烟、黄柏烟、牛角烟、马蹄烟等，能够辟壁虱、蚤等虫类，而这些虫类正是多种疫病的传播者。

（2）悬挂佩戴　用于悬挂佩戴的单味药物主要有桑根、马蹄、女青等；复方除前文提及的虎头杀鬼方、太乙流金方、辟温杀鬼丸等外，还有雄黄丸方、老君神明白散、赤散。

《肘后备急方·治瘴气疫疠温毒诸方第十五》悬挂、佩戴桑根。如"二月一日，取东行桑根，大如指，悬门户上，又人人带之"。《备急千金要方·卷第九·伤寒方上·辟温第二》则以朱砂涂抹桑根。如"正月旦，取东行桑根大如指、长七寸，以丹涂之，悬门户上，又令人戴之"。桑根辟疫之法，后世运用较少。

《肘后备急方·治瘴气疫疠温毒诸方第十五》云："马蹄捣屑二两，绛囊带之，男左，女右。"《本草纲目·第五十卷·兽之一·马》记载马蹄"辟恶气鬼毒，蛊疰不祥"。清代《鼠疫约编》则以马骨一块替之。

《神农本草经》记载女青"味辛，平。主蛊毒，逐邪恶气，杀鬼温疟，辟不

71

祥"。《肘后备急方·治瘴气疫疬病温毒诸方第十五》云："正月上寅日，捣女青屑，三角绛囊贮，系户上、帐前，大吉。"《新修本草》及后世《松峰说疫》等沿用此法。

《备急千金要方·卷第九·伤寒方上·辟温第二》收录雄黄丸方："雄黄、雌黄、曾青、鬼臼、珍珠、丹砂、虎头骨、桔梗、白术、女青、芎䓖、白芷、鬼督邮、芜荑、鬼箭羽、藜芦、菖蒲、皂荚各一两。上十八味，末之，蜜丸如弹子大。绢袋盛，男左女右戴之。卒中恶及时疫，吞如梧子一丸，烧一弹丸户内。"此方除佩戴外，还可口服和熏烧。

老君神明白散亦为防疫代表方剂。《肘后备急方·治瘴气疫疬病温毒诸方第十五》载："老君神明白散。术一两，附子三两，乌头四两，桔梗二两半，细辛一两。上五味捣筛，正旦服一钱匕，一家合药，则一里无病。此带行，所遇病气皆消。若他人有得病者，便温酒服方寸匕亦得。病已四五日，以水三升煮散，服一升，覆取汗出也。"王焘《外台秘要·卷第四·辟温方二十首》记载本方佩戴方法："绛囊盛带之，所居闾里皆无病。"《备急千金要方·卷第九·伤寒方上·辟温第二》所载赤散，为"辟温疫气，伤寒热病方"。方用"藜芦、踯躅花各一两，附子、桂心、珍珠各一铢，细辛、干姜各十八铢，牡丹皮、皂荚各一两六铢。上九味，末之，内珍珠合治之，分一方寸匕，置绛囊中戴之，男左女右，着臂自随"。

2.清洁水源　这一时期，医家已经发现水源与疫病流行之间有一定关系，开始注意到饮水的卫生和洗浴的安全。魏晋隋唐医家或将药物浸入井水后取出服用，或以药物投入井中辟邪，或以井水煎煮药物防疫。《肘后备急方·治瘴气疫疬病温毒诸方第十五》载："正月朔旦及七月，吞麻子、赤小豆各二七枚。又各二七枚投井中，又以附子二枚，小豆七枚，令女子投井中。"屠苏酒酒渣可以用于饮用水清洁。如"饮药酒待三朝，还滓置井中，仍能岁饮，可世无病，当家内外有井，皆悉着药，辟温气也"。唐代敦煌民间，用雄黄作为消毒剂投入井中，同时也告诫人们不要在疫区水中洗澡。《备急千金要方·卷第二十五·备急·蛇毒第二》告诫"凡山水有毒虫，人涉水，中人似射工而无物"，勿在此类地方洗浴。

二、使用防疫方药

魏晋隋唐时期，已经认识到天行病等的流行性、传染性，故非常重视其预防。其原则如孙思邈《备急千金要方·卷第九·伤寒方上·伤寒例第一》所云："天地有斯瘴疬，还以天地所生之物以防备之，命曰知方，则病无所侵矣。"

《肘后备急方》中，设有"治瘴气疫疠温毒方"专篇，列举数首有辟瘟疫、辟天行疫疠功效的方剂，采用诸如"辟温病散方""辟天行疫疠太乙流金方"等多种防疫方药。其中，《肘后备急方·治伤寒时气温病方第十三》黑奴丸下附方用大黄、芒硝、巴豆、黄芩、麻黄、甘草、杏仁，明确提出："家人视病者亦可先服取利，则不相染易也。"

《小品方·治春夏温热病诸方》中，载"正朝屠苏酒法，令人不病温疫"，认为预服屠苏酒可防温疫、辟疫疠一切不正之气。因此，农历元旦饮、洒屠苏酒，成为民间的一种避疫传统。

《备急千金要方》中，收载"辟疫气""辟温气""辟温疫气"方剂 36 首。《千金翼方·卷第十·伤寒下》中有"杂方附"6 首，属防治疫病的方剂。《外台秘要·卷第四·温病及黄疸二十门》收载了辟温方二十首、辟温令不相染方两首，其中使用的一些药物，如雄黄、菖蒲等，沿用至今。

运用防疫药物的时机主要有二，一是时气不和，二是探视病人、与病人同床、接触病人衣物等。《外台秘要·卷一·杂疗伤寒汤散丸方八首》载崔文行解散，其云："时气不和，旦服钱五匕。辟恶气，欲省病服一服。"针对的就是这两种情况。

从预防用药特点看，魏晋隋唐时期预防疫病的方剂组方简单，药物获取和使用方便。《肘后备急方》《备急千金要方》《千金翼方》《外台秘要》八十余首预防疫病的方剂中，单味药者 34 首，2～5 味药者 30 首。芳香类药物，如艾、白术、白芷、菖蒲、桂心、细辛、蜀椒、桔梗、川芎、藜芦、麝香等常被使用。如孙思邈在《备急千金要方》和《千金翼方》中提到的五香丸，都是用 11 种香料药物炮制而成（区别在有无豆蔻和麝香），取其辟秽逐邪之功。此外，雄黄、雌黄、硫黄等矿物药也被较多运用，还有如酒、酢、大豆、小豆、蒜、葱等食物和童子尿、猪屎、桃白皮等易得之物。

主要使用方法有口服、鼻吸、洗浴、敷擦、粉身、艾灸等。

1. 防疫方药内用法

（1）口服　口服防疫方药，包括单味药物和复方，也包含有多种剂型。《备急千金要方》之屠苏酒为口服药酒，一物柏枝散为口服散剂，雄黄丸为口服丸剂等。

单味药如大豆、小豆、麻子等，常用来口服避疫，时间多为正月或七月七日。《肘后备急方·治瘴气疫疠温毒诸方第十五》载："取小豆，新布囊贮之，置井中三日出，举家男服十枚，女服二十枚。"《备急千金要方·卷第九·伤寒方上·辟温第二》则云："新布盛大豆一升，纳井中，一宿出，服七枚。"《外台秘要·卷第四·辟温方二十首》亦收载此条。《备急千金要方·卷第九·伤寒方上·辟温第二》治温令不相染方，"常以七月七日合家吞赤小豆，向日吞二七枚"，以及"常以七月七日，男吞大豆七枚，女吞小豆二七枚"。或将麻子和赤小豆配合使用，如《肘后备急方·治瘴气疫疠温毒诸方第十五》云："正月朔旦及七月，吞麻子、赤小豆各二七枚。"

这一时期还有一些其他祛邪避秽的单味药物，也被用于预防疫病。如《肘后备急方·治瘴气疫疠温毒诸方第十五》辟瘟疫病单行方，"南向社中柏，东向枝，取曝干，末，服方寸匕，立差"。此物"疾疫流行予备之，名为柏枝散，服，神良"。"冬至日，取雄赤鸡作腊，至立春煮食尽，勿分他人。"《神农本草经》载"桃蠹杀鬼邪恶不祥"，《肘后备急方》防疫用"桃木中虫矢末，服方寸匕"，后世则改为"桃树虫研末，水调服方寸匕"，或"以桃叶上虫，捣烂，以凉水调服之亦可"。《备急千金要方·卷第九·伤寒方上·辟温第二》记载："神仙教人立春后有庚子日，温芜菁菹汁，合家大小并服，不限多少。"

从复方来看，前文提及的《肘后备急方》和《备急千金要方》等收录的老君神明白散、辟温杀鬼丸、赤散、雄黄丸等可以口服，但虎头杀鬼方、太乙流金方不可服用。老君神明白散的服用时间是正旦，明代王肯堂《伤寒证治准绳·伤之七·一岁长幼疾状相似为疫》将此方去附子，改称为"崔文行解散"："桔梗、细辛各四两，白术八两，乌头一斤……若时气不和，只服一钱五铢匕。辟恶欲省病，一服了去。此时行寒疫通用之。无病预服，以辟寒为佳，皆酒调下。"此方温燥之性重，需分辨温疫、寒疫方可运用。清代《松峰说疫》收载老君神明散方，将白术改用苍术，并且认为此方不可内服，"神明散用绢袋盛带，以此外治，不服食尚不能为害"。

《备急千金要方·卷第九·伤寒方上·辟温第二》指出，赤散可口服，可纳鼻，"觉有病之时，便以粟米大内着鼻中，又酒服一钱匕，覆取汗，日三服，当取一过汗耳"。《松峰说疫·卷之五·诸方·避瘟方》称此方为藜芦散，不做口服之用。其云："一名赤散，避瘟疫。藜芦、踯躅、干姜各一两，丹皮、皂角各一两六钱，细辛十八铢，桂枝（一作桂心）、附子、朱砂（一作珍珠，另研）各六两。共为粗末，绛囊系臂上，男左女右，觉病作，取药末少许纳鼻中。嫌分量多，和时四分之一亦可，后皆仿此。"

预防瘴气多用芳香之品。如《外台秘要·卷第五·山瘴疟方一十九首》载"凡跋涉江山，防诸瘴疠及蛊毒等，常服木香犀角丸方。青木香、犀角（屑）、羚羊角（屑）各六分，升麻、玄参、猪苓、槟榔各十分，龟甲（炙）、甘草（炙）各八分，豉二十分（熬）。上十味，捣、筛为末，蜜和丸如梧子。酒饮服三十九，日二服。体热即去甘草、槟榔，加大黄二十分。忌海藻、菘菜。"《外台秘要·卷第四·辟温令不相染方二首》云："《延年》主辟温疫疾恶气，令不相染易，豉汤方。豆豉一升，伏龙肝三两（研），小儿小便三升。上三味，用小便煎，取一升五合，去滓，平旦服之，令人不着瘴疫，天行有瘴之处，宜朝朝服。"《肘后备急方·治瘴气疫疠温毒诸方第十五》载有辟山瘴恶气方度瘴散，"辟山瘴恶气，若有黑雾郁勃，及西南温风，皆为疫疠之候"；方用"麻黄、椒各五分，桂、防风、细辛各一分，乌头三分，干姜、术、桔梗各一分。上九味捣筛，平旦酒服一钱匕，辟毒诸恶气，冒雾行，尤宜服之"。《外台秘要·卷第四·辟温方二十首》亦收载此方，加升麻、防己等药，"麻黄（去节）、升麻、附子（炮）、白术各一两，细辛、防己、干姜、桂心、防风、乌头（炮）、蜀椒（汗）、桔梗各二分。上十二味，捣、筛为末，密封贮之。山中所在有瘴气之处，旦空腹服一钱匕，覆取汗，病重稍加之"。

　　酒剂亦用于防疫，主要有屠苏酒、豉酒等，而柏枝、松叶等亦可用酒服下。《新修本草·卷第十九》指出，酒"主行药势，杀百邪恶毒气"，"昔三人晨行触雾，一人健，一人病，一人死。健者饮酒，病者食粥，死者空腹。此酒势辟恶，胜于食"。各种酒剂中，屠苏酒名气最大。《肘后备急方·治百病备急丸散膏诸要方》载"《小品》正朝屠苏酒法，令人不病温疫"，称其为华佗法。《备急千金要方·卷第九·伤寒方上·辟温第二》云："辟疫气，令人不染温病及伤寒，岁旦屠苏酒方。大黄十五铢，白术十八铢，桔梗、蜀椒各十五铢，桂心十八铢，乌头六铢，菝葜十二铢（一方有防风一两）。上七味，㕮咀，绛袋盛，以十二月晦日日中悬沉井中，令至泥，正月朔旦平晓出药，置酒中煎数沸，于东向户中饮之。屠苏之饮，先从小起，多少自在。一人饮，一家无疫；一家饮，一里无疫。"如前所述，此方饮后，药渣可以投入井中，有洁净水源之用。饮用屠苏酒避疫，成为后世重要的民俗之一。《肘后备急方·治瘴气疫疠温毒诸方第十五》以豉酒辟疫，"豉杂土酒渍，常将服之"。《备急千金要方·卷第九·伤寒方上·辟温第二》云："术、豉等分，酒渍，服之妙。"《备急千金要方·卷第九·伤寒方上·辟温第二》云："天气不和，疾疫流行，预备一物柏枝散方。取南向社中柏东南枝，曝令干，捣末，酒服方寸匕，神良。"《备急千金要方·卷第九·伤寒方上·辟温第二》云："松叶末之，酒服方寸匕，日三服。"赤散也可"酒服一钱匕，覆取汗，日三服，当取一过汗耳"。

　　此外，《肘后备急方·治瘴气疫疠温毒诸方第十五》还拟定了其他几首复方预防疫病，多用雄黄、附子、干姜、肉桂等辛温燥烈之品。如辟天行疫疠方，"雄黄、丹砂、矾石、巴豆、附子、干姜等分。上六味捣，蜜丸，平旦向日吞之一丸如胡麻大。九日止，令无病"。辟温疫药干散方，"附子半两（炮），干姜、细辛、麻子（研）各一两；柏子仁一两。上五味，捣筛为散。正旦举家以井华水各服方寸匕。疫极则三服，日一服"。辟温病恶疾令不相染着气方，"肉桂、珍珠各一分，贝母三分（熬），鸡子白（熬令黄黑）三分。上四味捣筛。岁旦，服方寸匕，若岁中多病，可月月朔望服之。有病即愈。病人服者当可大效"。赵泉黄膏方，"附子、干姜、细辛、椒、桂各一两；大黄一两；巴豆八十枚，去心皮。上七味捣细，苦酒渍之，宿腊月猪膏二斤，煎三上三下，绞去滓，密器贮之，初觉勃色，便服如梧子大一丸，不差，又服之……并治贼风走游皮肤并良。可预合之。便服即愈也"。"鲍鱼头烧三指撮，小豆七枚，合末服之。女用豆二七枚。"还有用"附子一分，干姜三分，细辛三分，稬米三分，柏子仁三分。上五味，捣末，酒服方寸匕，日三服，服十日"，或"用麦蘖服稬米、干姜。又云麻子仁可作三种服之"。《备急千金要方·卷第九·伤寒方上·辟温第二》载"断温疫转相染着，乃至灭门，延及外人，无收视者方"，用"赤小豆、鬼箭羽、鬼臼、丹砂、雄黄各二两。上五味，末之，以蜜和服如小豆一丸，可与病人同床传衣"。

朱砂也常用于防疫。如《肘后备急方·治瘴气疫疠温毒诸方第十五》朱砂蜜丸，以"上等朱砂一两，细研，白蜜和丸，如麻子大，常以太岁日平旦，一家大小，勿食诸物，面向东立，各吞三七丸，永无疾疫"。此方在《外台秘要·卷第四·辟温方二十首》名为断温疫朱蜜丸方，需加服赤小豆，其云："白蜜和上等朱砂粉一两，常以太岁日平旦，大小勿食，向东方立，人吞三七丸如麻子大，勿令齿近之。并吞赤小豆七枚，投井泉水中，终身勿忘此法。"此法后世一直沿用，如清代《松峰说疫》称其为"神砂避瘟丸"，用井华冷水服，且需在服后忌荤一日。《神农本草经》记载丹砂"养精神，安魂魄，益气明目，杀精魅邪恶鬼"。

这一时期，还有泻下防疫的思路。《肘后备急方·治伤寒时气温病方第十三》以"大黄三两；芒硝五合；巴豆二十枚，熬；黄芩一两；麻黄二两；甘草二两；杏仁三十枚。上七味捣，蜜和丸如大豆，服三丸，当利毒。利不止，米饮止之。家人视病者亦可先服取利，则不相染易也"。

上述方药需预先制作收藏，以备不时之需。如《肘后备急方·卷二·治伤寒时气温病方第十三》认为，治天行病的大柴胡汤等平时就需制备，"急疾须预有，幸可得药处，便不可不营之。保无伤死"。《备急千金要方·卷第一·序例·药藏第九》亦认为需居安思危，针对瘴疠之病，预备药物。其云："存不忘亡，安不忘危，大圣之至教。救民之瘼，恤民之隐，贤人之用心。所以神农鸠集百药，黄帝纂录《针经》，皆预备之常道也。且人疴瘵，多起仓猝，不与人期，一朝婴已，岂遑知救。想诸好事者，可贮药藏用，以备不虞，所谓起心虽微，所救惟广。见诸世禄之家，有善养马者，尚贮马药数十斤，不见养身者，有蓄人药一锱铢，以此之类，极可愧矣。贵畜而贱身，诚可羞矣。'伤人乎？不问马'，此言安用哉？至如人，或有公私使命，行迈边隅，地既不毛，药物焉出？忽逢瘴疠，素不资贮，无以救疗，遂拱手待毙，以致夭殁者，斯为自致，岂是枉横。何者？既不能深心以自卫，一朝至此，何叹惜之晚哉！故置药藏法，以防危殆云尔。"《备急千金要方·卷第九·伤寒方上·辟温第二》收录辟疫方剂二十余首，多为散剂或丸剂，易于制作、保存和携带。

（2）鼻吸　《肘后备急方·治瘴气疫疠温毒诸方第十五》用赤散方，"便以少许内鼻中，吸之取吐"，防治疫病。《备急千金要方·卷第九·伤寒方上·辟温第二》则指出，赤散不为吐法，而当为汗法，"觉有病之时，便以粟米大内着鼻中，又酒服一钱匕，覆取汗，日三服，当取一过汗耳"。

2. 防疫方药外用法　这一时期，医家外用药物防疫，主要有洗浴、敷擦、粉身、艾灸等法。

（1）洗浴　桃树在防疫中使用较多，以桃枝煮汤洗浴较为常见。如《备急千金要方·卷第九·伤寒方上·辟温第二》载："凡时行疫疠，常以月望日细锉东引桃枝，煮汤浴之。"以洗浴法直接将药液作用于肌肤，可清除秽浊。

（2）敷擦　魏晋隋唐时期防疫中，雄黄最常用于敷擦。如《备急千金要方·卷第九·伤寒方上·辟温第二》载："辟温气，雄黄散方。雄黄五两，朱砂（一作赤术）、菖蒲、鬼臼各二两。上四味，治下筛，以涂五心、额上、鼻人中及耳门。"《外台秘要》亦收载此法。

《肘后备急方·治瘴气疫疠温毒诸方第十五》赵泉黄膏方，除口服外，"亦可火炙以摩身体数百遍佳"。

（3）粉身　《肘后备急方·治瘴气疫疠温毒诸方第十五》赤散方，以牡丹皮、皂荚、珍珠、羊踯躅、附子、干姜、细辛、肉桂组成，于"晨夜行及视病，亦宜少许以内鼻、粉身佳"。

《肘后备急方·治瘴气疫疠温毒诸方第十五》有"姚大夫辟温病粉身方"，用苍术、川芎、白芷、藁本、零陵香等药。《外台秘要·卷第四·辟温方二十首》亦收载此方。《备急千金要方·卷第九·伤寒方上·辟温第二》亦云："辟温病，粉身散，常用方。芎䓖、白芷、藁本各等分。上三味，治下筛，纳米粉中，以粉身。"此方有芳香避秽之功。清代《松峰说疫》将此方改为煎汤洗浴用。

（4）艾灸　《备急千金要方·卷第二十九·针灸上·灸例第六》云："凡入吴

蜀地游宦，体上常须三两处灸之，勿令疮暂瘥，则瘴疠、温疟、毒气不能着人也，故吴蜀多行灸法。"艾灸可温通经络、调和气血，不仅可以提升人体正气，还有芳香避秽之用。

从上述防疫之法中，能看出魏晋隋唐时期医家和民间对于疫病的流行性、传染性已经有了较为深刻的认识，同时积极寻求防疫的有效办法。其中，一些芳香类药物如艾、白芷、菖蒲等，矿物类药物如雄黄、硫黄等，具有一定的环境消毒作用，可以清洁空气和水源；而口服或外用一些避秽、芳香类药物，也有清洁人体、增强正气、祛除秽邪的用意。

3. 其他防疫方法　除上述方法外，孙思邈还提出将麻风病人送入山中、进行隔离治疗，这是一大创举。《备急千金要方·卷第二十三·痔漏·恶疾大风第五》云："予尝手疗六百余人，瘥者十分有一，莫不一一亲自抚养，所以深细谙委之。""余以贞观年中，将一病士入山，教服松脂，欲至百日，须眉皆生……一遇斯疾，即须断盐，常进松脂，一切公私物务释然皆弃，犹如脱屣。凡百口味，特须断除，渐渐断谷，不交俗事，绝乎庆吊，幽隐岩谷，周年乃瘥。瘥后终身慎房，犯之还发。"孙思邈原意是隔离治疗，"割弃尘累，怀颍阳之风"，有利于患者的恢复。而后世发现，针对传染性疾病只有做好隔离，才能最有效阻止其进一步的散布、传播，这在近代疫病防治中发挥了重要作用。

《肘后备急方·治卒为猘犬所咬毒方》中，记载"仍杀所咬犬，取脑敷之，后不复发"。用狂犬脑外敷伤口以预防狂犬病，虽未必有效，但此法对后世预防传染性疾病有一定的启发意义。与之相似，《诸病源候论·卷二十五·蛊毒病诸候·七、射工候》中载预防射工病，"此虫冬月蛰在土内，人有识之者，取带之溪边行亦佳。若得此病毒，仍以为屑渐服之"。

魏晋隋唐时期预防疫病时，还有一些运用器物之法。如《肘后备急方·治瘴气疫疠温毒诸方第十五》载"着断发仍使长七寸，盗着病人卧席下"；或"以绳度所住户中壁，屈绳结之"；或"以鲫鱼密致卧下，勿令知之"等。《千金翼方·卷二十九·禁经上》载有禁温病时行之法，内容包括禁时气温疫病法、禁时气法、禁疫鬼文、度恶世禁法、禁时气却疫法、又禁温疫法、唾时行头痛法、禁病敷粉大法、禁温鬼法等。如禁时气温疫法云："东方青温，吾肝中之气；南方赤温，吾心中之气；西方白温，吾肺中之气；北方黑温，吾肾中之气；中央黄温，吾脾中之气。五方五温，悉在吾身中，不得动作，即归在实。急急如律令。"禁病敷粉大法云："粉在纸中为神粉，举手以摩体，百鬼走出，精魅魍魉，应声散走出。天皇老教我唾粉，腹中跳踉，五脏安稳，录保三气，道保精神。急急如律令。"上述方法可能涉及祝由术，亦可能有心理暗示之用意，仅列于此，不做详细分析。

第七节　小结

魏晋隋唐时期，疫病理法方药体系得到了较大丰富。尤其是对疫病流行性、传染性的深入理解，以及对疫病病因认识的极大发展，使得疫病得到了更为广泛的关注。在医学著作中，疫疠病、天行病等，也常在单独的篇章中进行探讨，在一定程度上已从伤寒中独立出来。

这一时期，有关疫病概念的主要争论在于三个问题：伤寒与温病的关系，伏邪与新感的关系，以及伤寒与时行的关系。王叔和、葛洪、陈延之、孙思邈等从病因、发病、传变、用药等方面，论述伤寒、温病的实质区别；提出具有明确流行性的时行病概念，其病因、病机、证候、治法、方药体系逐渐完善，并常与伤寒、温病相提并论，中医疫病学术出现了独立发展的迹象；伏气温病，尤其是其中伤于"温毒"的一类，扩展了温病病因认识，摆脱了温病全由"寒"邪所致的传统观点；而对新感温病与伏气温病的探讨，对后世温病分类也产生了重要影响。

魏晋隋唐时期，对疫病病因的主要认识，有气候变化失常、时行之气、疠气（乖戾之气）、寒毒、温毒、邪毒、动物、社会因素等，其中对疠气（乖戾之气）的认识尤为重要。疠气（乖戾之气）说，强调疫病具有"多相染易"的传染性，在天、人之间引入了一个"疠气（乖戾之气）"的中介。对疫病病机，主要从"热"和"毒"的角度进行阐释，提出热邪伤阴、热盛狂躁、热极动风、热毒动血、毒气传心等，对时气病出现发斑症状的机理也进行了解释。魏晋隋唐医家对疫病传染性有了较为清晰的认识，认为传染途径可能为口、鼻、接触传播，对传染力大小也有了一定区分。

这一时期，诸医家在疫病相关病证框架内，提出了伤寒、温病、寒热、暑病、时行、疫气、寒疫、冬温、温疟、风温、温毒、温疫等概念，并从伤寒、温病、时行和疫疠角度出发探讨疫病病证特点。辨证模式方面，主要有时气病六经日期辨治、时气病表里日期辨治、天行病日期辨治和疫疠病脏腑辨治等，抓住了疫病随时间变化的特征。另有辨病论治天花、麻风、急黄、骨蒸、霍乱、痢疾等。

治法上，这一时期受到先秦两汉时期的影响，清热、实阴的原则仍在通行，且因研究伤寒为多，故采用的治法也以辛温解表为主，下法为辅。但清热解毒、清热凉血、气营两清、苦酢清热、养阴解表、养阴清热、辛凉解表、表里双解、增液攻下等治法，也得到了一定的发展。同时，医家们也较多地采用了针灸、摩治、熏蒸等外治法。

魏晋隋唐医家创立了较多的方剂，针对性地解决温病、时行、疫疬等病的典型症状，同时，提出了天行病依日期遣方等法。在用药方面，寒凉、苦酸类药物的使用明显增加，同时人们也在尝试寻找专病专药，如发现疟病可用蜀漆等。

从疫病预防来看，魏晋隋唐医家充分认识到疫病的流行性和传染性，注意环境消毒和个人卫生，包括清洁空气和水源，并使用了多种内服或外用的防疫方药。

总的来说，魏晋隋唐医家对疫病病因、病机的认识较之前代大为丰富，对疫病流行性、传染性的认识更加清晰，对疫病的辨证、辨病论治有较大发展，尤其是疬气致病说的提出，以及寒凉治法和药物的较多运用，为后世疫病理法方药体系的发展，指出了方向，积累了经验，奠定了基础。

第四章　宋金元时期

北宋治平二年（1065年），校正医书局刊刻大字本《伤寒论》，北宋元祐三年（1088年）刊行小字本《伤寒论》。官方的大力提倡，使《伤寒论》的学术地位空前提高，从汉唐伤寒学术研究的诸家中脱颖而出。《伤寒论》研究成为这一时代的风尚，两宋著名医家多终生致力于《伤寒论》研究。宋人研究张仲景《伤寒论》者在八十家以上，但多半著作已亡佚。如高若讷的《伤寒类要》、钱乙的《伤寒指微》、丁德用的《伤寒滋济集》等多位名医的论著，都未能留存至今。就目前存世作品来看，较之魏晋隋唐时期在伤寒研究方面更为深入，涌现出一大批"伤寒"命题的研究著作。

这一时期对于伤寒的研究，主要分为三类。第一类以注解《伤寒论》为主，代表医家为成无己、许叔微、钱闻礼等；第二类以伤寒学术整理为主，以庞安时、朱肱、杨士瀛等为代表；第三类以所谓伤寒"补亡"为主，代表医家为韩祗和、郭雍等。对于疫病诊治学术发展贡献较多的是后两类，其特点是注重《伤寒论》在临床实践中的应用，对《伤寒论》条文多为选录，方药也常参照其他著作及作者本人经验加以补充。这一时期，对疫病、温病等的新认识，往往存在于以"伤寒××论"为名的《伤寒论》研究著作中，其中创见较多的有韩祗和、庞安时、朱肱、郭雍等。尤其是郭雍，取《备急千金要方》《千金翼方》《伤寒总病论》《南阳活人书》，以及同时代名医常器之等人的学说，并补入个人观点，尝试对伤寒、温病等概念进行辨析，探讨多种疫病之轻重缓急，并以"毒"为疫病病因病机之要点构建了疫病理论体系，为疫病、温病学术发展做出了历史贡献。

到了金元时期，以金元四大家为首的各个流派，根据各自的临床经验与体会，从不同角度对疫病进行研究，对后世产生了重要影响。如刘完素提出"六气皆从火化"的"火热论"观点，以及寒凉治热的主张，提出秽毒病因说，针对过用辛温药的时弊倡导使用寒凉药物，引发了对温病、热病的全面探讨。张从正将时气为病分为广义和狭义，广义时气包括温病、热病、疟痢、伤寒、温热、中暑、伏热、湿温、温疫等，主张治疗温病应因时、因地、因人治宜，强

81

调邪气入侵和药邪为害，治疗上擅以汗、吐、下法祛邪。李东垣亲历多场大疫流行，总结出"内伤脾胃，百病由生"的观点，认为饮食不节、劳役过度、情志失调，导致胃气亏虚、元气不足，诸病由生，病机上提出火伏发病之说，治法上提出"甘温升阳除热"大法等。朱丹溪将伤寒与温病、瘟疫、时行疫疠分而述之，提出了不同的治法方药，指出"阳常有余，阴常不足"，重视滋阴降火，提出瘟疫补、散、降三法，同时也不忽视对脾胃及肾脏的顾护。这些都对后世疫病防治产生了重要影响。

第一节　宋代医家防治疫病的理论和方法

宋金元时期疫病流行情况较为严重，据《中国医史年表》记载，在北宋到元代的 311 年间，瘟疫流行 61 次之多，而"百病之急，无急于伤寒"（林亿《伤寒论序》）。北宋嘉祐二年（1057 年），宋朝廷设立的校正医书局，也正是以此为理由首先校刻了《伤寒论》。

通过上一章的分析可知，在整个魏晋隋唐时期，《伤寒论》仅仅被看作伤寒诸家著作之一，并无特别重要的地位；葛洪、陈廪丘、范东阳、陈延之、宋侠、释僧深、姚僧垣、崔知悌、张文仲、谢士泰、许仁则、甄立言等各家，均有自己的辨治特色；连较多遵从张仲景的王叔和，也提出了诸多新的外感热病概念。而经过宋代官方医学机构的努力，《伤寒论》在传世 800 余年后，其学术价值终于受到了普遍重视。在经过校正医书局的整理和诸多医家的深入研究之后，《伤寒论》被置于"医经"之列。这时，历史上出现了第一次《伤寒论》研究的高峰。据统计，在现存的伤寒著作中，11 至 13 世纪的 200 年间有 20 余种。这些著作把《伤寒论》看作治疗外感热病的专书，并以其为基本框架来构建外感热病的诊疗体系。

这样做的益处有三：其一，较为充分地挖掘了《伤寒论》的学术内涵，形成了伤寒学术研究的基本规范，对前代颇为混乱的伤寒概念和研究范围等，在一定程度上做了统一，使得研究方向更加明确；其二，将其作为教材，通过国家医学教育的形式，让更多的医者接受了《伤寒论》的理法方药体系，提高了临床辨治伤寒的普遍水平；其三，形成了良好的学术研究氛围，使伤寒研究成为风气，成为这一时代医家的共识，形成了以《伤寒论》为核心的、成系统的、大规模的学术研究。

宋代的伤寒学者，并没有局限于《伤寒论》文本，而是根据临证需要补充外感热病的证治方药。《伤寒论》原有的 113 方不敷临床使用，如朱肱所说："大率仲景证多而药少……仲景药方缺者甚多，至如阴毒伤寒、时行温疫、温毒发斑之类，全无方书。今采《外台秘要》《千金》《圣惠》《金匮玉函》，补而完之，凡百有余道，以证合方，以方合病。"（《南阳活人书·卷第十六》）宋代的伤寒家，除采纳魏晋隋唐时期创制的方剂外，或收录时方，或创制新方，以补《伤寒论》之不足。如朱肱《南阳活人书》，从《备急千金要方》《千金翼方》《外台秘要》《太平圣惠方》等书中选方；许叔微《伤寒百证歌》中，凡张仲景有论无方者，均采录《备急千金要方》或《千金翼方》之方以补之；韩祗和《伤寒微旨论》所增补的十余方，用犀角、薄荷、大青、防风等，乃汉代未见，符合魏晋隋唐以后特点；庞安时的温毒五大证处方均为自拟方。

宋代伤寒学者对热病、中暑、温病、温疟、风温、温疫、温毒、湿温、寒疫、发斑、痘疮等外感病做了较多探究，对疫病学术研究的深入和温病学的兴起与发展，都做出了重要的贡献。

一、概念辨析

先秦两汉与魏晋隋唐时期，医家主要是围绕伤寒学术来探究疫病。延续前代伤寒学者的研究思路，宋代医家多将"伤寒"一词作为外感热病的统称，在这个框架之内讨论多种温热类疾病。如朱肱《南阳活人书》除论狭义伤寒外，以更多的篇幅论述了伤风、热病、中暑、温病、温疟、风温、温疫、中湿、湿温、温毒等疾病。又如庞安时的《伤寒总病论》，对温病的论述尤为详细。

自王叔和首次提出"时行"学说以后，就魏晋隋唐时期的外感病概念而言，各家观点未能统一。当时有一种通行的说法，伤寒与温病内涵相近，只是使用者不同的称呼。如葛洪《肘后备急方》称："伤寒、时行、温疫，三名同一种耳，而源本小异。"而《小品方》不赞同这种观点，指出伤寒与疫病有区别，其云："而论治者，不别伤寒与天行温疫为异气耳……考之众经，其实殊矣。所宜不同，方说宜辨。"《诸病源候论》将外感病细分为伤寒、时气、热病、温病、疫病等类别，然而在描述证候、阐明治则时却常常前后重复，模糊了这些疾病之间的差异。《备急千金要方》中，则将这些疾病，皆赅括于伤寒之内。《外台秘要》按伤寒、温病、天行三类，搜集历代证治方药，分类较为合理，但辨析仍不够清晰。虽然不可否认时行、伏邪、新感等概念的提出与相对确定，为宋及以后疫病、温病等研究奠定了基础，但到了宋代，疫病、温病等概念仍然不能独立发展，还要纳于伤寒的框架之内，"寓温于寒，寒中拓温"，这在一定程度上限制了相关学术发展。

而从宋代学术研究的社会环境来看，理学成为宋代的官方哲学，尊古崇圣与变革创新两种思潮激烈碰撞，从注解《伤寒论》，到伤寒学术整理，再到"伤寒补亡"，体现了这些不同社会价值取向的角力。宋时的医者不敢妄言张仲景之书尚有未备，但又不能对临床医疗中的新问题视而不见，不能忽视这些由重大疫情催生、用民众的生命总结出来的新的临床经验，只好提出"仲景之书，残缺已久"，故"今采《外台秘要》《千金》《圣惠》《金匮玉函》补而完之"。这种所谓的补亡，其实就是提出新的见解，只是这些宋代医家不愿轻易承认这一点。如郭雍所宣称的那样："仲景《金匮玉函》之书，千百不存一二，安知时行疫疾不亡逸于其间乎？"（《伤寒补亡论·卷第二十·小儿疮疹下十八条》）这些医家也清楚，张仲景《伤寒论》确实在相当程度上是论治疫病的，但是有两个问题不容回避。其一，时移世易，张仲景所面对的疫情与后世并不完全一致；其二，张仲景对疫病的诊治无法做到面面俱到、算无遗策，必有不及、不足之处。如朱肱所认识到的，"仲景药方缺者甚多，至于阴毒伤寒、时行温疫、温毒发斑之类，全无方书"；郭雍也说："伤寒……初言止此，不比其他，亦未尝言斑疹，岂言之而亡逸欤？故医家所论温毒等症，多非仲景言。"

在疫病相关概念上，这一时期医家仍然主要致力于伤寒温病之辨，对相关概念的辨析更加清楚。此外，还延续了伏邪与新感之争。

1. 伤寒与温病之辨 从魏晋隋唐时期开端，便一直伴随着医学的发展而不断升级。诚如郭雍所论："伤寒时气，症类亦多，或名伤寒，或名温病，或曰时行，或曰温疫，或曰温毒，或以为轻，或以为重，论说不一，益令人惑。"（《伤寒补亡论·卷第十八·伤寒温疫论一条》）

如前所述，这一时期的医家，多将温病概念的探讨置于广义伤寒的范围之内，对外感各病的区分与鉴别并不令人满意。如官修的《太平惠民和剂局方》，往往言某方"治伤寒及时行疫疠"，某方"治伤寒、时行寒疫"等，不做具体区别。庞安时也说："四种温病、败坏之候，自王叔和后，鲜有明然详辨者，故医家一例作伤寒行汗下……温病若作伤寒行汗下必死，伤寒汗下尚或错谬，又况昧于温病乎？天下枉死者过半，信不虚矣。"（《伤寒总病论·卷第六·上苏子瞻端明辨伤寒论书》）

虽然庞安时已清楚地认识到伤寒与温病概念混淆带来的严重危害，而且也在论著中花了近半的篇幅论述暑病、时行寒疫、斑豆疮、天行温病、黄病、热病温病死生候、天行差后禁忌等的临床经验，但他仍然不敢否定外感病皆伤于"寒邪"的经典论断，只能做一调和之论。如《伤寒总病论·卷第一·叙论》云："寒毒与荣卫相浑……其即时成病者，头痛身疼，肌肤热而恶寒，名曰伤寒。

其不即时成病，则寒毒藏于肌肤之间，至春夏阳气发生，则寒毒与阳气相搏于荣卫之间，其患与冬时即病候无异。因春温气而变，名曰温病也。因夏暑气而变，名曰热病也。因八节虚风而变，名曰中风也。因暑湿而变，名曰湿病也。因气运风热相搏而变，名曰风温也。其病本因冬时中寒，随时有变病之形态尔，故大医通谓之伤寒焉。"庞安时认为，无论伤寒、温病等，其起因都是冬季触犯寒毒；到了次年，再感受各种不同的气运，如春温气、夏暑气、八节虚风、暑湿、气运风热等而变化。《伤寒总病论·卷第五·天行温病论》亦云："据《难经》温病，本是四种伤寒，感异气而变成温病也。"庞安时认为，风温、温毒、湿温、温疟，皆是伤寒之后的变证。

这是对宋以前相关理论的调和。即承认伤寒的主导地位，将所有的外感热病都视为"冬伤于寒"而引起，无论是即发还是伏邪，温病还是暑病，其"本"都是"寒邪"。但同时，暑、湿、风、温、疟、毒各种温病发病的时令与症状都不相同，这已经被魏晋隋唐医家阐明，也为宋代医家的医学实践所证实。庞安时认为，再次感受寒邪以外的时令之气（异气），会带来病形的改变。他尝试以这一理论，去调和临床实际与传统理论之间的矛盾。

如笔者在魏晋隋唐时期疫病病因部分所分析的，《诸病源候论》《外台秘要》等著作中已反复提及疠气（乖戾之气）、温毒等概念，而不再将所有的外感热病尤其是疫疠疾病的发生，都归于"伤于寒邪"这一点。而庞安时这种调和伤寒经典理论与临床实际之间矛盾的做法，相较于魏晋隋唐医家的相关理论，可能算不上进步。但是，在宋代学术大背景下，这样的做法较为普遍，朱肱在这一问题上与庞安时也持相似论点。庞安时在当时有较大影响，宋代名人笔记如苏轼的《东坡杂记》、张耒的《明道杂志》、袁文的《瓮牖闲评》、叶梦得的《避暑录话》等，都有关于他的记载。庞安时的学术思想，在一定程度上代表了宋代医家在此问题上的主流观点。

而郭雍则综合魏晋隋唐医家所论，提出了不同于庞安时等人的观点。其云："初无寒毒为之根源，不得谓之伤寒，第可名曰温病也。"（《伤寒补亡论·卷第十八·温病论六条》）即伤寒必须是伤于"寒毒"的，而温病未必伤于寒毒。

郭雍认为，温病不止一种。其云："医家论温病多误者，盖以温为别一种病，不思冬伤于寒，至春发者，谓之温病；冬不伤寒，而春自感风寒温气而病者，亦谓之温；及春有非节之气，中人为疫者，亦谓之温。三者之温，自不同也。"他所论的第一种温病，即是自《黄帝内经》以来认识的"冬伤于寒，春必温病"者，属王叔和所论的伏邪之类；第二种乃春季新感风、寒、温气而成温病，与王叔和《伤寒例》及巢元方《诸病源候论》所论的冬温都属新感温病之类，但在病因和发病上又有所区别；第三种为春季感受非时之气而成疫病，这属王叔和等所论的时气、时行范畴，郭雍将此也归入了温病之列。

有现代研究者据此认为，"郭雍提出了辨别伤寒与温病的根本依据，那就是有无'寒毒之根源'。以此为伤寒与温病的划分，提出了较为清晰的界限"。

笔者认为这种观点并不准确。从郭雍自己的论述中可以发现，其所论温病的第一种及第二种的一部分，皆是感寒邪而发的，只是因为发病时间在春季，而被命名为温病。郭雍只是说"初无寒邪"不能命名为伤寒，而没有说初有寒邪必须命名为伤寒，也没有说温病之因不能为寒邪。有无"寒邪"并不是郭雍判别伤寒、温病的真正标准。

笔者推断，郭雍真实的目的是缩小伤寒的概念。他把伤寒限定为"冬伤于寒中而即病"，而把其他所有外感热病连同时气病都归于温病之列。他不仅指出新感风、温等气及非时之气等可以导致外感热病的发生，而不只是"伤于寒邪"，更借此扩大了温病涵括的范围，缩小了伤寒赅括的内容。这一点，在本书下一节中会进一步分析。

同时，郭雍指出温毒发斑与伤寒发斑不同。如《伤寒补亡论·卷第十四·发斑十三条》曰："此证是温毒发斑也，与伤寒发斑不同。盖温毒之毒本在里，久为积寒所折，腠理闭塞不得出，及天气暄热，腠理开疏，乃因表虚郁发为斑。是时在里之毒发在表，故可解肌而不可下也。伤寒之毒，初亦在里，久不能出，及春再感温气，腠理方开，随虚而出于表，遂见表证，而未成斑也。医者昧于表里之证，下之太早，时内无毒气可下，所损皆胃之真气。真气既损，则胃为之虚矣。邪毒者乘虚而出、乘虚而入者，以先损之虚胃，而当复入之今毒，力必不胜，而胃将烂，是以其华见于表，而为斑……故温毒之斑，郁发之毒也；伤寒之斑，烂胃之证也。"烂胃发斑之说源于华佗，见于《诸病源候论》《备急千金要方》《外台秘要》等著作之中。但郭雍之论述与华佗原论不同，称"伤寒发斑"乃"春再感温气"，并且强调医误才是伤寒发斑的根本原因，其目的仍是缩小伤寒理论的适用范围，而增广温病理论之运用。而温毒发斑之论，目前所见最早载于《小品方》。至于温毒直入血分，郭雍指其当用解肌之法，恐亦非所宜。

从后世中医外感热病包括疫病发展的整体走向来看，郭雍的做法虽仍强调了寒邪在发病中的重要影响，也认为有部分温病是感受寒邪而发的，但是他对温病的重视，对于温病范围的扩大，对温病的三种分类，尤其是对伏邪、新感温病的探讨，是符合历史发展趋势的，对后世医家有重要的启示。

2. 伏温与新感之争 魏晋隋唐时期，伏邪之说有二种，其一是《黄帝内经》

提出、又经魏晋隋唐医家发挥而成的"伏寒成温"说，其二是《诸病源候论》倡导的"伏温成毒"说。而新感之说，有王叔和在《脉经》中提出的"冬暖成温"说，以及《备急千金要方》提出的"四时自感"的五种疫疠病。医家由此对伏温与新感之说孰是孰非开始了争论，而这种争论延续到了宋代。

庞安时继承了上述各种观点。其云："辛苦之人，春夏多温热者，皆由冬时触冒寒毒所致。自春及夏至前为温病者，《素问》、仲景所谓伤寒也（笔者注：此为伏寒成温）。有冬时伤非节之暖，名曰冬温之毒，与伤寒大异，即时发病温者，乃天行之病耳（此为冬暖成温）。其冬月温暖之时，人感乖候之气，未即发病，至春或被积寒所折，毒气不得泄，至天气暄热，温毒乃发，则肌肉斑烂也（此为伏温成毒）。又四时自受乖气，而成腑脏阴阳温毒者，则春有青筋牵，夏有赤脉攒，秋有白气狸，冬有黑骨温，四季有黄肉随，治亦别有法（此为四时自感之疫疠病）。"（《伤寒总病论·卷第五·天行温病论》）将温病分成伏寒成温、冬暖成温、伏温成毒与四时自感之温病，其中一、三属伏温，二、四属新感。庞安时又称冬温为天行之病。笔者将庞安时之论与魏晋隋唐医家论著仔细比对后发现，其所论是对前人研究成果的继承：伏寒成温、冬暖成温两条，来自王叔和《伤寒例》；伏温成毒则来自《外台秘要》，而《外台秘要》当抄自《诸病源候论》；四时自感之疫疠病，包括五种疾病，通常合称为四时脏腑阴阳毒，这种认识来自《备急千金要方》。其中虽然提到了"非节之暖""乖候之气"，以及四时自受之"乖气"，但庞安时没有真正重视这些病因学说，而坚持以"寒毒"立论。

同时，如前所述，庞安时为了调和临床所见与经典理论之间的矛盾，特地创立了另一种伏邪之论："据《难经》温病，本是四种伤寒，感异气而变成温病也。"即伤寒可伏而变为风温、温毒、湿温、温疟这四种温病，而转变的条件就是感受"异气"，或者说"时邪"。《伤寒总病论·卷第四·暑病论》则指出："冬伤于寒，夏至后至三伏中，变为暑病，其热重于温也，有如伤寒而三阳三阴传者，有不依次递传。如见五脏热证者，各随证治之。"庞安时认为，暑病亦是伤寒伏邪变化而成，暑病重于温病。此外，《伤寒总病论·卷第四·斑豆疮论》云："此病有两种。一则发斑，俗谓之麻子，其毒稍轻；二则豌豆，其毒最重，多是冬温所变。"《伤寒总病论·卷第四·温病发斑治法（小儿证附）》云："凡觉冬温，至春夏必发斑豆，小儿辈须服漏芦汤下之，得下后，逐日空心饮甘草汁。"将冬温与斑痘之疾联系起来。

庞安时的主要用意，是在临床上提出温病应该有不同于伤寒的治法。其云："中风木，伤寒金，热病火，湿温水，温病土，治之者各取其所属。"（《伤寒总病论·卷第五·天行温病论》）他认为，虽然这些温病的本因都是感受了寒毒，但因为已经再感"异气"，发生了"变化"，那么就应该随这些变化而改变治法。庞安时的做法，既能不触动经典的理论根基，又能符合在临床上所观察到的事实，同时在治疗实践中减少那些造成患者枉死的错误。但这样调和的做法，对后世医家进一步发展温病学术造成了一定的干扰。

而郭雍则区分出伏寒温病、新感春温与时气病温三类。其云："不思冬伤于寒，至春发者，谓之温病；冬不伤寒，而春自感风寒温气而病者，亦谓之温；及春有非节之气，中人为疫者，亦谓之温。三者之温，自不同也。"（《伤寒补亡论·卷第十八·温病论六条》）这种分法，对后世温病理论的发展较有启迪意义。笔者发现：他所论的第一种温病源出《黄帝内经》；第二种春季自感成温者，即所谓的春温，"发热恶寒，头痛身体痛"，"既非伤寒，又非疫病"，乃"因春时温气而名温病"，虽然也属新感温病之类，但与王叔和的新感冬温有两点重要不同，其一是发病季节，其二是感受的邪气，这种新感春温之说，在明代以后得到了汪机等人的传承；第三种实际上是《伤寒例》所论的时气病，郭雍认为这种疾病"长幼病状相似"，乃"温气成疫"之瘟疫，但他认为其发病季节局限于春季。同时，郭雍认为伏寒温病比新感春温病势更重，其云："伤寒而成温者……而比之春温之疾为重也。"

郭雍所论的上述三种温病，不论病因病机如何，全部发于春季，这明显受到了《黄帝内经》"凡病伤寒而成温者，先夏至日者为病温"学说的影响。其实，郭雍所论远远不止这三种温病，在《伤寒补亡论·卷第十八·温病论六条》及《风温温毒四条》两篇中，郭雍还论述了温疫、风温、温毒、湿温，以及春月伤寒之温（来自《南阳活人书》）、四时温气、新感冬温（来自《伤寒例》与庞安时所论）等，并将疟、利、咽喉病、赤目流行也归于疫病之列，乃感受"时行之气"而得。如郭雍引用《南阳活人书》指出："一岁之中，长幼疾多相似，此温疫也。四时皆有不正之气，春夏亦有寒凉时，秋冬亦有暄暑时。人感疫疠之气，故一岁之中，病无长幼，悉相似者，此则时行之气，俗谓之天行是也。老君神明散、务成子萤火丸、圣散子、败毒散主之。雍曰，此谓春温成疫之治法也。若夏暑成疫，秋瘟成疫，冬寒成疫，皆不得同治，各因其时而治之。况一岁之中，长幼疾状相似者，即谓之疫。如疟利相似，咽喉病相似，赤目相似，皆即疫也。皆谓非触冒自取之，因时行之气而得也。"

同时，郭雍对寒疫、温疫的区分，也与前代如《伤寒例》等不同。主要有以下两点：其一，对于寒疫，《伤寒例》认为，"春分以后到秋分节前，天有暴寒者"为"时行寒疫"；而《伤寒补亡论·卷第十八·伤寒温疫论一条》将时行寒疫限制于"冬日"。其二，对于温疫，《伤寒例》认为"冬伤于寒，发为温病"，"更遇温气，变为温疫"。而《伤寒补亡论》指出："若夫一乡一邦一家皆同息者，是则温之为疫者然也，非冬伤于寒自感自致之病也。盖以春时应暖反寒，夏热反凉，秋凉反热，冬寒反暖，气候不正，盛强者感之必轻，衰弱者得之必重，故名温疫，亦曰天行、时行也。"《伤寒例》坚持温病是伤于"寒邪"，成为温疫是因感受寒邪之后"更遇温气"，而郭雍认为温疫就是"温之为疫"，对于温疫病因的认识与王叔和不同。上述的寒疫、温疫同属新感范畴，而且深入分析之后可以发现，《伤寒例》中的寒疫，从春分到秋分长达半年时间，而郭雍将其限定于冬之一季；而《伤寒例》所论的温疫发病季节短，而郭雍认为四季气候不正所生的都是温疫，并认为温疫就是天行、时行病。

通过上述分析，可以看出，郭雍真正想说明的是：温病，包括了除冬月感寒邪即发的伤寒之外，几乎所有的外感热病，也包括温疫或说天行、时行等。

郭雍之前的宋代医家，如庞安时、朱肱等，往往首先承认伤寒的主导地位，而且将所有的外感热病都视为"冬伤于寒"而引起，无论是即发还是伏邪，无论是温病还是暑病，其"本"都是"寒邪"。但同时，暑、湿、风、温、疟、毒各种疾病之病因病机各不相同，这已经被医学实践所证实，他们又无法视而不见，故难以调和临床实际与传统理论之间的矛盾。而郭雍比前代医家们的研究更为深入，对伤寒和温病做了更多的概念辨析和理论阐释，并对寒疫、温疫的概念、病因、发病季节和治法等进行了细致辨析，给予了温病学术更大的发展空间。

可以说，郭雍所做的，正是数百年后温病学家们想做的。如吴瑭在《温病条辨》中所指出的："温病者，有风温，有温热，有温疫，有温毒，有暑温，有湿温，有秋燥，有冬温，有温疟。"只是明清时期的医家们有了更多发挥的空间。但如果没有魏晋隋唐医家的开拓，没有郭雍这样有智慧的学者为后人指明道路，明清时期医家们的研究工作将变得艰难许多。当然，我们也应看到，郭雍对温病的研究重在从概念上进行辨析，其医理阐释和临床运用比之后世尚显不足。

二、病因病机

这一时期的诸多医家在研究疫病病因和发病时，关注了气候、地理、体质等因素的影响，并在疫病的病机方面，提出了一些新的观点。

1.病因 这一时期，医家全面研究了疫病发病中"天、人、邪"三者的影响及相互关系，认为气候、地理、人之禀赋与疫病发病有关，而"邪"则主要有寒邪、异气、温气这几种，风、暑、湿、毒等病因也得到了一定研究和阐发。

《素问遗篇》创作的具体年代不详，《温病大成》认为其作者为宋代刘温舒，撰成于宋元符二年（1099年），钱超尘、王玉川则考证《素问遗篇》成书于宋真宗咸平四年至宋仁宗景祐二年（1001—1035年）之间，其中对疫病病因病机的讨论颇为深入。《素问遗篇》认为："人气不足，天气如虚，人神失守，神光不聚，邪鬼干人，致有夭亡。"提出了疫病有天、人、邪这"三虚"的因素。明代马莳注云："此人气、天气同虚也，又遇惊而夺精，汗出于心，因而三虚。"只有在天、人、邪"三虚"情况下才能导致疫病，说明疫病发生不同于一般运气失常、气候变异之下的"民病"，而是有其复杂的内外因素。

首先，宋代医家从"天"的角度强调了气候、地理与疫病发病的关系。《伤寒总病论·卷第一·叙论》引王叔和云："土地温凉，高下不同，物性刚柔，餐居亦异，是故黄帝兴四方之问，岐伯主四治之能，以训后贤，开其未悟，临病之工，宜两审之。"庞安时认为："一州之内，有山居者为居积阴之所，盛夏冰雪，其气寒，腠理闭，难伤于邪，其人寿，其有病者多中风中寒之疾也。有平居者为居积阳之所，严冬生草，其气温，腠理疏，易伤于邪，其人夭，其有病者多中湿中暑之疾也。"气候、地理对外感热病的形成和种类，有着重要影响，这是对《素问·异法方宜论》之地域与疾病关系探讨的延续。

其次，从"人"的角度来看，人之禀赋也对疫病的发生、发展有着重要影响。庞安时指出："凡人禀气各有盛衰，宿病各有寒热。因伤寒蒸起宿疾，更不在感异气而变者。假令素有寒者，多变阳虚阴盛之疾，或变阴毒也。素有热者，多变阳盛阴虚之疾，或变阳毒也。"禀赋之高低盛衰及既往患病情况，都会对病程病势产生影响。郭雍《伤寒补亡论·卷第十八·伤寒温疫论一条》也认为："盖以春时应暖而反寒，夏热反凉，秋凉反热，冬寒反暖，气候不正，盛强者感之必轻，衰弱者得之必重，故名温疫，亦曰天行时行也。"

庞安时以桂枝汤、白虎汤等为例，具体阐述气候、地理和体质因素与用药的关系："如桂枝汤自西北二方居人，四时行之，无不应验。自江淮间地偏暖处，唯冬及春可行之。自春末及夏至以前，桂枝、麻黄、青龙内宜黄芩也。自夏至以后，桂枝内又须随证增知母、大青、石膏、升麻辈取汗也。若时行寒疫及病人素虚寒者，正用古方，不在加减矣。"这种根据不同的气候、地理和病人体质因素，所讨论的药物加减和宜忌，颇有启发性。

最后，从"邪"的角度来看，宋代医家认为"邪"主要有三种：寒邪、异气、温气。

其一，伤于寒邪。这种观点承袭自《黄帝内经》《伤寒论》。如庞安时认为温病、热病、中风、湿病、风温，"其病本因冬时中寒，随时有变病之形态尔，故大医通谓之伤寒焉"。郭雍认为："冬伤于寒，至春发者，谓之温病；冬不伤寒，而春自感风寒温气而病者，亦谓之温。"这两种温病，都与寒邪有一定关系。寒邪中的一类也被称为寒毒，《伤寒例》《肘后备急方》《诸病源候论》《备急千金要方》《千金翼方》《外台秘要》等皆有论述。庞安时据《伤寒例》而改为："是以严寒冬令，为杀厉之气也。故君子善知摄生，当严寒之时，周密居室而不犯寒毒，其有奔驰荷重，劳房之人，皆辛苦之徒也。当阳气闭藏，反扰动之，令郁发腠理，津液强渍，为寒所搏，肤腠反密，寒毒与荣卫相浑。当是之时，勇者气行则已，怯者则着而成病矣。"(《伤寒总病论·卷第一·叙论》) 其认为，感受寒毒之后，是否发病与体质有关，避其毒气。郭雍也认为："初无寒毒为之根源，不得谓之伤寒"。

其二，伤于异气。庞安时认为，"据《难经》温病，本是四种伤寒，感异气而变成温病也"，《伤寒总病论·卷第五》专论"伤寒感异气成温病坏候并疟证"，而且指出："国家考正医书，无不详备，惟此异气败坏之证，未暇广其治法。"此外，"人感乖候之气""又四时自受乖气""脏腑受病而生其病"，具有流行性或传染性特点，治用"乌头赤散，治天行疫气病""疗疫气令人不相染，及辟温病伤寒屠苏酒"等。此异气及乖候之气、乖气、疫气等相关概念，与魏晋隋唐时期的疠气、乖戾之气等一脉相承。

其三，伤于温气。郭雍《伤寒补亡论》指出："又或有春天行非节之气中人，长幼病状相似者，此则温气成疫也，故谓之瘟疫……不传经者皆春感也，皆以温气治之。"(《卷第十八·温病论六条》)"阳脉濡弱，阴脉弦紧，更遇温气，变为温疫。"(《卷第四·六经统论二十二问》)"伤寒之毒，初亦在里，久不能出。及春再感温气，腠理方开，随虚而出于表，遂见表证，而未成斑也。"(《卷第十四·发斑十三条》) 此外，郭雍还指出豌豆疮为"冬感非节之温气"(《卷第二十·小儿疮疹下十八条》) 等。《伤寒补亡论》共有13处以"温气"立论。郭雍的"温气"之论，范围超过了魏晋隋唐时期医家所论的冬温，对后世颇有启发。陈无择也认为："凡春分以前，秋分以后，天气合清寒，忽有温暖之气折之，则民病温疫。"(《三因极一病证方论·卷之六·四季疫证治》)

此外，还有一种观点认为，气运郁发而为天行。如庞安时《伤寒总病论·卷第五·天行温病论》指出："天行之病，大则流毒天下，次则一方，次则一乡，次则偏着一家，悉由气运郁发，有胜有伏，迁正退位，或有先后。天地九室相形，故令升之不前，降之不下，则天地不交，万化不安，必偏有宫分，受斯害气，庄子所谓运动之泄者也。"此论对明清温疫派医家有重要影响。

《素问遗篇》也认为运气失常会导致疫病，"升降不前，气交有变，即成暴郁"，郁气"待时"而发，"三年化疫"，并提出了预防之法。

《素问遗篇》认为疫病发生的根本原因为"三虚"。《素问遗篇·本病论》云："人之五脏，一脏不足，又会天虚，感邪之至也。人忧愁思虑即伤心，又或遇少阴司天，天数不及，太阴作接间至，即谓天虚也，此即人气天气同虚也。又遇惊而夺精，汗出于心，因而三虚，神明失守。"三虚分别为天虚（司天失守）、人虚（五脏正气虚）、感受虚邪。《素问遗篇·刺法论》云："黄帝问曰，人虚即神游失守位，使鬼神外干，是致夭亡，何以全真？愿闻刺法。岐伯稽首再拜曰，昭乎哉问！谓神移失守，虽在其体，然不致死，或有邪干，故令夭寿。只如厥阴失守，天以虚，人气肝虚，感天重虚，即魂游于上，邪干厥大气……人病心虚，又遇君相二火司天失守，感而三虚，遇火不及……人脾病，又遇太阴司天失守，感而三虚，又遇土不及……人肺病，遇阳明司天失守，感而三虚，又遇金不及……人肾病，又遇太阳司天失守，感而三虚，又遇水运不及之年，有黄尸鬼干犯人正气，吸人神魂，致暴亡，可刺足太阳之所过，复刺肾俞。"在疫病发病过程中，天之运气盛衰和人体正气强弱具有关键作用。

疫病发生与运气条件有关。《素问遗篇·刺法论》云："升降不前，气交有变，即成暴郁。""司天未得迁正，使司化之失其常政，即万化之或其皆妄。然与民为病。""天地气逆，化成民病，以法刺之，预可平疴。"《素问遗篇·本病论》指出："谓其上下升降，迁正退位，各有经论，上下各有不前，故名失守也。是故气交失易位，气交乃变，变易非常，即四时失序，万化不安，变民病也。""失之迭位者，谓虽得岁正，未得正位之司，即四时不节，即生大疫。"《素问遗篇》认为运气的"升降不前""不迁正""不退位""刚柔失守"等异常变化，导致反常气候，可使人体功能失常而发病。如上述之"四时失序，万化不安，变民病也""升降不前，气交有变，即成暴郁""四时不节，即生大疫"等，强调了运气失常与疫病的关系。

人的正气强弱与温疫发生的关系密切相关。《灵枢·百病始生》云："风雨寒热不得虚，邪不能独伤人。卒然逢疾风暴雨而不病者，盖无虚，故邪不能独伤人。此必因虚邪之风，与其身形，两虚相得，乃客其形。"人体正气虚衰，适逢邪气而发病。《素问遗篇·本病论》云："人气不足，天气如虚，人神失守，神光不聚，邪鬼干人，致有夭亡。""心为君主之官，神明出焉，神失守位……却遇火不及之岁，有黑尸鬼见之，令人暴亡。人饮食劳倦即伤脾，又或遇太阴司天，天数不及，即少阳作接间至，即谓天虚也，此即人气虚而天气虚也。又遇饮食饱甚，汗出于胃，醉饱行房，汗出于脾，因而三虚，脾神失守……却遇土不及之年，或己年或甲年失守，或太阴天虚，青尸鬼见之，令人卒亡。人久坐湿地，强力入水即伤肾，肾为作强之官，伎巧出焉，因而三虚，肾神失守……却遇水不及之年，或辛不会符，或丙年失守，或太阳司天虚，有黄尸鬼至见之，令人暴亡。人或恚怒，气逆上而不下，即伤肝也。又遇厥阴司天，天数不及，即少阴作接间至，是谓天虚也，此谓天虚人虚也。又遇疾走恐惧，汗出于肝……又遇木不及年，或丁年不符，或壬年失守，或厥阴司天虚也，有白尸鬼见之，令人暴亡也。已上五失守者，天虚而人虚也，神游失守其位，即有五尸鬼干人，令人暴亡也……即一切邪犯者，皆是神失守位故也。此谓得守者生，失守者死，得神者昌，失神者亡。"

《素问遗篇》认为疫病的发生有"三年化疫"的基本规律。疫病不是在所有气候失常情况下都会发生，而是需要特定条件。其发生有一个过程，即"刚柔失守"后，"天地迭移，三年化疫"。《素问遗篇·刺法论》云："黄帝问曰，刚柔二干，失守其位，使天运之气皆虚乎？与民为病可得平乎？岐伯曰，深乎哉问！明其奥旨，天地迭移，三年化疫，是谓根之可见，必有逃门。"五运太过或不及，变生五疫。《素问遗篇·刺法论》云："假令甲子，刚柔失守，刚未正，柔孤而有亏，时序不令，即音律非从，如此三年，变大疫也……又有下位己卯不至，而甲子孤立者，次三年作土疬。""假令丙寅，刚柔失守，上刚干失守，下柔不可独主之，中水运非太过，不可执法而定之。布天有余，而失守上正，天地不合，即律吕音异，如此即天运失序，后三年变疫……又有下位地甲子，辛巳柔不附刚，亦名失守，即地运皆虚，后三年变水疬。""假令庚辰，刚柔失守，上位失守，下位无合，乙庚金运，故非相招，布天未退，中运胜来，上下相错，谓之失守，姑洗林钟，商音不应也，如此则天运化易，三年变大疫……又或在下地甲子乙未失守者，即乙柔干，即上庚独治之，亦名失守者，即天运孤主之，三年变疬，名曰金疬，其至待时也，详其地数之等差，亦推其微甚，可知迟速尔。""假令壬午，刚柔失守，上壬未迁正，下丁独然，即虽阳年，亏及不同，上下失守，相招其有期，差之微甚，各有其数也，律吕二角，失而不和，同音有日，微甚如见，三年大疫……又或地下甲子丁酉失守其位，未得中司，即气不当位，下不与壬奉合者，亦名失守，非名合德，故柔不附刚，即地运不合，三年变疬，其刺法一如木疫之法。""假令戊申，刚柔失守，戊癸虽火运，阳年不太过也，上失其刚，柔地独主，其气不正，故有邪干，迭移其位，差有浅深，欲至将合，音律先同，如此天运失时，三年之中，火疫至矣……又或地下甲子癸亥失守者，即柔失守位也，即上失其刚也，即亦名戊癸不相合德者也，即运与地虚，后三年变疬，即名火疬。"以上依运气情况将疫病分为木、火、土、金、水五类。

因此若要预防疫病，需从两个方面入手。一是正气存内，二是避其毒气。如《素问遗篇·刺法论》所云："帝曰，升之不前，可以预备，愿闻其降，可以先防。岐伯曰：既明其升，必达其降也。升降之道，皆可先治也。""黄帝曰，余闻五疫之至，皆相染易，无问大小，病状相似，不施救疗，如何可得不相移易者？岐伯曰：不相染者，正气存内，邪不可干，避其毒气。天牝从来，复得其往，气出于脑，即不邪干。"可参考《素问·至真要大论》所论："乘年之虚，则邪甚也。失时之和，亦邪甚也。遇月之空，亦邪甚也。重感于邪，则病危矣。有胜之气，其必来复也。""正气存内，邪不可干，避其毒气"，也成为后世防治疫病最重要的原则。

《素问遗篇·刺法论》记载了意念避疫之法。其云："气出于脑，即室先想心如日。欲将入于疫室，先想青气自肝而出，左行于东，化作林木。次想白气自肺而出，右行于西，化作戈甲。次想赤气自心而出，南行于上，化作焰明。次想黑气自肾而出，北行于下，化作水。次想黄气自脾而出，存于中央，化作土。五气护身之毕，以想头上如北斗之煌煌，然后可入于疫室。"《素问·移精变气论》指出医者要疏导病人的情志，其云："闭户塞牖，系之病者，数问其情，以从其意，得神者昌，失神者亡。"

避其毒气，如《素问·上古天真论》云："虚邪贼风，避之有时。"《素问遗篇·刺法论》提出了数种辟疫之法。其云："又一法，于春分之日，日未出而吐之。又一法，于雨水日后，三浴以药泄汗。又一法，小金丹方：辰砂二两，水磨雄黄一两，叶子雌黄一两，紫金半两……每日望东吸日华气一口，冰水下一丸，和气咽之。服十粒，无疫干也。"后世在此基础上，对防疫避疫之法展开了广泛研究和积极实践。

2. 病机 宋代医家对疫病的病机认识较为丰富，除传统的寒极生热和继承自魏晋隋唐而有所发挥的温毒为病之说外，还提出了邪伏少阴、伏阳为病、伏寒遇时邪为变等新观点。

其一，寒极生热。如朱肱《南阳活人书·卷第八》指出："大抵伤寒寒多易治，热多难治。伤寒发热者，以其寒极则生热，治法多用冷药，故令热不去。仲景热多寒少，用桂枝二越婢一汤；不渴、外有微热者，用小柴胡加桂汤，皆温表之义也。"许叔微也认同这一观点，《伤寒百证歌·第三十九证·发热歌》云："大抵寒多为易治，热多寒少因寒极。寒极生热，故热多者寒之极。寒多者病浅，故易治焉。"在治法方药上，宗张仲景辛温之法，用麻黄汤、桂枝汤等方。对麻黄汤、桂枝汤在临证中出现的问题，他们或是认为医家"不知用药对证之妙处"；或是认为麻黄汤、桂枝汤是为西北人所设，其言"西北二方，四时行之，无有不验"；或对麻黄汤、桂枝汤进行加减，以适应季节变化。如《南阳活人书·卷第三》云："夏月天气大热，玄府开，脉洪大，宜正发汗，但不可用麻黄、桂枝热性药，须是桂枝麻黄汤加黄芩、石膏、知母、升麻也。夏月有桂枝麻黄证，不加黄芩辈服之，转助热气，便发黄斑出也。"又如《南阳活人书·卷第十二》云："伤寒热病，药性须凉，不可太温；夏至后，麻黄汤须加知母半两，石膏一两，黄芩一分。盖麻黄汤性热，夏月服之，有发黄、斑出之失；唯冬及春，与病人素虚寒者，乃用正方，不再加减。"庞安时、郭雍等人也都有类似论述。

其二，温毒为病。有两种，一种是伏温后发，一种是感温即发，皆为承袭魏晋隋唐观点。前者如庞安时《伤寒总病论·卷第五·天行温病论》所论："其冬月温暖之时，人感乖候之气，未即发病，至春或被积寒所折，毒气不得泄，至天气暄热，温毒乃发，则肌肉斑烂也。"后者如："有冬时伤非节之暖，名曰冬温之毒，与伤寒大异，即时发病温者，乃天行之病耳。"

其三，邪伏少阴（伏气暴寒）。王叔和《伤寒例》论寒邪，认为"寒毒藏于肌肤之间"，而朱肱根据《伤寒论·平脉法》提出了邪伏少阴之说，称："伏气之病，以意候之，今月之内欲有伏气。假令旧有伏气，当须脉之。若脉微弱者，当喉中痛似伤，非喉痹也。病人云，实咽中痛。虽尔，今复欲下利。"朱肱则指出："又有伏气之病，谓非时有暴寒中人，伏气于少阴经，始不觉病，旬月乃发，脉微弱，法先咽痛，似伤寒，非喉痹之病，次必下利，始用半夏桂甘汤，次四逆散主之。"（《南阳活人书·卷第十·问咽喉痛》）朱肱认为，其病因是非时暴寒，伏邪部位为少阴经，潜伏时间为旬月，外发途径为咽喉、肠道，症状为咽痛、脉象微弱、下利，治法用半夏桂甘汤等温阳祛寒，对因机证治方药的阐发颇为完整。这种邪伏少阴之说，从病因、伏邪部位、发病时间等看，不同于魏晋隋唐时期的伏温之说。后世学者，如金代李东垣，明代赵献可，明末清初喻昌，清代柳宝贻等，对此论皆有所传承和发挥。

其四，伏阳为病。受王冰"寒毒薄于肌肤，阳气不得散发，而内怫结，故伤寒者反为病热"之说的影响，韩祗和在《伤寒微旨论·卷上·伤寒源》提出伏阳为病的观点。其云："夫伤寒之病，医者多不审察病之本源，但只云病伤寒，即不知其始阳气内郁结，而后成热病矣。自冬至之后，一阳渐生，阳气微弱，犹未能上行，《易》'潜龙勿用'是也。至小寒之后，立春以前，寒毒杀厉之气大行，时中于人，则传在脏腑。其内伏之阳，被寒毒所折，深浃于骨髓之间，应时不得宣畅；所感寒气浅者，至春之时，伏阳早得发泄，则其病轻，名曰温病；感寒重者，至夏至之后，真阴渐发，其伏阳不得停留，或遇风寒，或因饮食、沐浴所伤，其骨髓间郁结者，阳气为外邪所引，方得发泄；伏阳既出肌肤，而遇天气炎热，两热相干，即病证多变，名曰热病。"韩祗和认为，伤寒病热是由于"寒毒薄于肌肤，阳气不得散发，而内怫结，故伤寒者，反为热病也。以此证之，即伤寒之病，本于内伏之阳为患也"。韩祗和所论似从《黄帝内经》来，只是引入"伏阳"这一概念。其论温病、暑病，仍为"冬伤于寒"。其对温病、暑病的轻重辨析，对郭雍可能有一定影响。上述伏温温毒、邪伏少阴、伏阳为病之观点，为后世伏邪理论发展提供了思路。

其五，伏寒更遇时邪为变。庞安时对伤于寒邪如何能病温，提出了自己的观点：触犯寒毒之后，"其不实时成病，则寒毒藏于肌肤之间，至春夏阳气发生，则寒毒与阳气相搏于荣卫之间，其患与冬时即病候无异。因春温气而变，名曰温病也。因夏暑气而变，名曰热病也。因八节虚风而变，名曰中风也。因暑湿而变，名曰湿病也。因气运风热相搏而变，名曰风温也"（《伤寒总病论·卷第一·叙论》）。即伏寒需遇到时邪，两感而发，并指出时邪包括春温气、夏暑气、八节虚风、暑湿、气运风热等。

在传变方面，庞安时认为，"伤寒病起自风寒入于腠理"，"天寒之所折，则折阳气。足太阳为诸阳主气……故始则太阳受病也……以其阳经先受病，故次第传入阴经"（《伤寒总病论·卷第一·叙论》）。伤寒风寒邪气，首先侵犯太阳肌表；之后循三阳三阴，从阳及阴，由表及里而传。温病传变较为复杂，伏邪者往往内外合邪而发病，新感则可直犯五脏；其传变如《伤寒总病论·卷第四·暑病论》所云："有如伤寒而三阴三阳传者，有不依次第传，如见五脏热证者，各随证治之。"而且，温病病势变化较快。

3. 传染性 这一时期，医家对疫病传染性的认识大略与前代相近。如庞安时在《伤寒总病论》中，多次提到时行热病、时行寒疫、天行疫气、天行瘴气、天行温病、时行温病、疫气相染等概念。其中，天行、时行等名词包含有广泛流行之意，而疫气、相染等名称则明确表明其传染性。如《伤寒总病论·卷第四·暑病论》曰："暑病三日外至七日，不歇内热，令人更相染。"

但前代对疫病传染性、流行性的认识，多与时令因素有关。如《诸病源候论·卷十·温病诸候（凡三十四论）·三十四、温病令人不相染易候》云："此病皆因岁时不和，温凉失节，人感乖戾之气而生病，则病气转相染易，乃至灭门，延及外人。"而对空间因素关注不足。庞安时注意到了这个问题，《伤寒总病论·卷第五·天行温病论》指出："天行之病，大则流毒天下，次则一方，次则一乡，次则偏着一家。"郭雍也指出："然春温冬寒之病，乃由自感自致之病也。

若夫一乡一邦一家皆同患者，是则温之为疫者然也，非冬伤于寒自感自致之病也……设在冬寒之日，而一方一乡一家皆同此病者，亦时行之寒疫也。"（《伤寒补亡论·卷第十八·伤寒温疫论一条》）笔者以为，除了前代"一岁之中，长幼之病多相似者"这种对疫病流行的时间性的关注外，宋代医家对疫病流行的地域性有了更多关注，并以流毒危害的范围大小，作为判断疫病严重性的标志之一。

此外，《素问遗篇·刺法论》指出："五疫之至，皆相染易，无问大小，病状相似。"认为疫病具有传播快、传染性强、症状相似、死亡率高的特点。"天牝从来，复得其往"，天牝者鼻也，指出疫病的传播途径可能自鼻而入。同时，《素问遗篇》还认为，疫病之源是"毒气""尸鬼"，这些都是疫疠之邪的代称，可通过口鼻传播，也可通过尸体传播。如"人虚即神游失守位，使鬼神外干，是致夭亡"，"五尸鬼干人，令人暴亡也"，这些认识与《诸病源候论》等有相似处。

三、疫病证治

这一时期医家在诊治疫病时强调辨别寒温，主张因时、因地、因人等对辛温发汗方进行加减，适当使用寒凉药物。现存文献中对疫病证治创见较多的宋代医家，有韩祗和、庞安时、朱肱、郭雍等。

1. 韩祗和辨治思路　韩祗和从《辨脉法》《平脉法》《伤寒例》三篇着手研究伤寒，主要阐发了三个观点：

其一，脉诊为先。韩祗和认为，治伤寒当以脉为先，以证为后；指出治伤寒病，见证不见脉，未可投药；见脉不见证，虽少投药，亦无害。辨脉又分两个方面，先分阴阳，次辨脉象。关前为阳脉，关后为阴脉；关前寸小，关后尺大为阳虚阴盛，反之则为阳盛阴虚。凡《伤寒论》中脉之阴阳，均应作如是观。藏象以浮、沉、迟、数、盛、虚、大、小、缓、紧等区别。

其二，治随气候。无论阴阳虚实病证，均分做立春以后至清明以前，清明以后至芒种以前，芒种以后至立秋以前等几个时期，分别立法施治。如立春以后至芒种以前虽有可下脉证，亦未可便投，以天气阳力尚微也。到了芒种后五六日，天气炎盛后，投下则无后患。随季节气候渐暖，逐渐减少温散、增加清下。

其三，不拘泥于张仲景方。张仲景《伤寒论》系统总结了理法方药的辨治体系，但指出在临床运用中不可生搬硬套。如晋代葛洪认为"伤寒有数种"，不应"令一药尽治之"（《肘后备急方·卷二·治伤寒时气温病方第十三》），尝试用辛凉之法治疗外感热病初起。隋代巢元方认为，治疗伤寒病应因地制宜，"岭南伤寒，但节气多温，冷药小寒于岭北。时用热药，亦减其锱铢，三分去二"（《诸病源候论·卷十·疫疠病诸候·三、瘴气候》）。唐代孙思邈在《备急千金要方》中，仅就伤寒初起就搜集了当时流传的发汗散 11 方、发汗汤 19 方、发汗丸 2 方。上述临床实践经验的总结，为宋代"伤寒补亡"和伤寒学术整理工作奠定了基础，韩祗和、朱肱等医家从中获益颇多。如韩祗和《伤寒微旨论·卷上·治病随证加减药》云："古人以伤寒为卒病也，古今治伤寒，无出于仲景方，仲景尚随证加减药味，量病而投之……况《素问》有异法方宜论，岂是执一端而治病也。假令杂病方可用治伤寒病者，亦可投之，岂须待《伤寒论》中有法也。况古人之心，文笔不能尽言者多矣。"不应拘泥于文本材料，而要从实际运用的角度出发遣方用药，这是韩祗和明确提出的，这也成了两宋时期有所发明创见的医家都认可的《伤寒论》研究方法。在韩祗和书中，除《可下篇》从张仲景方治外，其他均别立方药。

2. 庞安时辨治思路　庞安时以《伤寒例》等为依据，在给苏东坡的书信中称："安时所撰《伤寒解》，实用心三十余年。"他对伤寒、暑病、时行寒疫、温病等都有所发挥。

其一，治伤寒多据张仲景法。庞安时强调两点：阳气易折，随地随时加减用药。他从季节和地域的角度进行论述："天寒之所折，则折阳气。"《伤寒总病论·卷第一·叙论》云："如桂枝汤自西北二方居人，四时行之，无不应验。自江淮间地偏暖处，唯冬及春可行之。自春末及夏至以前，桂枝、麻黄、青龙内宜黄芩也。自夏至以后，桂枝内又须随证增知母、大青、石膏、升麻辈取汗也。若时行寒疫及病人素虚寒者，正用古方，不在加减矣。"

其二，《伤寒总病论》后三卷，分别为"暑病论""时行寒疫论""天行温病论"。庞安时将暑病据《素问》分为肝热病者、肺热病者、心热病者、肾热病者、脾热病者五种，分别进行论治，指出："冬伤于寒，夏至后至三伏中，变为暑病，其热重于温也。""又夏至后有五种热病，时令盛暑，用药稍寒。"他还指出暑病具有传染性。其云："暑病三日外至七日，不歇内热，令人更相染，大青消毒汤"。庞安时《伤寒总病论·卷第四·时行寒疫论》指出："从立春节后，其中无暴大寒，又不冰雪，而人有壮热病者，此属春时阳气，发于冬时，伏寒变为温病也。从春分以后至秋分节前，天有暴寒，皆为时行寒疫也。"他辨治时行寒疫的方法，主要转引自《诸病源候论》，有些内容源自华佗、王叔和等医家，还记录了圣散子方之由来及组成、用法。

其三，温病分青筋牵、赤脉攒、黄肉随、白气狸、黑骨温五证，确立四时五种温病的临床治疗法则，命名七方，使用大剂量清热解毒、辛散透发之品治疗，认为对温热病应治以寒凉、重用石膏。必须指出的是，庞安时对温热病的认识，在很大程度上未脱魏晋隋唐人窠臼。此"四时五脏阴阳毒"之说，首创于《备急千金要方》，庞安时对其并无太多发展。其他医家对此论关注也较少，仅有陈无择《三因方·卷之六·叙疫论》及《三因方·卷之六·四季疫证治》，许叔微《伤寒九十论》"青筋牵引证"等、《普济方·卷一百三十五·伤寒门·阴阳毒》及《增订叶评伤暑全书·卷上·时疫》等少数著作引述。《松峰说疫·卷之四·辨疑·辨五疫治法》则明确反对这种五行分论疫病之法，而《医学正传·卷之一·医学或问》表示中立。

其四，温病证治与伤寒不同。与伤寒相比，温病病势危重，病情发展变化较快，证候复杂。由于温疫热毒壅于肌肉皮肤，侵入血脉，故温病多见斑和痘疹，如面赤斑斑如锦纹，或痘疹遍布周身。庞安时认为，若将温病误作伤寒，而施以辛温发汗，会造成不良后果。《伤寒总病论·卷第五·伤寒感异气成温病坏候并痊证》指出："风温与中风脉同，温疟与伤寒脉同，湿温与中湿脉同，温毒与热病脉同，唯证候异而用药有殊耳，误作伤寒发汗者，十死无一生。"《伤寒总病论·卷第六·上苏子瞻端明辨伤寒论书》亦强调："温病若作伤寒行汗下必死。"这样的强调，对纠正时弊具有一定意义。故在治疗时，庞安时强调存津液、护胃气。如以下法为例，庞安时指出："病五六日以上，气结在脏腑，故腹满身重，骨节烦疼，当下则愈。若小便少，手足心并腋下不滋润，尚未可攻之，当消息其候，不可乱投汤药，虚其胃气也。"(《伤寒总病论·卷第一·叙论》)

其五，庞安时于温病初期用桂枝汤、麻黄汤等加苦寒药物，变辛温发汗为辛寒透解法；温病极期用苦寒清热解毒，泻下透邪养阴法，采用葛根龙胆汤（葛根汤加龙胆草、大青、石膏、升麻、玉竹）、三黄石膏汤（黄柏、黄连、黄芩、栀子、石膏、麻黄、豆豉）和大青消毒汤（大青、栀子、石膏、芒硝、生地、豆豉）等方。这主要是对魏晋隋唐医家治疗思路的继承。

3. 朱肱辨治思路　朱肱《南阳活人书》第六卷，论伤寒、伤风、热病、中暑、温病、温疟、风温、温疫、中湿、湿温、痓病、温毒诸病名；十九卷论妇人伤寒，二十卷论小儿伤寒。朱肱通过正病名，讨论伤寒与温病的鉴别。他说："伤寒之名，种种不同……不得其名，妄加治疗，往往中暑乃作热病治之，反用温药；湿温乃作风温治之，复加发汗；名实混淆，是非纷乱，性命之危，危于风烛。"如"春月伤寒，谓之温病。冬伤于寒，轻者夏至以前发为温病，盖因春温暖之气而发也。"(《南阳活人书·卷第六·四十三问》)又如："一身尽痛，发热，身黄，小便不利，大便反快者……此名中湿也。风雨袭虚，山泽蒸气，人多中湿，湿流关节，须身体烦痛，其脉沉缓，为中湿。"（《南阳活人书·卷第六·四十七问》）朱肱定名以证候为主，结合病因，还尝试把四时六淫的辨病与六经辨证相结合。

4. 郭雍辨治思路　郭雍著《伤寒补亡论》。所谓补亡，乃郭雍取《备急千金要方》《千金翼方》《伤寒总病论》《南阳活人书》，以及与其同时的名医常器之等人的学说，有合于张仲景之论的即补入，并附上郭雍本人的论述。

笔者发现，郭雍对伤寒热病、伏寒温病、时行瘟疫、冬病伤寒、新感春温等疾病，在轻重上进行了细致探讨。如"雍曰：伤寒时气，症类亦多，或名伤寒，或名温病，或曰时行，或曰温疫，或曰温毒，或以为轻，或以为重，论说不一，益令人惑"，故需分辨清楚。他判断的基本原则有两条，其一为："即时发者，必轻；经时而发者，必重也。"其二为："是则既伤于寒，又感于温，两邪相搏，合为一病，如人遇盗又有同恶济之者，何可支也？"（《伤寒补亡论·卷第十八·伤寒温疫论一条》）即伏邪病证重于新感病证，两邪相合重于单一邪气。

他主要在《伤寒补亡论》中的《伤寒温疫论一条》及《温病论六条》两篇中，做出具体判断如下：①"仲景以为冬伤于寒，中而即病者，名曰伤寒。盖初感即发，无蕴积之毒气，虽为伤寒，而其病亦轻……伤寒冬不即发，遇春而发者，比于冬之伤寒为重也。"②"此冬伤于寒，至夏为热病者，所以又重于温也。故古人谓冬伤于寒，轻者夏至以前发为温病，甚者夏至以后发为暑病也。"③"又有冬不伤寒，至春感不正之气而病，其病无寒毒之气为之根，虽名温病，又比冬伤于寒，至春再感温气为病轻。"④"大抵冬伤于寒，经时而后发者，有寒毒为之根，再感四时不正之气而病，则其病安得不重。如冬病伤寒，春病温气，与夫时行瘟疫之类，皆无根本蕴积之类，才感即发，中人浅薄，不得与寒毒蕴蓄有时而发者同论也。"⑤"此皆谓伤寒而成温者，比之伤寒热病为轻，而比之春温之疾为重也。"这里所谓的伤寒热病，应该指的是暑病。如其云："夏为暑病，亦曰热病。""后世以暑病为热病者，谓夏时之气热，最重于四时之热也。"（《伤寒补亡论·卷第一·伤寒名例十问》）⑥"其不伤寒，至春触冒自感之温，治与疫同，又轻于疫也。"⑦"治温病，与冬月伤寒、夏月热病不同，盖热轻故也。雍曰，此谓春温非伤寒者，若伤寒成温，则其热轻于热病，而重于冬月伤寒也……朱氏注曰，春初秋末，阳气在里，其病稍轻，纵不用药治之，五六日亦自安。"

上面的论述中，对时行瘟疫与冬病伤寒，没有做出明显比较，只有以下一段间接论述："伤寒之与岁露何如？雍曰，岁露者，贼风虚邪也。因岁露而成伤寒者，其病重而多死。四时伤寒者，因寒温不和而感也，其病轻而少死。上古之书论岁露，自越人、仲景之下，皆不言及之，今虽有遇岁露而死者，世亦莫之辨，皆谓之伤寒时行也。"（《伤寒补亡论·卷第一·伤寒名例十问》）大略可以看出，郭雍认为冬月伤寒、时行瘟疫都不甚重。

综合来看，郭雍认为上述五种疾病轻重排序如下：最重者为伤寒热病（暑病），次重者为伏寒温病，轻重居中者为时行瘟疫、冬病伤寒，最轻者为新感春温。

对为何即发者较轻，经时而发者较重，郭雍认为"初感即发，无蕴积之毒气"；而经时而发者，则"有寒毒为之根，再感四时不正之气而病"，"两邪相搏，合为一病"，所以较重。反而言之，毒轻者即发，毒重者经时而发，"盖寒毒浅近在肤腠，正气易胜，故难久留，是以即发；其毒稍深，则入于肌肉，正气不能胜，必假春温之气开疏腠理，而后可发，是以初为温病；又其毒之盛者，经时既久，深入骨髓，非假大暑消烁，则其毒不可动，此冬伤于寒，至夏为热病者，所以又重于温也"。

这种观点有一定参考价值，也是笔者所见最早对外感诸病的轻重做细致研究的医家。但他认为时疫不重、甚至轻于伏温这一点，似乎临床证据不足。

郭雍指出，瘟疫传变与伤寒不同，"多不传经"，故不可拘于伤寒时日，而要以汗、吐、下三法，随证施治。其云："又或有春天行非节之气中人，长幼病状相似者，此则温气成疫也，故谓之瘟疫。瘟疫之病，多不传经，故不拘日数，治之发汗、吐、下，随症可施行。其不伤寒，至春触冒自感之温，治与疫同，又轻于疫也。"陈无择也认为，温疫、寒疫"治之各有法，不可拘以日数汗下"（《三因极一病证方论·卷之六·四季疫证治》）。元末明初的《丹溪手镜·卷之上·时行疫疠十一》也指出："时行者，春应暖而寒，夏应热而凉，秋应凉而热，冬应寒而湿，是以一岁之中，长幼之病俱相似也。疫者，暴厉之气是也，治法与伤寒不同，又不可拘以日数，疫气之行，无以脉论。"

病机方面，郭雍善用"毒"来解释，在《伤寒补亡论》中用"毒"字300余次，尤其喜用"毒气"一词。如他创立"毒气致厥"说，认为伤寒之厥"非本阴阳偏盛，暂为毒气所苦而然"，与《黄帝内经》气逆之厥不同，其重点为"毒气扰经"。其云："毒气并于阴，则阴盛而阳衰，阴经不能容其毒，必溢于阳，故为寒厥。毒气并于阳，则阳盛而阴衰，阳经不能容其毒，必溢于阴，故为热厥"，治疗应随毒气发展之趋势因势利导。如"毒气随三阴经走下，不复可止"。又如黄疸，《伤寒补亡论·卷第十四·发黄三十条》提出毒血相搏致疸之说，明确指出外邪不去久成热毒，在血脉中传流，与血相搏，为邪气败坏的血液不衄、不汗、不溺，则郁而发为至黄之色。

在治疗上，"始觉不佳，即须救疗"，以"折其毒热"，"必不可令病气自在恣意攻人"，若失治"邪气入脏，则难制止"。郭雍强调区分疫病之寒温以论治，其云："大抵治疫尤要先辨寒温，然后用药。"（《伤寒补亡论·卷第十八·风温温毒四条》）用药倡导"凡发散以辛甘为主，复用此苦药"。因为"辛甘者折阴气而助阳气也，今热盛于表，故加苦以发之。《素问》云'热淫于内，以苦发之'是也"。指出服药不避暑夜早晚，及时调整剂量和服药周期等。郭雍认为，伏寒温病、伤寒热病（暑病）、新感春温，"其治法与伤寒皆不同"，以及"但传经，皆冬感也，皆以伤寒治；不传经者，皆春感也，皆以温气治之"。应该说，郭雍之前的庞安时，也是重点强调"毒"的。《伤寒总病论》一书，"毒"字出现上百次，多为"寒毒""热毒""温毒""阴毒""阳毒"和"毒气"，偏于病因方面。而郭雍所论则偏于病机，并且提出了较为完整的辨机论治理法。

5.《素问遗篇》五疫学说 《素问遗篇·刺法论》指出疫有五类。其云："是故立地五年，以明失守，以穷刺法，于是疫之与疠，即是上下刚柔之名也，穷归一体也，即刺疫法，只有五法，即总其诸位失守，故只归五行而统之也。"五疫分别为木疫、火疫、土疫、金疫、水疫，各有相应针刺治法。木疫"当刺脾之俞，次三日可刺肝之所出也"，"火疫至矣，当刺肺之俞"，土疫"刺之当先补肾俞，次三日可刺足太阴之所注"，金疫"当先补肝俞，次三日可刺肺之所行"，水疫"当先补心俞，次五日可刺肾之所入"。《素问遗篇》论述了发生五疫的运气情况，但对五疫的临床证候论述不详，后世医家对五疫的研究也较少。

总的来看，这一时期，疫病证治中有两个突出特点，值得深入探讨：

其一，依时论病。庞安时认识到，温病的发生具有季节规律。时行寒疫多发生于春分节后至秋分节前，暑病发生于夏至节后至三伏中，青筋牵等五行之疫亦各随季节而发生。朱肱认为，热病为夏月发热恶寒，头疼身体肢节痛重；中暑则为夏月自汗恶寒，身热而渴，症状相似，但疾病不同，方药也有别。这种认识补充了《伤寒论》等在时令病论述方面的不足。郭雍认为，伤寒之所以分为五者，皆"因四时之变气而言"。《伤寒补亡论·卷第一·伤寒名例十问》云："冬有风寒二证，故冬为中风，为伤寒；春为温病；夏为暑病，亦曰热病；秋为湿温。"郭雍以"依时论病"的观点，来阐释"伤寒有五"，指出五证"皆重感于四时之气"。这种对伤寒、温病等季节性规律的认识，比前代更加丰富，对后世学术发展有一定启示作用。

其二，病证结合。朱肱《南阳活人书》贯穿了重视辨病、辨证的思想，书中论述每一个病证时，通常是先述其典型症状、治法原则和代表方剂。比如："其人素伤于风，因复伤于热，风热相薄，即发风温。主四肢不收，头疼身热，常自汗出不解，治在少阴、厥阴，不可发汗……宜葳蕤汤。""先热后寒，名曰温疟，病人尺寸俱盛，重感于寒，变成温疟，小柴胡汤主之。"又如，对于发疹性疾病，《太平圣惠方》及《小儿药证直诀》能鉴别出天花、麻疹和水痘，但郭雍的描述更为详切。如其云："斑与疮疱及瘾疹，实是三种。伤寒热病发斑，谓之斑，其形如丹砂小点，终不成疮，退即消尽，不复有疮。温毒斑即成疮，古人谓毒热疮也，舍是又安得别有热毒一疮？后人谓豌豆疮，以其形似之也。温毒疮数种，豌豆疮即其毒之最者。其次水疮，麻子是也。又其次麸疮子是也，如麸片，不成疮，但退皮耳。以其不成疮，故俗谓之麸疮，又与瘾疹不同。瘾疹者，皮肤发痒，搔则瘾疹垄起，相连而出，终不成疮，不结脓水，亦不退皮，忽尔而生，复忽尔而消，亦名风尸也。"郭雍已能鉴别多种发疹性疾病，并能抓住这些斑疹各自的主要特点以区别之。

四、疫病方药

宋代医家在方药方面，首要的贡献是增补《伤寒论》中有证无方及方证不全者。如庞安时补入时行温疫、温毒、湿证、暍证、风温、温疟、湿温等各证共 27 方，对可发汗证、不可发汗证、可下证、发汗吐下后杂证、伤寒劳复证、阴阳易证等增方 61 首。朱肱补热病、中暑、温病、温疫、温疟、风温、中湿、风湿、湿温、痉病、温毒、两感伤寒等各证共 66 方，对阳明、太阳、伤风、少阳、阴阳易、伤寒轻证、结胸、痞、呕、霍乱、哕、胁热利、湿毒利等证增方 52 首。郭雍认为，"春温之病，古无专设之法"，其治疗新感之温注重解肌，温疫则加用疫药。

其次，是对麻黄汤、桂枝汤二方的集中探讨。麻黄汤、桂枝汤随《伤寒论》受到重视，但在使用过程中，因为临床上遇到的实际问题而受到了质疑。如许叔微《伤寒九十论·太阳桂枝证第三十》所论："仲景论表证，一则桂枝，二则麻黄，三则青龙……此三者，人皆能言之，而不知用药对证之妙处，故今之医者多不喜用，无足怪也。"而寒凉一派明确表示，非必用张仲景法治病。如韩祗和治伤寒不倡用麻黄汤、桂枝汤，认为"仲景尚随证加减药味，量病而投之……况《素问》有异法方宜论，岂是执一端而治病也。假令杂病方可用治伤寒病者，亦可投之，岂须待《伤寒论》中有法也"（《伤寒微旨论·卷上·治病随证加减药》）。后有刘完素大力提倡辛凉解表，指出"不若通用双解散免致有麻黄、桂枝之误"（《伤寒标本心法类萃·卷上·伤风》）；"不若通用天水散或双解散之类甚佳，无使药不中病，而一加害也"（《伤寒标本心法类萃·卷上·伤寒》）；并认为"余自制双解、通圣辛凉之剂，不遵仲景法桂枝、麻黄发表之药，非余自炫，理在其中矣"（《素问病机气宜保命集·卷上·伤寒论第六》）。

再次，使用性平或性凉的药物。《伤寒微旨论》中运用了一些辛平、辛凉的药物。如针对"病人两手脉浮数而紧"之伤寒，"若立春以后，至清明以前，宜调脉汤主之；清明以后，至芒种以前，宜葛根柴胡汤主之；芒种以后，至立秋以前，宜人参桔梗汤主之"（《伤寒微旨论·卷上·可汗》）。其中，调脉汤以葛根、防风、前胡、甘草、生姜、大枣组成。对"脉浮数而缓"之中风，也按上述时序用薄荷汤、防风汤、香芎汤。宋代官修的《太平惠民和剂局方》和《圣济总录》，亦收录有较平和或偏于辛凉苦寒的方药。如《太平惠民和剂局方·卷之二·治伤寒》中，"治伤寒时气，表里俱虚，诸虚烦热"的竹叶石膏汤，以及"治伤寒、温病、时行寒疫"的葛根解肌汤等，《圣济总录·卷第二十一·伤寒门》"治伤寒初觉烦热头疼脚痛"的解毒汤，"治伤寒初觉头痛恶寒壮热，腹内热，脉洪大，一二日"的葛根汤，以及"治伤寒初得一二日，头痛壮热，恶寒，脉浮紧"的石膏人参解肌汤等。这些方剂有的来自魏晋隋唐医家，有的为宋代医家创制。庞安时倡导在麻黄汤、桂枝汤之中加寒药。如《伤寒总病论·卷第四·暑病表证》载四方：暑病代桂枝并葛根证，桂枝、芍药、知母、生姜、甘草、黄芩、葛根、大枣；暑病代麻黄证，桂枝、杏仁、知母、麻黄、甘草、黄芩；暑病代青龙汤证，麻黄、石膏、知母、桂枝、甘草、杏仁、生姜、大枣；暑病代葛根麻黄证，葛根、麻黄、桂枝、甘草、知母、黄芩、芍药、生姜、大枣。其组方均是在《伤寒论》麻黄汤、桂枝汤二方的基础上，加寒凉的知母、黄芩等品。同时，针对暑病传染的情况，庞安时倡用大青消毒汤，方用"大青、芒硝各二两，山栀子一两，石膏四两，豉半升，湿地黄半升"。许叔微《伤寒百证歌》提倡用小柴胡汤、竹叶石膏汤治疗温病，言"升麻解肌为最良，小柴竹叶宜相称"；小柴胡汤、白虎加桂汤治疗温疟，言"先热后寒者，小柴胡汤。但热不寒者，白虎加桂汤主之"，以及黄芪防己汤治疗风温误汗等。

最后，使用清热解毒方药。庞安时重点强调病因之"毒"。《伤寒总病论》一书"毒"字出现多次，如寒毒、热毒、温毒、阴毒、阳毒、毒气。临床治疗上，庞安时组方时常于麻黄、桂枝、葛根、芍药等辛温药中，加入重剂石膏，以及大青叶、黄芩、知母、芒硝、栀子、生地黄、玄参等清热解毒、养阴凉血之品。如庞安时治天行温病八方，重在清热解毒、泻下养阴，针对温毒创制及采用柴胡地黄汤、石膏竹叶汤、石膏地黄汤等，以大剂量的清热解毒药，佐以少量的辛温之品以散毒，尤其突出的是重用石膏，常在三到四两。据统计，《伤寒总病论》卷五对天行、温病及伤寒变温病所用方子中，大量使用了清热解毒之品，此卷载方43首，其中仅3首仲景方。寒凉药出现总频次为：石膏14次；

栀子、黄芩各 8 次；大青叶、芒硝各 6 次；生地黄、大黄各 5 次；茅根、玄参各 4 次；寒水石、羚羊角各 3 次；犀角 2 次。而温药出现频次为：桂枝 10 次；麻黄 7 次；细辛、附子各 4 次；干姜 2 次。比例悬殊，同时温热药剂量亦明显轻于寒凉药，说明庞安时在温病治疗方面已经开始突破伤寒方药的框架。郭雍也认为，"始觉不佳，即须救疗"，以"折其毒热"。

应该说，宋代医家虽然在疫病理论上突破略显不足，但在临床实践中还是积累了大量经验和有效方剂，对于平、凉、寒药和清热解毒方剂的运用，比之魏晋隋唐时期有一定进步，为后世温热病治疗提供了宝贵经验。

宋代还有一首不得不提的治疫"名方"——圣散子方。"圣散子方"乃苏东坡得自巢元修家传秘方，之后传给好友庞安时，谓凭此方"连岁大疫，所全活至不可数"，而且"时疫流行，平旦辄煮一釜，不问老少良贱，各饮一大盏，则时气不入其门。平居无病，能空腹一服，则饮食快美，百疾不生，真济世卫家之宝也"。此方于是名世，流传极广。不过，后来该方在使用中出现了严重的问题。如叶梦得《避暑录话·卷上》记载："宣和后，此药盛行于京师，太学诸生，信之尤笃，杀人无数。"所指之事，乃北宋末年之大疫。陈无择《三因极一病证方论·卷之六·料简诸疫证治》小称："辛未年，永嘉瘟疫，被害者不可胜数，往往顷时。"永嘉属今之浙江省温州市，是陈无择生活之地，此场瘟疫当发生于南宋绍兴二十一年（1151 年）。陈无择分析指出，治疗疫病必先辨寒温，圣散子方应是治疗寒疫的处方，且需因地制宜，辨证施治，而绝不可用于温性疫病的治疗。其云："寒疫流行，其药偶中，抑未知方土有所偏宜，未可考也……夫寒疫，亦能自发狂。盖阴能发躁，阳能发厥，物极则反，理之常然，不可不知。今录以备疗寒疫，用者宜究之，不可不究其寒温二疫也。"而据俞弁《续医说》载，到了明代，"弘治癸丑年（1493 年），吴中疫疠大作，吴邑令孙磐令医人修合圣散子，遍施街衢，并以其方刊行，病者服之，十无一生。率皆狂躁昏瞀而卒"。俞弁认为，此药应对的是湿气较重的环境，"圣散子方中，有附子、良姜、吴茱萸、豆蔻、麻黄、藿香等剂，皆性燥热，反助火邪……若不辨阴阳二证，一概施治，杀人利于刀剑"。

由此事可知，在治疗疫病时一方疗效不可迷信，必须具体分析证候，辨病辨证结合，合理遣方用药。其实，即便是同一次疫病，各人体质不同，也需斟酌药之加减、量之多少。庞安时本人极力倡导依季节、依地域、依体质用药，而且指出此方仅适用于对证之"时行寒疫"。后人不辨证候，妄用此方，其责不可全归于苏东坡、庞安时。

五、疫病调护

宋代医家认为，温病后期，大邪虽去，但余毒未净，正气尚未恢复时，调养和护理十分重要，尤其要防止病情迁延或反复。庞安时主要强调饮食宜忌、避免过劳、禁绝房事等。如《伤寒总病论·卷六·天行差后禁忌》曰："饮酒合阴阳复病必死，生鲙煮面酒，韭、蕈、鳝、莼、豆粉，犬羊血肠血、生果、油肥之类，食之皆发热黄，下利不救。诸劳动皆致复，尚可治，女劳多死。"主要强调避免助热、伤津、损胃。

准确判断预后，对于调护也非常重要。庞安时作"伤寒死生候""热病死生候""温病死生候"三篇，探讨温热病预后问题。如："热病阴阳交者，热烦身躁，太阴寸口脉两冲尚躁盛，属阴阳交，死；得脉静者生……热病在肾，令人渴口干，舌焦黄赤，昼夜引饮不止，腹大而胀，尚不厌饮，目无精光，死，不治……热病身面发黄，面肿，心热口干，舌卷焦黄黑，身麻而臭，伏毒伤肺，中脾者死。"总的来看，温热病出现发热、心烦、身躁、寸口脉躁盛，以及直视、谵语、大渴、喘满、身黄、瘛疭等症状，提示有脏衰、阴伤、神志异常等，病情多危重。而如果邪随汗泄，汗出脉静，则预后良好。上述认识均未超出前代医家范围。

第二节　金元医家防治疫病的理论和方法

疫病因其危害性，以及具有流行性或传染性特征，在历史上备受医家关注。首先，疫病发病急骤，病情较重，发病率、死亡率高，而且往往留下较为严重的后遗症，使得医家对其高度关注。同时，因为患病者较多，症状相似，证候特点鲜明，令医家在研究疫病时比研究其他疾病更容易发现证候规律，也更容易在试验药物方剂的过程中发现有效的治法方药，形成较为完整的理法方药体系，故得到了医家的自觉关注。

对于疫病认识的不断深入及论治水平的不断提高，催生了大量相关理论，也带动了整个中医学术的发展。可以说，每一次中医外感热病相关理论的发展，不论是伤寒理论，还是温病理论，都与疫病的发生和救治有着密切的关系。在疫病发生较多的时候，相关理论也会产生较大的发展。如《伤寒论》诞生在大疫不断的东汉末年；金元时期有多场大疫，尤其是李东垣记录下的汴京大疫，促使疫病理论得到进一步完善，疫病治法更加丰富；明末清初疫病频发，诞生了《温疫论》等著作，温病学术开始成为疫病证治的主流理论。

将我国历代人口状况与疫病发生情况进行对照研究，显示在疫病发生频繁的金元与明末清初时期，我国人口数量却在不断增加，在一定程度上反映了中医疫病相关理法的有效性。

金元时期，以金元四大家为首的各个医学流派，根据各自的临床经验与体会，对疫病进行了深入细致的研究，形成了各自独有的理法认识，对后世均产生了一定影响。其中刘完素"六气皆从火化"的"火热论"观点及寒凉治热的主张，比魏晋隋唐医家和宋代医家更加明确，引发了医界对温病、热病的全面探讨；张从正以三因制宜之理、汗吐下三法和凉水卧灌等治疗疫病；李东垣之"脾胃论"是由汴京大疫催生而成，可以用来指导疫病证治；朱丹溪"阳常有余，阴常不足"的观点，以及重视滋阴的治法，对清代医家治疗温病产生了重要影响。

何梦瑶《医碥》指出："河间言暑火，乃与仲景风寒对讲；丹溪主阴虚，乃与东垣阳虚对讲。皆以补前人所未备，非执偏也。"明代王节斋评价金元四家："四子之书，初无优劣，各发明一义耳。"我们需要对这些医家的疫病相关学术思想，进行深入分析和研究，以便更好地继承他们的学术思想。

一、金元时期疫病理法的形成

凡是动荡的社会、战争的年代，人们的身心都会受到极大的损害，从而导致抵抗力的下降，各种疾病包括疫病往往在此时频繁发生。战争作为社会中重要的因素，影响了人们的健康而导致疾病的发生，而疾病的增多必然要求医学理论迅速发展以适应其变化。

不可否认的有两点：①动荡的社会环境更容易产生疫病。兵灾造成人和动物的死亡，导致水源、食物等的污染，并由此引发了疫病流行；朝不保夕、颠沛流离、衣食无着的生活窘境，造成了生理和心理压力；各种内外伤，诸如刀兵、中毒、不洁食物等，损伤了人们的正气；人口流动的增加和政府卫生管理能力的下降，使得疫病的传播变得更加容易；医疗人力和药品资源的紧缺，造成疫病发生之后的失控。所有这些都会同时作用，使得疫病流行几乎成为必然。②这样动荡的社会环境更容易产生新的疫病理论。除了新出现的疫病对相应的新理论有必然的需求和约束外，这样动荡的社会环境更容易使得人们产生理性的反思。当然，我们更应该注意到的是疫病本身的推动力，是疫病直接催生了相应理论，而环境只是间接因素。

金元诸家疫病相关学说的兴起，具有以下学术背景：其一，疫病流行，对相应理论提出了新的需求；其二，宋以来的医学教育普及，临床方剂的积累等，为金元时期疫病的理法探讨，提供了学术储备；其三，宋代理学等的发展，对医学理论创新有思想理念上的影响，也提供了哲学和智力支持。

笔者结合金元诸家疫病相关学说形成的实际情况，试论如下：

其一，疫病流行，对相应理论提出了新的需求。宋金时代，战争频仍，民不聊生，疫病盛行。如李东垣所述："向者壬辰改元，京师戒严，迨三月下旬，受敌者凡半月，解围之后，都人之不受病者，万无一二，既病而死者，继踵而不绝。都门十有二所，每日各门所送，多者二千，少者不下一千，似此者几三月。""远在贞祐、兴定间，如东平，如太原，如凤翔，解围之后，病伤而死，无不然者。"（《内外伤辨惑论·卷上·辨阴证阳证》）疫病的流行，是李东垣研究脾胃学说的根本原因。李东垣由仕途转而从医，也在很大程度上，是因其在泰和二年（1202 年），年仅 22 岁时，治疗大头天行颇有成效而坚定了从医之心。中医学术的重大发展，多与治疗疫病的临床需求直接相关。

其二，宋代医学发展提供了学术储备。在病因上，宋代医家韩祗和提出伤寒病之本源，"始自阳气内郁结，而后为热病也"。这种"内伏郁阳"的体质学说，与刘完素"阳热火旺"的认识相近。钱闻礼在治法上提出"热病药性须凉，不可太温"的原则，庞安时、朱肱等开始较多采用辛凉、辛平之剂，在临床上发现辛温之剂治疗外感病有一定局限，甚至产生药害，而加用凉药之后效果较好。这些都直接影响了刘完素寒凉学术思想的形成。

其三，宋代理学等的发展，对医学理论创新有思想理念上的影响，也提供了哲学和智力支持。在这些条件下，诸多医家承先启后，各抒己见，创立新说，开创了金元时期中医学术发展的大好局面。金元诸家在面对新疫情时，根据自己的临床经验和理论思考，提出了新的理论和治法，铸就了中医学术史上的一个鼎盛时期。

二、概念辨析

金元时期是中医理论发展的重要时期，也是疫病学术形成与发展的重要时期。学说的形成都需要经历一定的历史过程。在这一过程中，有些学说被掩埋、遗忘，而有些学说则不断发展、完善，形成了相应理论体系，继续发挥指导作用。金元时期的某些新理论，在传染性疾病层出不穷的今日，仍具有较高的临床价值。

金元时期，虽然仍有一些医家在伤寒的大框架下讨论疫病，但更多的医家已经认识到疫病与伤寒非属一类，治法不同，应该区别开来。此时期最具代表性的金元四大家，对此均有所认识。例如：

刘完素在《伤寒标本心法类萃·卷上》设"传染"一篇，将疫疠与伤寒分别论述，并指出"传染"就是热性疫疠病。其云："凡伤寒疫疠之病，何以别之？盖脉不浮者，传染也。设若以热药解表，不惟不解，其病反甚而危殆矣。"其治之法，"自汗，宜以苍术白虎汤，无汗宜滑石凉膈散，散热而愈；其不解者通其表里，微甚，随证治之，而与伤寒之法皆无异也。双解散、益元散皆为神方"。刘完素关注疫病的热象，明确提出部分证候不可用热药解表。

张从正认为，时气为病有广义和狭义之分。《儒门事亲·卷一·立诸时气解利禁忌式三》中，论时气包括温病、热病、疟痢、伤寒、温热、中暑、伏热、湿温、温疫等。大凡温热病都是时气为病，这是广义时气。而《儒门事亲·卷四·解利伤寒七》所云："伤寒、温疫、时气、冒风、中暑，俱四时不正之气也。"此时气为狭义。张从正对于疟痢和伤寒的认识与前人不同，以广义伤寒统四时之疾，且以为狭义伤寒乃重感于寒邪。《儒门事亲·卷一·立诸时气解利禁忌式三》云："春之温病，夏之热病，秋之疟及痢，冬之寒气及咳嗽，皆四时不正之气也，总名之曰伤寒。人之劳役辛苦者，触冒此四时风、寒、暑、湿不正之气，遂成此疾。人之伤于寒也，热郁于内，浅则发，早为春温。若春不发而重感于暑，则夏为热病。若夏不发而重感于湿，则秋变为疟痢。若秋不发而重感于寒，则冬为伤寒。故伤寒之气最深。"

《平治荟萃》《丹溪心法》《丹溪手镜》中，已将瘟疫、时行疫疠与伤寒、温病分而述之，并提出了不同的治法方药。如《丹溪心法·卷一·瘟疫五（附大头天行病）》云："瘟疫，众人一般病者是，又谓之天行时疫。治有三法，宜补，宜散，宜降。热甚者，加童便三酒盅。"

应该说，两宋医家对疫病概念辨析着力更多，而金元医家则更愿意将精力投入到疫病的病机分析、辨证论治及选方用药之中。

三、病因病机

金元医家在病因方面的原创理论，有刘完素的"秽毒"说、张从正等的药邪说等，而病机方面则以火热论、火伏说等为代表。

1.病因　这一时期，刘完素强调的"秽毒"病因之说极有特色。此外，刘完素、张从正、李东垣等都强调了药邪、药害；体质因素对疫病发病的影响，也得到了进一步阐发。

（1）*秽毒说*　刘完素认为，伤寒致病因素很多，或因一时冒寒而变为热病，或由冬季伏寒于肌肤骨肉之间，以至将来阳热变动而发，或感四时乖戾之气，或内外诸邪所伤，或因他病变成，或因他人传染皆能成之。如"夫风寒者，百病之始也，是四时八节不正疫疠之气"（《黄帝素问宣明论方·卷五·伤寒门·伤寒论》）。又如《黄帝素问宣明论方·卷四·热门·热总论》所云："人之伤于寒，则为病热。寒毒藏于肌肤，阳气不行散发，而内为怫结，故伤寒者，反病为热，热虽甚不死。"

上述认识多承袭自前代医家，刘完素对疫病病因理论最重要的原创贡献，是提出了"秽毒"之说。

张仲景《伤寒论》六经条文，未提及传染。王叔和《伤寒例》中提出"时行之气"。魏晋隋唐之时，《肘后备急方》提出"疠气"；《诸病源候论》提出"乖戾之气"，人感之则"多相染易"，在传染途径上，提出食注、鬼注等，对疫邪从口、鼻而入和接触传播等有一定认识。宋代庞安时、郭雍等，对疫病的流行性和传染性有一定认识。庞安时提出"异气"，郭雍提出"温气成疫"，并对疫病发生的地域性等有了关注。

刘完素在前人基础上，明确指出疫病传染之因为"秽毒"，能导致发热和谵狂等症状。如《伤寒标本心法类萃·卷上·一切汗候》云："或染他人病气，汗毒传染，或中瘴气、羊气、牛气，一切秽毒。"《伤寒直格·卷下·伤寒传染论》云："夫伤寒传染之由者，因闻大汗秽毒，以致神狂气乱，邪热暴甚于内，作发于外而为病也。则如《西山记》曰，近秽气而触真气。钱仲阳云，步履粪秽之履，无使近于婴儿，若闻其气，则令儿急惊风搐也。孙真人云，乘马远行，至暮当沐浴更衣，然后方可近于婴儿，使不闻马汗与夫气毒，不然则多为天吊急惊风搐也。故剥死马者，感其毒气而成马气丁黄之疾，皆由闻其毒气之所作也。故《圣惠方》一法，大汗出则悬药于户，辟其大汗秽毒，无使伤于人也。世以艾灸席隅者，皆其义也。"刘完素认为，伤寒可传染，由人传人或动物传人，病因为秽毒，秽毒包括多种毒气，如汗毒、瘴气、粪秽气，牛、羊、马气毒等。秽毒能致人体高热、谵狂、抽搐，可以用药物和淋浴等手段预防其传染。传染途径为呼吸道传染，这是对《备急千金要方·卷第五·少小婴孺方·客忤第四》等的继承和发扬，与前人提出的消化道传染（食注、毒注）、接触传染（殃注、阴阳易）等论述一起，完善了传染病的传播途径。参考庞安时《伤寒总病论·卷第五·辟温疫论》所云："水研光明雄黄，以笔浓蘸涂鼻窍中，则疫气不能入，与病人同床亦不相染。"说明这一时期，疫气（秽毒）从鼻窍而入的观点，已经得到了医界较为普遍的关注。且刘完素认为动物之毒气可传染于人，是对魏晋隋唐时期"凡诸乘马行，得马汗气臭，未盥洗易衣装便向儿边，令儿中马客忤"等论述的继承。但刘完素对"秽毒"的性质、特点及针对性治法等未有进一步的论述。

此种"秽毒"之说，对后世产生了一定影响。《普济方·卷一百二十一·伤寒门·伤寒总论》摘引《伤寒传染论》全文。《奇效良方》《医方集宜》《证治准绳》《寓意草》等，皆使用过"秽毒"概念，用来论述传染性恶疾尤其是痘疮类。《温病条辨》与《重订广温热论》中，亦以"秽毒"之论解释温疫、温毒之证。直到民国时期，张锡纯《医学衷中参西录》等仍在沿用此论。

（2）邪气说　张从正认为，人体发病皆由邪气侵袭所致；邪气入侵后会出现虚实变化；病程长短与病情轻重，皆与邪气有关；要治愈疾病，必先攻其邪气，邪气得以祛除，正气得以恢复。《儒门事亲·卷二·汗下吐三法该尽治病诠十三》云："夫病之一物，非人身素有之也。或自外而入，或由内而生，皆邪气也。""人身不过表里，气血不过虚实。表实者，里必虚；里实者，表必虚；经实者，络必虚；络实者，经必虚，病之常也。""邪气加诸身，速攻之可也，速去之可也，揽而留之何也？……今之医者曰：当先固其元气，元气实，邪自去……今予论吐、汗、下三法，先论攻其邪，邪去而元气自复也。"病因邪生、证由邪定、邪去正复，乃其观点。邪有三，分别为"天邪""地邪""人邪"。如《儒门事亲·卷一·立诸时气解利禁忌式三》云："又如正二三月，人气在上，瘟疫大作，必先头痛，或骨节疼，与伤寒、时气、冒暑、风湿及中酒之人，其状皆相类。"其祛除三类不同病邪，运用以"汗""下""吐"三法。《儒门事亲·卷二·汗下吐三法该尽治病诠十三》云："天之六气，风、暑、火、湿、燥、寒；地之六气，雾、露、雨、雹、冰、泥；人之六味，酸、苦、甘、辛、咸、淡。故天邪发病，多在乎上；地邪发病，多在乎下；人邪发病，多在乎中。此为发病之三也。处之者三，出之者亦三也……辛甘发散，淡渗泄，酸苦咸涌泄。发散者归于汗，涌泄者归于吐，泄者归于下。渗为解表归于汗，泄为利小溲归于下。"又如《儒门事亲·卷二·凡在上者皆可吐式十四》云："《总录》方中，以常山散吐疟……《补亡篇》以远志去心，春分前服之，预吐瘟疫。"

（3）药邪说　刘完素认识到，使用药物不当会导致疫病病情加重。《素问病机气宜保命集·卷上·伤寒论第六》指出："辛热之药，攻表不中，其病转甚，发惊狂、衄血、斑出，皆属热药所致。"之后，"药邪"说由张从正明确提出，李东垣也有所发挥，罗天益对此进行了分析和总结。

张从正《儒门事亲·卷一·立诸时气解利禁忌式三》曰："予尝见世医，用升麻、五积解利伤寒、温疫等病，往往发狂谵语，衄血泄血，喘满昏瞀，懊憹闷乱，劳复。此数证，非伤寒便有此状，皆由辛温之剂，解之不愈，而热增剧以致然也……正气本不乱，庸医扰之为剧耳！"张从正认为，当时有滥用辛温之剂的时弊，一些患者，不论呕吐、泻痢、疟疾、咳嗽、虚劳等，皆取和胃丸、丁沉煎、泻痢豆蔻丸、御米壳散、宁神散，以及肉桂、附子等辛热燥烈之品，产生了严重后果。张从正指出："殊不知呕得热而愈酸，吐得热而愈暴，泄得热而清浊不分，痢得热而休息继至，疟得热而进不能退，咳得热而湿不能除，劳得热而火益烦……盖如是而死者八九，生者一二。死者枉，生者幸。幸而一生，憔悴之态，人之所不堪也。"（《儒门事亲·卷三·补论二十九》）

药误导致病死率很高，即使幸存也会有严重的后遗症。例如伤寒、温疫、时气、中暑、风温、风疟等，用备急丹、缠机丹、软金丸、酒癥丸，皆巴豆、雄黄之属，"大热大毒"，"必津液枯涸，肠胃转燥，发黄瘀热，目赤口干，恍惚潮热，昏愦感狂，诸热交作"，世间"如此误死者，不可胜举"（《儒门事亲·卷一·服药一差转成他病说十》）。风温，"若以温药补之"，则"发黄发斑，温毒热增剧矣"，以致"直视、潮热谵语，寻衣撮空，惊惕而死者，温补之罪也"（《儒门事亲·卷二·推原补法利害非轻说十七》）。温热药物往往会助热、伤阴，在治疗温热性质的疫病时必须谨慎使用。张从正曾亲见一僧人，病霍乱，误服附子、干姜后，呕血而死；又见一人病吐泻，医以巴豆下之，次日即殒命，故不得不强调"药邪"为祸之巨，而反复叮咛用药需慎（《儒门事亲·卷一·霍乱吐泻死生如反掌说七》）。

张从正特别强调泻痢之治，"慎不可骤用罂粟壳、干姜、豆蔻、圣散子之类，纵泻止则肠胃不通，转生他疾"（《儒门事亲·卷四·泄利十四》）。但圣散子一类辛温之剂也并非全不能用。其云："又尝过鸣鹿邸中，闻有人呻吟声息，瘦削痿然无力。余视之，乃五虚也。余急以圣散子，二服作一服。此证非三钱二钱可塞也。续以胃风汤、五苓散等药，各大作剂，使顿服，注泻方止，而浆粥入胃，不数日，而其人起矣。"（《儒门事亲·卷二·五虚五实攻补悬绝法二十》）此类方药需用于对应之证。其指出："圣散子之涩燥，胃风、五苓之能分，皆辛热辛温之剂也。俗工往往聚讪，以予好用寒凉，然予岂不用温补？但不遇可用之证也。"张从正并不偏执寒凉、温补，关键在于对证下药。

李东垣在面对数百万人死亡的汴京大疫时，也认为此病为内伤胃气之后，为药所害。其云："此百万人岂俱感风寒外伤者耶？大抵人在围城中，饮食不节，及劳役所伤，不待言而知。由其朝饥暮饱，起居不时，寒温失所，动经三两月，胃气亏之久矣。一旦饱食太过，感而伤人，而又调治失宜，其死也无疑矣。非惟大梁为然，远在贞祐、兴定间，如东平，如太原，如凤翔，解围之后，病伤而死，无不然者。余在大梁，凡所亲见，有表发者，有以巴豆推之者，有以承气汤下之者，俄而变结胸、发黄，又以陷胸汤、丸及茵陈汤下之，无不死

者。盖初非伤寒，以调治差误，变而似真伤寒之证，皆药之罪也。"(《内外伤辨惑论·卷上·辨阴证阳证》)

关于用药之过失，罗天益总结大致有三：其一是药不对证，所谓"药用之无据，反为气贼"，如不应汗而汗，不当下而下等；其二是剂量过大，损伤正气，所谓"方成弗约之失"，"此非药之罪，乃失其约量之过也"(《卫生宝鉴·卷一·方成弗约之失》)；其三是疗程的期限过长，尤其是剧毒之剂，若"妄以大毒之剂下之太过，数日之间，使人殒身丧命"(《卫生宝鉴·卷一·下多亡阴》)。

这种"药邪"为害的观点，与张仲景所论的"火逆"为害相似，主要针对的是当时滥用辛温药的时弊，以及俗工用药不对证的现象，具有一定的社会意义和临床价值。

（4）体质因素　宋代医家庞安时、郭雍等都认为，人之体质对疫病的发生和发展有着重要影响。而刘完素、李东垣、王好古、朱丹溪等医家，对这一问题也都有进一步的阐发。

①神气怯弱：刘完素注意到疫气传染的内在因素为人之形神失调，如忧戚导致的神怯和劳役导致的气弱等。其云："多染亲属，忧戚侍奉之人，劳役者，由其神气怯弱，易为变乱故也。"(《伤寒直格·卷下·伤寒传染论》)同时指出："若误以热药解表，不惟不解，其病反甚而危殆矣。其治之法，自汗，宜以苍术白虎汤，无汗宜滑石凉膈散，热散而愈。"罗天益《卫生宝鉴·卷三·时气传染》云："且新房之人，惊忧气蓄于内，加以饮食不节，多致疾病。近之则邪气相传，其害为大。"

②内伤脾胃：针对汴京大疫，李东垣提出了脾胃内伤理论。从症状来看："脾胃之证，始得之则气高而喘，身热而烦，其脉洪大而头痛，或渴不止，皮肤不任风寒而生寒热。"(《内外伤辨惑论·卷中·饮食劳倦论》)这种能让百万人在短期内染病死亡的，当属疫病范畴。李东垣认为其由脾胃内伤所致，《内外伤辨惑论·卷上·辨阴证阳证》还指出其病因病机。其云："故内伤饮食，则亦恶风寒，是荣卫失守，皮肤间无阳以滋养，不能任风寒也。皮毛之绝，则心肺之本亦绝矣。盖胃气不升，元气不生，无滋养心肺，乃不足之证也。计受病之人，饮食失节，劳役所伤，因而饮食内伤者极多，外伤者间而有之，世俗不知，往往将元气不足之证，便作外伤风寒表实之证，而反泻心肺，是重绝其表也，安得不死乎？古人所谓实实虚虚，医杀之耳！"

李东垣认为，此病发病有两大要素：一是胃气亏虚，元气不足，机体抗病能力减弱。其云："元气之充足，皆由脾胃之气无所伤，而后能滋养元气。若胃气之本弱，饮食自倍，则脾胃之气既伤，而元气亦不能充，而诸病之所由生也。"（《脾胃论·卷上·脾胃虚实传变论》）总结出"内伤脾胃，百病由生"的论点。二是饮食不节可以"感而伤人"。李东垣指出："其所伤之物，寒热温凉，生硬柔软，所伤不一。""胃主血，为物所伤，物者，有形之物也，皆是血病，血病泻气。"（《内外伤辨惑论·卷下·辨内伤饮食用药所宜所禁》）

③肾虚而感：王好古根据《素问》中的相关理论，提出"肾虚而感"之论。《此事难知·卷上·伤寒之源》云："冬伤于寒，春必温病。盖因房室劳伤与辛苦之人，腠理开泄，少阴不藏，肾水涸竭而得之，无水则春木无以发生，故为温病。至长夏之时，时强木长，因绝水之源，无以滋化，故为大热病也。伤寒之源如此……是以春为温病，夏为热病，长夏为大热病，其变随乎时而已。邪之所感浅者，其病轻而易治；深者，其病重而难治；尤深者，其病死而不治。"

冬日之房劳和体劳都能导致腠理开泄，少阴不藏，肾水枯涸，至春季无所生发，导致温病、热病的发生。《此事难知·卷上·冬伤于寒春必温病》云："冬伤于寒者，冬行秋令也，当寒而温，火胜而水亏矣。水既已亏，则所胜妄行，土有余也；所生受病，水不足也；所不胜者侮之，火太过也。火、土合德，湿、热相助，故为温病，使民腠理开泄，少阴不藏，惟房室劳伤、辛苦之人得之，若此者皆为温病。所以不病于冬而病于春者，以其寒水居卯之分，方得其权，大寒之令复行于春；腠理开泄，少阴不藏，房室劳伤、辛苦之人阳气泄于外，肾水亏于内，当春之月，时强木长，无以滋生化之源，故为温病耳。"

预防之法，见于《素问·金匮真言论》所云："夫精者，身之本也，故藏于精者，春不病温。"王好古对此有所发挥，其指出："故君子周密于冬，少阴得藏于内，腠理以闭拒之，虽有大风苛毒，莫之能害矣！何温病之有哉！人肖天地而生也，冬时阳气俱伏于九泉之下，人之阳气俱藏于一肾之中，人能不扰乎肾，则六阳安静于内。内既得以安，外无自而入矣。此伤寒之源，非天之伤人，乃人自伤也。伤于寒者，皆为病热，为伤寒气乃热病之总称，故曰伤寒。知寒受热邪明矣。六阴用事于冬，阳气在内，周密闭藏可矣。反劳动之，而泄于外，时热已伤于水矣。至春之时，木当发生，阳已外泄，孰为鼓舞？肾水内竭，孰为滋养？此两者同为生化之源，源既已绝，木何赖以生乎？身之所存者，独有热也，时强木长，故为温病矣。"

朱丹溪也有类似观点，《脉因证治·卷上·六、伤寒》云："房劳、辛苦之过，腠理开泄，少阴不藏，触冒冬时杀厉之气、严寒之毒。中而即病，曰伤寒；不即病，寒毒藏于肌肤之间，至春变为温，至夏变为热病。皆肾水涸，春无以发生故也。皆热不得发泄，郁于内，遇感而发，虽曰伤寒，实为热病。春病温疫，夏为热病及飧泄，秋发痎疟，冬生咳嗽，皆因感四时不正之气，总名之曰伤寒。"这与庞安时要求在外感病后禁绝房事的用意是相似的。

2. 病机　这一时期，医家都有各自的外感病病机认识，对后世医家产生了一定影响。

（1）火热为病　刘完素对伤寒病机的认识，与王叔和、韩祗和相似，认为伤寒病热是"寒主闭藏则腠理闭密，阳气怫郁不能通畅，怫然内作，故身热燥而无汗"（《伤寒直格·卷中·伤寒总评·伤寒六经传受》）。并进一步指出："伤寒谓之火病者，死生在六七日之间。经曰，人之伤于寒也，则为病热。古今亦通谓之伤寒。"（《伤寒直格·序》）

同时，刘完素对伤寒、热病的病机和证候进行了描述，反对朱肱以寒热分阴阳，改以表里分阴阳，这样就为他的"火热论"奠定了基础。其云："伤寒病，前三日，太阳、阳明、少阳受之，热壮于表，汗之则愈；后三日，太阴、少阴、厥阴受之，热传于里，下之则痊。六经传受，自浅至深，皆是热证，非有阴寒之病，古圣训阴阳为表里，惟仲景深得其旨。"（《伤寒直格·序》）"夫辨伤寒阴阳之异证者，是以邪热在表，腑病为阳；邪热在里，而脏病为阴也。"（《伤寒直格·卷中·伤寒总评·主疗》）即阴阳证是部位之阴阳，而非病性之阴阳。《伤寒直格·主疗》引用《黄帝内经》中相关论述，证明这一观点："夫辨伤寒阴阳之异证者，是以邪热在表，腑病为阳；邪热在里，而脏病为阴也。俗乃妄言寒热阴阳之异证者，误之久矣。且《素问》伤寒直云热病，诚非寒也。其三篇名曰《热论》《刺热》《评热病论》，逐篇明言为热，竟无寒理。兼《素问》及《灵枢》诸篇运气造化之理推之，则明为热病，诚非寒也。寒病固有，夫非汗病之谓也。且造化为汗液之气者，乃阳热之气所为，非阴寒之所能也。以观万物热极而出液，明可知矣。经曰，夫热病皆伤寒之类也。又曰，人之伤于寒也，则为热病。然既身内有阴寒者，止为杂病，终莫能为汗病也。况病法曰：身热为热在表，饮水为热在里。其伤寒汗病，本末身凉不渴，小便不黄，脉不数者，未之有也。"

张从正也认同这种观点，《儒门事亲·卷二·五虚五实攻补悬绝法二十》曰："腑病为阳，易治而鲜死；脏病为阴，难治而多死。"《儒门事亲·卷一·立诸时气解利禁忌式三》云："解利伤寒、温湿、热病，治法有二。天下少事之时，人多静逸，乐而不劳。诸静属阴，虽用温剂解表发汗，亦可获愈。及天下多故之时，荧惑失常，师旅数兴，饥馑相继，赋役既多，火化大扰，属阳，内火又侵，医者不达时变，犹用辛温，兹不近于人情也。止可用刘河间辛凉之剂，三日以里之证，十痊八九。"《敖氏伤寒金镜录》也认为，疫病由热郁或热毒而致。

其云："瘟疫及湿温，热郁不解，而见蓝苔者，治宜芳香清泄。"此书还命名了"将瘟舌"，其对舌象的准确描述，方便临床判断热势，识别疫病。

故刘完素在治疗上大力提倡辛凉解表、表里双解、苦寒泻下等辛凉咸寒之法。《素问玄机原病式·六气为病·热类》云："且如一切怫热郁结者，不必止以辛甘热药能开发也，如石膏、滑石、甘草、葱、豉之类寒药，皆能开发郁结。以其本热，故得寒则散也。夫辛甘热药，皆能发散者，以力强开冲也。然发之不开者，病热转加也。如桂枝、麻黄类辛甘热药，攻表不中病者，其热转甚也。是故善用之者，须加寒药，不然则恐热甚发黄，惊狂或出矣。"刘完素认为，治疗外感热病，不可仅用辛热之品，辛味药固然能开发腠理，但其温热之性往往会助长病势，需加用寒凉之药，以制约之。刘完素针对表热、半表半里之热、表里同热和里热，运用了一系列寒凉治法和方药，其云："又如表热服石膏、知母、甘草、滑石、葱、豉之类寒药，汗出而解者；及热病半在表半在里，服小柴胡汤寒药，能令汗出而愈者；热甚服大柴胡汤下之，更甚者，小承气汤、调胃承气汤、大承气汤下之；发黄者，茵陈蒿汤下之；结胸者，陷胸汤、丸下之，此皆大寒之利药也，反能中病以令汗出而愈……凡治上下中外一切怫热郁结者，法当仿此，随其浅深，察其微甚，适其所宜而治之，慎不可悉如发表，但以辛甘热药而已。"而《素问玄机原病式·六气为病·火类》云："如世以甘草、滑石、葱、豉寒药发散甚妙……此方散结，无问上下中外，但有益而无损矣。散结之方，何必辛热而已耶！"表热在辛温解表药基础上，加用石膏、知母、滑石、豆豉等寒凉之品，若汗后热退不尽，可用天水散、凉膈散治之；半表半里之热，用小柴胡汤；表里同热，用表里双解之法，施防风通圣散、双解散；里热用大承气汤，或用三一承气汤苦寒泻下。由此可见，刘完素在外感热病方面，延续了此前魏晋隋唐主凉者，如陈延之、谢士泰、许仁则、甄立言，以及宋代韩祗和、庞安时等用辛凉、辛平药之思路，开创了以寒凉为主治外感热病的新方法，形成了系统的寒凉理法体系。

伤寒与温病之争，是中医外感病证治史的一条重要脉络，其争论的远不止是病机之寒温，而是所有外感病的概念、病因、辨证辨病理论、治法、方药和调摄等。刘完素所论，在很大程度上解决了伤寒与温病之争中治法、方药方面的问题，使得寒凉治法和凉药与辛温疗法和药物共同运用于外感疾病的治疗，这对治疗疫病的价值尤大。

当然，就外感病来讲，仅以寒热不足以确定和概括病证的性质，病证涉及风寒暑湿燥火，且与人体气血、津液、脏腑等均相关。刘完素不仅创立了"火热论"，而且论及脏腑、表里，更重要的是创立或发扬了辛凉解表、表里双解、苦寒泻下、清热解毒等方法，并采用或创立了相应方剂，为后人论治外感热病，开辟了新的途径。

朱丹溪在刘完素等医家基础上，从邪正关系等角度，分析了温病、热病的临床证候，关注疾病转归，对病程进行了完整记录，对热病尤其是危重证的脉象和症状有了较为细致的研究。《脉因证治·卷上·伤寒》云："温病二三日，体热、腹满、头痛，饮食如故，脉直而疾者，八日死。温病八九日，头身不痛，目不赤，色不变而反利，脉来喋喋，按之不弹手，时大，心下坚，十七日死。温病四五日，头痛腹满而吐，脉来细强，十二日死。温病汗不出，出不至足者，死。厥汗出，肾脉强急者生，虚缓者死。温病下利，腹中痛甚者死。热病七八日，不汗，躁狂，口舌暴燥焦黑，脉反细弱或代者，死。八日以上反大热死，邪胜故也。热病七八日，当汗，反下，脉绝者，死。热病得汗，脉躁者，死，脉转大者，死。厥逆，呼之不应，脉绝者死。阳厥，有力者生；阴厥，按之大者生。热病七八日，脉不躁，喘不数，后三日中有汗。不汗者，四日死。热病脉涩小疾，腹满，膜胀，身热，不得大小便，死。热病脉浮大绝，喘而短气，大衄不止，腹中疼，死。热病脉浮洪，肠鸣腹满，四肢清，注泄，死。热病脉绝，动疾便血，夺形肉，身热甚，死。热病脉小疾，咳、喘、眩、悸，夺形肉，身热，死。热病腹胀，便血，脉大，时时小绝，汗出而喘，口干，视不见者，死。热病脉转小，身热甚，死。热病脉转小，身热甚，咳而便血，目陷，妄言，循衣缝，躁扰不卧，死。热病呕血，咳而烦满，身黄，腹鼓胀，泄不止，脉绝，死。热病瘛疭，狂走，不能食，腹满，胸痛引腰脊，呕血，死。脉浮而洪，邪气胜也。身体如油，正气脱也。喘而不休，水浆不下，胃气尽也。体麻不仁，营卫不行，乍静乍乱，正邪争也。故为命绝也。"邪气盛而正气衰，脉象虚衰，出现精神症状，不能饮食、喘促短气、形肉脱等，皆为温热病之危证。朱丹溪关注疾病症状，重视脉象，从脉、因、证、治等方面进行全面论述，对于温病、热病有了较为系统的认识。

此外，刘完素基于亢害承制理论，对症状的真假、疑似进行分析。其云："呜呼！病本热甚，热蕴于里，则阳气陷下，以致厥逆身冷或青而脉微，乃妄以寒极而内外急救其阳，而反招其暴害，因以妄言必死之证。"（《伤寒直格·卷中·伤寒总评·主疗》）刘完素认为身热恶寒属热证。《素问玄机原病式·六气为病·热类》曰："身热恶寒，此热在表也。邪热在表而浅，邪畏其正，故病热而反恶寒也。或言恶寒为寒在表，或言身热恶寒为热在皮肤，寒在骨髓者，皆误也。仲景法曰：无阳病寒，不可发汗。又言，身热恶寒，麻黄汤汗之。汗泄热去，身凉即愈。然则岂有寒者欤？"张仲景麻黄汤证，宋代以前均认为是风寒之邪在表。刘完素对此证的病机在认识上与前人不同，认为是表热证而非表寒证，应用麻黄汤的目的是以辛温药疏通玄府，玄府一开，表热随汗而泄。

继承刘完素相关学术思想的，有张从正、朱丹溪等。张从正提出"风从火化，湿与燥兼"之论，指出应该迅速采用攻法祛邪，不应使邪气停留于体内。朱丹溪见江南湿热相火为病最多，而当时盛行的《和剂局方》用辛燥药较多，与湿热相火有矛盾，因而特别重视湿热病证，提出"阳常有余，阴常不足"之说，临床上多用滋阴泻火之法。

（2）火伏发病　在"内伤脾胃，百病由生"的理论框架内，李东垣提出了火伏发病之说。其曰："苟饮食失节，寒温不适，则脾胃乃伤；喜怒忧恐，劳役过度，而损耗元气。既脾胃虚衰，元气不足，而心火独盛。心火者，阴火也，起于下焦，其系系于心，心不主令，相火代之。相火，下焦胞络之火，元气之贼也。火与元气不能两立，一胜则一负。"（《内外伤辨惑论·卷中·饮食劳倦论》）此因"热伏地中""胃伏火"而发热。此病起于饮食不节、劳役过度、情志失调，脾胃元气受损，中焦运化失司，水湿下流扰肾，肾中相火上冲，入心而成阴火，随血脉周游全身。

火伏发病有两种情况：一是火伏于气分，如《脾胃论·卷上·脾胃胜衰论》指出："又有善食而瘦者，胃伏火邪于气分则能食，脾虚则肌肉削。"二是火伏于血分，如《脾胃论·卷下·脾胃虚则九窍不通论》云："阴火乘土位，清气不生，阳道不行，乃阴血伏火。"其临床发热特点，如《医学发明·卷九·病分昼夜气血衰旺论》所论："夫百病昼则增剧，遇夜安静，是阳病有余，乃气病而血不病也。百病夜则增剧，昼则安静，是阴病有余，乃血病而气不病也。"后罗天益《卫生宝鉴·食伤脾胃论》等篇，对此观点有所传承发扬，但朱丹溪、张介宾等则反对这种学说。

（3）寒毒伏留　此外，宋及以前提出的伏邪（伏气）说也得到一定的传承。如元·马宗素《刘河间伤寒医鉴·伤寒医鉴》云："冬伏寒邪，藏于肌肉之间，至春变为温病，夏变为暑病，秋变为湿病，冬变为正伤寒。""伤于四时之气，皆能病，以伤寒为毒者，最为杀厉之气，中而即病名曰伤寒，不即病者，寒毒藏于肌肉间，久而不去，变为热病。"《儒门事亲·卷一·立诸时气解利禁忌式三》云："人之伤于寒也，热郁于内，浅则发，早为春温。若春不发而重感于暑，则夏为热病。若夏不发而重感于湿，则秋变为疟痢。若秋不发而重感于寒，则冬为伤寒。"这类论述，相对于宋代及之前提出的温毒为病、邪伏少阴、伏阳为病之说、伏寒遇时邪为变等论点来说，缺乏新见。

（4）新感客邪　感受时令温热之气或"非时之气"可致新感。如刘完素

《新刊图解素问要旨论·卷第三·六化变用第三》中，论述了因运气不同而导致疫病产生的情况。如："辰戌岁，少阳居之，为温疫。初之气，地气乃迁，大温，草乃早荣，民病乃疠，温乃作，身热，头痛，呕吐，肌腠疮疡赤斑也……丑未岁，少阴居之，为天正舒荣，以其得位，君令宣行故也。二之气，火正物荣，水化气乃和。其病温疠大行，远近咸若……卯酉岁，少阳居之，为潜逆，火热时行，疫疠乃生。二之气，阳乃布，百草乃舒，木乃主荣，疠疾大至，民善暴死。君居臣位，臣居君位（君居臣位，壬午；臣居君位，甲子，故是）。"此承《素问》七篇大论之旨，而与王叔和的新感冬温、郭雍的新感春温之说不同。

又如《儒门事亲·卷一·立诸时气解利禁忌式三》云："春之温病，夏之热病，秋之疟及痢，冬之寒气及咳嗽，皆四时不正之气也，总名之曰伤寒。人之劳役辛苦者，触冒此四时风、寒、暑、湿不正之气，遂成此疾。"

再如，曾世荣《活幼心书·卷中·伤寒》论曰："兼五运有太过不及之异，六气有逆从胜伏之差，变生灾眚，应在人身。或遇客邪临御，脏气虚弱，因受其病，谓之时气，又与伤寒不同，乃四时乖戾之气。如春应暖而反寒，夏应热而反冷，秋应凉而反热，冬应寒而反温，非其时而有其气。人感冒中伤而有病者，不择地之远近，所患一同，当以何经何脏所受病证，知犯何逆，以法治之。"

《丹溪治法心要·卷二·痢第二十四》认为，疫痢兼有传染性与流行性，可参用运气学说来进行治疗。其云："又有时疫作痢，一方一家之内，上下相传染者相似，此却宜用运气之胜伏以治之。"

金元时期的医家们，已经认识到疫病的病因病机多样。此正如《丹溪治法心要·卷一·时病第十三》所云："夫温病，有冬伤于寒者，有冬不藏精者，明虚实之异；有四时不正之气郁者；有君相二火加临者，分主客之殊；有五运六气当迁正，值所胜折之不得升降者，则必辨其所发之气治之，岂可均用治热乎哉！"再加上宋代医家的相关认识，可以说，宋金元时期医家对于疫病的病因病机已经有了较为全面的认识。

四、疫病证治

金元医家对疫病采用了脏腑辨证、三焦辨证、五脏辨病等；治疗时注意三因制宜，祛邪不忘扶正。

1. 辨证理论　这一时期针对疫病，主要采用了脏腑辨证、三焦辨证及五脏辨病的方法。

（1）脏腑辨证　张元素在五行藏象模型基础上，建构了脏腑辨证用药模式；

其弟子李东垣在此基础上，提倡"脏气法时""升降浮沉"论，尤重脾胃。在李东垣看来，无论外感病或是内伤杂病，脾胃的盛衰作为内因是发病与否的关键因素。李东垣生活在大疫流行的年代，所治疾病中，疫病尤多，"普济消毒饮"是其治疫名方。《脾胃论》书中，对以发热为主症的外感热病、四时常见病，如暑温、泄泻、痢疾等的论述颇详，并非专论脾胃之慢性病。"脏腑辨证治杂病"的说法是后人发挥，可能并不符合张元素、李东垣的初衷。

金泰和二年（1202 年），李东垣 22 岁时，因治"大头天行"而成名，此后不断总结临床经验，著成《内外伤辨惑论》，详辨外感内伤，提出了十二条鉴别方法，如辨寒热、辨手心手背、辨口鼻、辨气少气盛、辨头痛、辨筋骨四肢、辨恶食不恶食、辨口渴否、辨表实与表虚、辨劳热与中热等；指出脾胃内伤不足之病当补不当泻，创甘温除大热、甘寒泻其火之法，正复邪去，寒热自退；拟定了以补中益气汤为代表的升阳、益气方药。晚年，李东垣著《脾胃论》，又进一步发展和完善了他的"补土学说"。

据《东垣试效方·卷九·杂方门·时毒治验》载："泰和二年，先师以进纳监济源税，时四月，民多疫疠，初觉憎寒体重，次传面目肿盛，目不能开，上喘，咽喉不利，舌干口燥，俗云大头天行，亲戚不相访问，如染之，多不救。"其病机为："夫身半以上，天之气也；身半以下，地之气也。此邪热客于心肺之间，上攻头目而为肿盛。"处方："用黄芩、黄连苦寒，泻心肺间热以为君；橘红苦平，玄参苦寒，生甘草甘寒，泻火补气以为臣；连翘、黍黏子、薄荷叶苦辛平，板蓝根味甘寒，马勃、白僵蚕味苦平，散肿消毒、定喘以为佐；新升麻、柴胡苦平，行少阳、阳明二经不得伸；桔梗味辛温为舟楫，不令下行。"此方有清热解毒、疏风散邪之功，即名方普济消毒饮子。方中以降泻阴火药黄芩、黄连为君，辅以多种辛苦寒药清热解毒、消肿散风，用升麻、柴胡升举阳气，升麻升其右，柴胡升其左，使用时再加少许人参，配合生甘草调补元气。

对于大头天行，王好古《此事难知·卷下·大头痛论》分析其发病和病机，判定此病为疫病，其云："夫大头痛者，虽为在身在上，热邪伏于己，又感天地四时非节瘟疫之气所着，所以成此疾。至于溃裂脓出，而又染他人，所以谓之疫疠也。大抵足阳明邪热大甚资实，少阳相火为之炽多，在少阳，或在阳明，甚则逆传太阳。视其肿势在何部分，随其经而取之。"从主要症状和治法上看："湿热为肿，木盛为痛。此邪发于首，多在两耳前后，所先见出者为主为根，治之宜早，药不宜速，恐过其病，上热未除，中寒已作，有伤人命矣。此疾是自内而之外也，是为血病。况头部受邪，现见于无形之处，至高之分，当先缓而后急。"王好古总结了治疗大头天行"治主当缓，治客当急"的治疗思路，其云："先缓者，谓邪气在上，所著无形之分；既着无形，所传无定；若用重剂大泻之，则其邪不去，反过其病矣。虽用缓药，若急服之，或食前，或顿服，咸失缓之体，则药不能腾升，徐溃无形之邪。或药性味、形状拟象服饵，皆须不离缓体，及寒药或炒或酒浸之类皆是也。后急者，谓前缓剂已经高分，泻邪气入于中，是到阴部入于中，染于内之有形质之所。若药不速去，反损阴分，此中治却为客热所当急也。治客以急，此之谓也。治主以缓，先缓谓也。谓阳邪在上，阴邪在下，各为本家病，不从先后，错其缓急，不惟不能解其纷，而复致其乱矣。此所以治主当缓，治客当急。谓阳分受阳邪，阴分受阴邪者，主也；阳分受阴邪，阴分受阳邪者，客也。凡所谓急者，当急去之，此治客以急也。"其用药思路为："假令少阳、阳明之为病，少阳者，谓邪出于耳前后也；阳明者，首面大肿也，先以黄芩、黄连、甘草，通炒锉煎，少少不住服呷之。或一剂毕，再用大黄，或酒浸，或煨，又以鼠黏子新瓦上炒，㕮咀，煎成去渣，纳芒硝各等分，亦时时呷之，当食后用。徐得微利，并邪气已，只服前药；如不已，再服后药，依前次第用之，取利已却止。如阳明渴者，加石膏；少阳渴者，加瓜蒌根汤。阳明行经，加升麻、葛根、芍药之类，选而加之；太阳行经，加羌活、荆芥、防风之类，选而加之，并与上药相合用之，不可独用。散者，散也。"其整体治疗思路与师兄李东垣相近，亦是以降泻阴火药黄芩、黄连为君，配合大黄、石膏、芒硝等寒凉药，以及升麻、葛根、防风等风药使用，亦用生甘草泻火补气。

罹患大头天行有两种途径：一是感受"天地四时非节瘟疫之气"，二是从已患病者处传染而来。范行准据金代《拯济方》资料，认为此期有鼠疫横行，推断李东垣所治为腺鼠疫。符友丰分析元代齐德之《外科精义·论时疫》记载"丹瘤""结核有根"及全身症状，并与晚清鼠疫病的症状、流行特点相比较，认同范行准的说法。

李东垣所见的大头天行与汴京大疫均为外感，而非内伤之证，这是无疑的。李东垣提出的一系列理法和采用的方药，经当时和后世检验，是可以用于疫病治疗的，其中合理的部分，宜细辨之后加以吸收。

（2）三焦辨证　李东垣弟子罗天益，提出外感病的三焦辨证思路。《卫生宝鉴·卷六·泻热门》中，列"上焦热""中焦热""下焦热""通治三焦甚热之气"等篇；在《卫生宝鉴·卷六·除寒门》列"上焦寒""下焦寒""通治三焦甚寒之气"等篇，以三焦条分缕析，辨证施治。

罗天益从三焦辨治热病，重视凉血、滋阴，强调降心火、益肾水、滋阴养血。而这些作为治疗原则，也曾被刘完素和朱丹溪等反复强调，说明在整个金元时期，医家们对此是有一定共识的。罗天益在治疗中，常用连翘、黄芩、栀子、大黄及麦冬、阿胶、熟地黄等。如"下焦热"篇，采用三才封髓丹，通治三焦甚热之气，用黄连、黄芩、大黄、黄柏、栀子，随证加减。

罗天益治寒病之三焦辨证，尤重肾阳。治上焦、中焦寒者，罗天益既以温上、中焦之阳为主，也适当顾及肾阳。如用炮姜、半夏、炮附、草豆蔻、良姜、胡椒等，六方中全都用姜，用附子4次，桂3次，人参、白术、半夏各2次；下焦寒者，在温肾助阳之时，慎用刚燥之品，多用山药、山茱萸、杜仲、茴香及熟地黄。温阳不忘敛护精血，祛寒注意补益气分。罗天益的三焦之辨，开生津、养阴、凉血之先河，尽管还不完善，但对后世不无启发。此外，罗天益还列论"气分热""血分热"专篇，应是受到李东垣的影响。

（3）五脏辨病　刘完素提出一种分五脏辨病的观点，以《素问》为参考，将热病分为肝热病、心热病、脾热病、肺热病与肾热病，阐述其主要症状，利用运气学说推衍其病程发展。《新刊图解素问要旨论·卷七·法明标本篇第八》云："欲知热病间甚，大汗之期，取其本脏，遇胜己日，甚己旺日大汗，气逆则胜己日死。故经曰，肝热病者，小便先黄，腹痛，多卧，身热，热争则狂言及惊，胁痛，手足烦，不安卧，庚辛甚，甲乙大汗，气逆则庚辛死。心热病者，心先不乐，数日乃热，热争则卒心痛，烦满喜呕，头痛无汗，壬癸甚，丙丁大汗，气逆则壬癸死。脾热病者，头重颊痛，心烦，眼青，欲呕，身热，热争则腰痛，腹满溏泄，两颌痛，甲乙甚，戊己大汗，气逆则甲乙死。肺热病者，洒淅然起毫毛，恶风寒，舌上黄，身热，热争则喘咳，痛走胸膺，皆不得太息，头痛，身汗出而寒，丙丁甚，庚辛大汗，气逆则丙丁死。肾热病者，先腰痛胻酸，苦渴数饮，身热，热争则项痛而强，胻寒且酸，足下热，不欲言，其逆则项痛，员员澹澹然，戊己甚，壬癸大汗，气逆则戊己死。及夫肝热病者，左颊先赤；心热病者，咽先赤；脾热病者，鼻先赤；肺热病者，右颊先赤；肾热病者，颐先赤，皆所谓病之始也。"此论与王叔和《脉经·卷第七·热病五脏气绝死日证第二十二》及《脉因证治·卷上·伤寒》可互参。

2. 疫病治法　这一时期的医家，在疫病治法上各抒己见，运用三因制宜等治疗原则，在治疗时多关注脾胃、心肾，法曰"降心火，补肾水"。他们采用或创用了辛凉解表、表里双解、甘温除热、养阴保精、汗吐下法、瘟疫三法、凉水卧灌等方法，其大法仍不外乎清热、养阴，在祛邪的同时注意扶正。

（1）三因制宜　张从正主张，治疗时气疫病等应因时、因地、因人治宜，并参考其病因、脉象。其云："凡解利伤寒、时气、疫疾，当先推天地寒暑之理，以人参之。南陲之地多热，宜辛凉之剂解之；朔方之地多寒，宜辛温之剂解之。

午未之月多暑，宜辛凉解之；子丑之月多冻，宜辛温解之。少壮气实之人，宜辛凉解之；老者气衰之人，宜辛温解之。病人因冒寒、食冷而得者，宜辛温解之；因役劳、冒暑而得者，宜辛凉解之。病人禀性怒急者，可辛凉解之；病人禀性和缓者，可辛温解之。病人两手脉浮大者，可辛凉解之；两手脉迟缓者，可辛温解之。如是之病，不可一概而用。偏热、寒凉及与辛温，皆不知变通者。夫地有南北，时有寒暑，人有衰旺，脉有浮沉，剂有温凉，服有多少，不可差玄。病人禁忌，不可不知。"（《儒门事亲·卷一·立诸时气解利禁忌式三》）总的来说，夏季、南方地区、少壮气实、劳役冒暑、禀性怒急、脉浮大之患者，可以考虑用辛凉之剂，反之则用辛温。

朱震亨也认为对不同季节的疫病，要采取不同的治法。《丹溪手镜·卷之上·时行疫疠十一》云："时行者，春应暖而寒，夏应热而凉，秋应凉而热，冬应寒而温，是以一岁之中，长幼之病俱相似也。疫者，暴厉之气是也，治法与伤寒不同，又不可拘以日数，疫气之行，无以脉论。春应温，而清折之，邪在肝，身热头疼，目眩呕吐，长幼率似，升麻葛根解肌类也。夏应暑，而寒折之，邪在心，身热头疼，腹满自利，理中汤、射干半夏桂甘汤也。秋应凉，而热折之，邪在肺，湿热相搏，多病黄疸，咳嗽喘急，金沸草散、白虎加苍术；发黄，茵陈五苓。冬应寒，而温折之，邪在肾，多病咽痛，或生赤疹，喘咳挛痛，葳蕤汤、升麻葛根汤；咽痛，甘桔汤、败毒散之类。"疫病得之于非时之气，故应顺时而治，解其郁气。《丹溪手镜·卷之上·伤寒九》指出，热病当用寒凉解毒治法，其云："热病者，夏时发也，热极重于温也，治宜寒凉解其内外之烦毒也。如头疼恶寒身热，脉洪盛有汗，夏至前，阳旦汤；夏至后，桂枝加石膏升麻汤。无汗，夏至前后，麻黄加知母石膏汤，烦躁大青龙汤加黄芩，大热栀子升麻汤。"

王好古《阴证略例·韩祗和温中例》提出根据四时五运六气而调整治疗思路，其云："假令立春、清明、芒种、立秋，即岁之主气也，定时也。若岁之客气，司天在泉，太过不及，胜复淫，至而不至，未至而至，岂可定时为则邪？主气为病，则只论主气；客气为病，则只论客气；主客相胜，上下相召，有万不同之变。人之禀受虚实，亦犹是也。"

（2）辛凉治法　刘完素强调伤寒六经传变皆是热证，六气皆从火化，而"辛热之药，攻表不中，其病转甚，发惊狂、衄血、斑出，皆属热药所致"。《刘河间伤寒医鉴》云："人之伤寒，则为热病，古今一同，通谓之伤寒。病前三日，巨阳、阳明、少阳受之，热在于表，汗之则愈；后三日，太阴、少阴、厥阴受之，热传于里，下之则愈。"

刘完素对火热病提出了"降心火，益肾水"的治则，常用辛凉解表法。如《素问玄机原病式·六气为病·热类》云："且如一切怫热郁结者，不必止以辛甘热药能开发也，如石膏、滑石、甘草、葱、豉之类寒药，皆能开发郁结。以其本热，故得寒则散也。"张从正亦对风温为病采用辛凉解表治法，引邪外出。

刘完素还常用表里双解法。如《素问病机气宜保命集·卷上·伤寒论第六》云："余自制双解、通圣辛凉之剂，不遵仲景法桂枝、麻黄发表之药，非余自炫，理在其中矣。故此一时彼一时，奈五运六气有所更，世态居民有所变，天以常火，人以常动，动则属阳，静则属阴，内外皆扰；故不可峻用辛温大热之剂，纵获一效，其祸数作；岂晓辛凉之剂，以葱白盐豉大能开发郁结，不惟中病，令汗而愈，免致辛热之药，攻表不中，其病转甚，发惊狂、衄血、斑出，皆属热药所致。故善用药者，须知寒凉之味，况兼应三才造化通塞之理也。"故其用表里双解法，内外分消，方用防风通圣散、双解散等。如《伤寒标本心法类萃·卷上·传染》所云："凡伤寒疫疠之病，何以别之？盖脉不浮者，传染也。设若以热药解表，不惟不解，其病反甚而危殆矣。其治之法：自汗，宜以苍术白虎汤，无汗宜滑石凉膈散，散热而愈；其不解者通其表里，微甚，随证治之，而与伤寒之法皆无异也。双解散、益元散皆为神方。"

这是对魏晋隋唐时期《肘后备急方》《小品方》《备急千金要方》《千金翼方》和《外台秘要》等的辛凉解表和表里双解治法的继承和发展。如明代医家王纶指出："又有一种天行温疫热病，多发于春夏之间，沿门阖境相同者，此天地之疠气，当随时令参气运而施治，宜用刘河间辛凉甘苦寒之药，以清热解毒。"

（3）汗吐下法　刘完素指出，热势较盛时可用下法或清热解毒法进行治疗。《伤寒直格·主疗》云："或两感势甚者，通宜解毒加大承气汤下之。热不退者，宜再下之。然虽古人皆云，三下之热未退即死矣。亦有按法以下四五次，利一二行热方退而得活者，免致不下退其热而必死也。下后热稍退而未愈者，黄连解毒汤调之。或微热未除者，凉膈散调之。或失下热极，以致身冷、脉微，而昏冒将死者，急下之，则残阴暴绝而死，盖阳气后竭而然也，不下亦死，宜凉膈散或黄连解毒汤养阴退阳，蓄热渐以宣散，则心胸复暖，脉渐以生。至于脉复而有力，可以三一承气汤下之，或解毒加大承气汤尤良。若下后微热不解，凉膈散调之。愈后常宜服愈热之药，忌发热诸物。"刘完素针对里热之证，多用大承气汤、三一承气汤、黄连解毒汤、凉膈散等。

张从正继承刘完素的学术思想，强调"病由邪生，攻邪已病"的观点。《儒门事亲·卷二·汗下吐三法该尽治病诠十三》指出："所谓三法可以兼众法者，如引涎、漉涎、嚏气、追泪，凡上行者，皆吐法也。灸、蒸、熏、渫、洗、熨、烙、针刺、砭射、引导、按摩，凡解表者，皆汗法也。催生下乳，磨积逐水，破经泄气，凡下行者，皆下法也。"张从正扩展了汗、吐、下三法的范围，以祛邪外出、通利玄府为治疗目标。

《儒门事亲·卷十一·论火热二门》云："凡伤寒、中风、温疫、时气、冒暑，感四时不正之气。若邪毒之气，人或感之，始于巨阳受之，二日阳明受之，三日少阳受之。前三日在于表，阳也；后三日在于里，阴也。《内经·热论》通谓之伤寒。热病者，言一身之热气也；伤寒者，外感于寒邪也。夫伤寒之寒热者，恶寒为表热里和，故恶寒脉浮大也；发热为里热表和，故发热脉滑实也。可以吐法而解之，用拔雪汤主之。生姜、葱白、豆豉同煎葶苈苦酒汤，上而越之。若病人脉沉实者，或不大便，喘满谵语，不必拘日数，急攻于里，可用通解丸；胃中渴燥者，大承气汤下之。慎不可用银粉、巴豆粉霜、杏仁、芫花热性之药，用之必致危殆。仲景云，调理伤寒者，皆在汗、下之理。当明表里，无不愈矣！"凡感受四时不正之气，而成温疫、时气等病，皆可用汗、吐、下三法，分表里上下，祛邪为治，而不可用热性药。

《儒门事亲·卷四·解利伤寒七》云："人冒风、时气、温病、伤寒，三日以里，头痛、身热、恶寒，可用通圣散、益元散各五七钱，水一大碗，入生姜十余片，葱白连须者十余茎，豆豉一撮，同煎三五沸，去滓，稍热，先以多半投之；良久，用钗子于咽喉中探引吐了，不宜漱口；次用少半，亦稍热投之，更用葱醋酸辣汤投之，衣被盖覆，汗出则愈矣。如遇世乱，《内经》曰，岁火太过，炎暑流行，火气太盛，肺金受邪，上应荧惑，大而明现；若用辛凉之剂解之，则万举万全也。若遇治世人安，可用升麻汤、葛根汤、败毒散，辛温之剂解之。亦加葱根白、豆豉，上涌而表汗。《内经》曰，因其轻而扬之。扬者，发扬也。吐汗发扬寒热之邪。"又云："伤寒、温疫、时气、冒风、中暑，俱四时不正之气也。人若初感之，皆头痛、恶寒、身热，及寒热往来，腰脊强，是太阳经受之也。《内经》曰，可先治外而后治内。先用生姜、葱白、豆豉煎双解散，上涌及汗出则解。如不解者，至五六日，或不大便，喘满，谵语，实热，两手脉沉，可用调胃、大小承气汤下之，慎不可用银粉、巴豆霜、杏仁、芫花热药，下之则必死。此先治外，而后治内也。如大汗之后，慎不可食葵羹、藿菜及羊、猪、鸡、犬、鱼、兔等肉。惟不先明，必致重困，后必难治也。伤寒七八日，发黄有斑，潮热腹满者，或痰实作止，虽诸承气汤下过者，仲景曰：寸口脉浮滑者，可用瓜蒂散吐之。然伤寒寸口脉浮滑者可用，杂病寸口脉沉者可吐。叔和云，寸脉沉兮胸有痰。启玄子曰：上盛不已，吐而夺之是也。"张从正的整体治疗思路，与刘完素相近。其先治外而后治内，先以汗、吐二法祛邪，如不解，再用承气汤类下之。汗后，需注意禁忌。

对于吐法，张从正《儒门事亲·卷二·凡在上者皆可吐式十四》曰："予之用此吐法，非偶然也。曾见病之在上者，诸医尽其技而不效。余反思之，投以涌剂，少少用之，颇获征应……故凡吐令条达者，非徒木郁然，凡在上者，皆宜吐之。""大法春宜吐。盖春时阳气在上，人气与邪气亦在上，故宜吐也。""然四时有急吐者，不必待春时也。"春季宜吐，病在上焦，阳气、人气、邪气俱在上，吐法易祛邪外出。具体治法如《儒门事亲·卷十一·风论》云："凡伤寒疫疠一法，若无药之处，可用酸菜汁一大碗，煎三五沸，去菜叶，饮讫，候少时，用钗子咽喉中探吐，如此三次，再煎葱醋汤投之，衣被盖覆，汗出而瘥。"

张从正指出，用汗吐下三法，除审证精细、用药大胆外，还贵在"中病即止""用药畏慎"。《儒门事亲·卷二·凡在表者皆可汗式十五》云："凡发汗中病则止，不必尽剂。要在剂当，不欲过也。"《儒门事亲·卷二·凡在上者皆可吐式十四》云："涌吐之药，或丸或散，中病则止，不必尽剂，过则伤人。"张从正对汗吐下三法的适应证和禁忌证进行了深入探讨。如《儒门事亲·卷二·凡在下者皆可下式十六》对疫病、时气、黄疸等证，采用下法治疗，其云："设若疫气、冒风中酒，小儿疮疹，及产后潮热，中满败血，勿用银粉、杏仁大毒之药，下之必死，不死即危。且如槟榔、犀角、皂角皆温平，可以杀虫，透关节，除肠中风火燥结；大黄、芒硝、朴硝等咸寒，可以治伤寒热病，时气瘟毒，发斑泻血，燥热发狂，大作汤剂，以荡涤积热；泽泻、羊蹄苗根、牛胆、蓝叶汁、苦瓠子亦苦寒，可以治水肿遍身，腹大如鼓，大小便不利，及目黄、湿毒、九疸、食痨、疳虫、食土生米等物，分利水湿，通利大小便，荡涤肠胃间宿谷相搏。又若备急丸，以巴豆、干姜、大黄三味，蜜和丸之，亦是下药。然止可施于辛苦劳力，贫食粗辣之辈，或心腹胀满、胁肋刺痛、暴痛不住，服五七丸或十丸，泻五七行以救急。若施之富贵城郭之人则非矣！此药用砒石治疟相类，止可施之于贫食之人。若备急丸，治伤寒风温，中酒冒风，及小儿疮疹，产后满闷，用之下膈，不死则危。及夫城郭之人，富贵之家，用此下药，亦不死则危矣！奈何庸人畏大黄而不畏巴豆，粗工喜巴豆而不喜大黄？盖庸人以巴豆性热而不畏，以大黄性寒而畏，粗工以巴豆剂小而喜，以大黄剂大而不喜，皆不知理而至是也。岂知诸毒中，惟巴豆为甚。去油匮之蜡，犹能下后使人津液涸竭，留毒不去，胸热口燥，他病转生，故下药以巴豆为禁。"运用下法，要考虑患者病证和体质，因人施用，一般适合体质强实之人，还需尽量避免使用大毒之剂，以及性热之品，以免耗竭津液。下法亦"急则用汤，缓则用丸，或以汤送丸，量病之微甚，中病即止，不必尽剂"。张从正还探讨了汗吐下之后的养护之法。如《儒门事亲·卷十一·论火热二门》云："差之毫厘，失之千里，深可慎之。汗下之后，切宜慎口，可服淡粥而养之。不然其病复作。"《儒门事亲·卷四·解利伤寒七》云："既吐汗之后，必大将息，旬日之后，其邪不复作也。"

岳美中认为，"中医治病，用药偏胜之性以疗疾之偏胜，因此峻烈之药，常在必用之例。不过医者当时时注意药物用量，中病即止，不可过剂，否则为害不浅"（《岳美中医话集·用药当知毒药的利害》）。其与张从正所见略同。

针对张从正汗吐下三法的运用情况，《四库全书总目提要》做出了较为客观的评价："从正宗河间刘守真，用药多寒凉，其汗吐下三法当时已多异议，故书中辨谤之处为多。丹溪朱震亨亦讥其偏，后人遂并其书置之。然病情万状，各有所宜，当攻不攻与当补不补，厥弊维均，偏执其法固非，竟斥其法亦非也。惟中间负气求胜，不免过激。欲矫庸医恃补之失，或至于过直。又传其学者不知察脉虚实，论病久暂，概以峻利施治，遂致为世所借口，要之未明从正本意耳。"

（4）凉水卧灌　张从正还提出，治疗疫病可用凉水卧灌之外治法。《儒门事亲·卷一·小儿疮疱丹熛瘾疹旧蔽记五》记载"五寅五申之岁"，少阳相火司天，小儿患疮疱丹熛瘾疹者极多，疮疱黑陷腹内喘者，张从正除使用白虎汤加人参、凉膈散加当归、桔梗之外，"又使睡卧于寒凉之处，以新水灌其面目手足"。张从正还在书中记载一患儿热毒内陷之后假死，受冰冷的河水刺激而"复活"。高热疾病冷卧、冷敷、冷浴之法颇多。如韩祗和也曾记载冷水洗浴治疗黄疸的病例，后世程杏轩也有用睡卧荷叶黄土等法，治疗小儿暑风惊证的记载。不过此法亦需对证。《素问·热论》云："暑当与汗皆出，勿止。"邓铁涛就反对高热病证皆冷敷。其指出："一遇高热便用冰敷，不知一冰便使邪气内伏，邪无出路，病必缠绵或有后遗症，特别是乙脑之类属暑热之证。前人说，暑当予汗出勿止。故中暑证冰敷者多死也。"

（5）甘温除热　李东垣认为，阴火起于下焦胞络，其成因是脾气虚，湿气下流，扰动相火，相火上冲，代心火主令，随血脉流行全身，而出现全身发热之证。李东垣指出，凡外感病皆有内伤的基础，体质平和者，感邪亦不深，而重症患者往往有体质偏颇、脾胃虚衰、卫气不固、心肾不交等内因。脾胃受损，元气虚衰，则邪易趁虚而入，此时外感为标，内伤才是根本。

李东垣所见疫病，患者脾胃内伤情况较为明显，因此他指出，扶正需贯穿于治疗过程的始终，减少使用寒凉类药物，疫病全程均需注意对患者脾胃元气的顾护。"正气存内，邪不可干"，必须保存人体正气以抵御邪气。

在治疗上，李东垣提出了"甘温升阳除热"法，采用补中益气汤、调中益气汤、补脾胃泻阴火升阳汤等。

李东垣用补中益气汤加减化裁为约40首方剂，其中有两个基本组合：一是人参、黄芪、甘草；二是黄芪、当归，皆甘温之品。前者为黄芪汤，用以治疗气虚发热，后者为当归补血汤，治血虚发热。"惟当以甘温之剂，补其中，升其阳。"同时，配合甘寒、酸、苦寒及诸风药。李东垣指出"甘寒以泻其火则愈"，"以甘寒之剂泻热补气"，药用天冬、麦冬、生地黄、知母等；"酸味泻肝而大补肺金"，如《素问·至真要大论》"热淫于内，治以咸寒，佐以甘苦，以酸收之"之论，用芍药、五味子等；苦寒之味，可清热泻火，方如散热饮子、清神益气汤等，药用黄芩、黄连、黄柏等；"泻阴火，以诸风药，升发阳气，以滋肝阳之用，是令阳气生，上出于阴分"，"升阳散火"代表方升阳散火汤、火郁汤、散热饮子等，都用了大剂风药，如升麻、柴胡、葛根、防风、羌活、独活等。李杲也有将甘温、苦寒、风升三类合用，其代表方为补脾胃泻阴火升阳汤，药用：人参、黄芪、苍术、甘草（甘温），黄连、黄芩、石膏，或加黄柏、知母（苦寒），柴胡、升麻、羌活（风升）。

李东垣所见患者多有饮食不节、起居无常的问题，嗜食生冷、以酒为浆、醉以入房，导致精神耗散、肾精不固，外强而中干。这种情况下，感受疫邪而成疾，需考虑补益肺脾之气，用补法而非清热解毒治法，扶助正气以抗击邪气。后世《张氏医通》对此法做出解释："又何以治非时寒疫，汗后热不止？盖时疫之发，必入伤中土，土主百骸，无分经络，毒气流行，随虚辄陷，最难叵测。"这时，用李东垣补中之法，"各守其乡，以断邪气复入之路"。

也有研究者认为，升麻是清热解毒、辟温退热药物，宋时犹有"无犀角以升麻代之"之说；柴胡在金代以前是作为祛邪退热、清火消结药的，自张元素之后柴胡升阳说影响较大。李东垣甘温法的组方原则，应是甘补药加清热药。其甘温除热的名方补脾胃泻阴火升阳汤，在补中益气的组方中又加入黄芩、黄连、石膏，其清热解毒、祛邪退热的作用更不言而喻，此即甘温除大热之机理所在。此说可参。

（6）瘟疫三法　朱丹溪提出治瘟疫补、散、降三法。《丹溪心法·卷一·瘟疫五（附大头天行病）》曰："瘟疫，众人病一般者是，又谓之天行时疫。治有三法：宜补，宜散，宜降。热甚者，加童便三酒盅。"此段亦见于《金匮钩玄·卷第一·温病》论温病，朱丹溪拟定："大黄、黄连、黄芩、人参、桔梗、防风、苍术、滑石、香附、人中黄。上为末，神曲糊丸，每服六七十丸，分气血与痰，作汤使。气虚者，四君子汤；血虚者，四物汤；痰多者，二陈汤送下；热甚者，童便下。"此方寒温同用、清补兼施。

《丹溪心法·卷一·瘟疫五（附大头天行病）》还收载了多首治疗瘟疫的方剂。如治大头天行的两方："大头天行病，此为湿气在高颠之上，切勿用降药，东垣有方。羌活、酒黄芩、酒蒸大黄。""治大头病兼治喉痹歌。人间治疫有仙方，一两僵蚕二大黄。姜汁为丸如弹子，井花调蜜便清凉。冬温为病，非其时而有其气也。冬时严寒，当君子闭藏，而反发泄于外，专用补药而带表药，如补中益气之类。"朱丹溪明确指出，李东垣补中益气、甘温除热的理法方药，可以用于大头天行等疫病的治疗。

《丹溪心法》将温病、时病，也归入"瘟疫"一节之中，采用人中黄、漏芦汤、消毒丸等清热解毒，降泻阴火。其云："又方，温病，亦治食积痰热，降阴火。人中黄，饭为丸，绿豆大。下十五丸。""作人中黄法。以竹筒两头留节，中作一窍，内甘草于中，仍以竹木钉闭窍，于大粪缸中浸一月，取出晒干，大治疫毒。"漏芦汤"治脏腑积热，发为肿毒，时疫疙瘩，头面洪肿，咽嗌填塞，水药不下，一切危恶疫疗。漏芦、升麻、大黄、黄芩、蓝叶、玄参等分。上㕮咀，每服二钱，水煎服。肿热甚，加芒硝二钱"。消毒丸"治时疫疙瘩恶证。大黄、牡蛎、僵蚕（炒），等分。上为末，炼蜜丸，如弹子大，新水化一丸，内加桔梗、大力子尤妙"。《医学正传》《证治准绳》《医学纲目》皆予以引用。

此外，诸如惺惺散、犀角地黄汤、人参败毒散等，也被朱丹溪运用于疫病治疗。《丹溪心法·卷五·痘疮九十五》云："治小儿风热，及伤寒时气疮疹发热。白茯苓、细辛、桔梗、瓜蒌根、人参、甘草（炙）、白术、川芎等分。上为末，每一钱，水煎，入薄荷三叶，同煎服。""犀角地黄汤。犀角一两，生地黄二两，赤芍三分，牡丹皮一两。上㕮咀，三岁儿，三钱水煎。""人参败毒散。人参、茯苓、甘草（炙）、前胡、川芎、羌活、独活、桔梗、柴胡（以上并去苗芦）、枳壳（麸炒，去穰）各半两。上为粗末。每服二钱，水一盏，姜二片，薄荷少许煎，温服。"

《丹溪治法心要·卷一·时病第十三》云："凡天行时病，须分内外。从外而入者，头疼体痛，见风怕寒，遇暖则喜，脉皆沉数，在上必得大汗而愈，不问日数，用六神通解散。"指出疫病有内外之分，自外而得者宜用六神通解散，此乃表里双解之方，以麻黄、苍术、甘草、黄芩、石膏、滑石寒温同用。

（7）养阴保精　朱丹溪在疫病治疗中，注意到病程中后期邪气对津液有一定的损伤，重视保存阴津，力倡"降阴火，补肾水"，以泻火为主、补阴为辅，泻火即所以保阴。如《丹溪心法·卷一·火六》云："有补阴即火自降，炒黄柏、生地黄之类……阴虚证本难治，用四物汤加炒黄柏，降火补阴。"朱丹溪多用黄芩、黄连、栀子、黄柏等品，谓味苦性寒药物"泻火为补阴之功"，再配以当归、白芍甘润以保养阴精。如《丹溪心法·卷三·补损五十一》所载的大补阴丸（一方仅川黄柏一味药，另一方为黄柏、知母、熟地黄、龟甲）、三补丸（黄芩、黄柏、黄连）、补阴丸（侧柏、黄柏、乌药叶、龟甲、苦参、黄连，冬加干姜，夏加缩砂）等，虽以"补"名之，但其功偏重泻火。姜春华评介朱丹溪，谓其"在治疗上以泻火为主，补阴很少，其意泻火即所以保阴"。

（8）注意禁忌　疫病发作时，邪盛正衰，需顾护正气，注意禁忌。《儒门事亲·卷一·立诸时气解利禁忌式三》云："昔有人春月病瘟，三日之内，以驴车载百余里。比及下车，昏瞀不知人，数日而殂……假如瘟病、伤寒、热病、中暑、冒风、伤酒，慎勿车载马驮，摇撼顿挫大忌。夫动者，火之化；静者，水之化也。静为阴，动为阳；阳为热，阴为寒。病已内扰，又复外扰，是为至扰。奈人之神，讵能当之？故远行得疾者，宜舟泛床抬，无使外扰，故病不致增剧。"张从正从保护正气的角度，提出了六禁之说。其云："以予论之，凡伤寒之气有六禁：初病之时，甚似中酒伤食者，禁大下之，一禁也；当汗之时，宜详时之寒暑，用衾衣之厚薄，禁沐浴之火炕重被，热粥燔针，二禁也；当汗之时，宜详解脉之迟数，用辛凉之剂，禁妄用热药，三禁也；当下之时，宜审详证下之药，禁巴豆银粉丸方，四禁也；远来之病人，禁车载马驮，五禁也；大汗之后，禁杂食嗜欲，忧思作劳，六禁也。"张从正进一步指出，患者需静养，注意饮食、起居、情志调护，不可扰动正气。其云："故凡有此者，宜清房凉榻，使不受客热之邪；明窗皓室，使易见斑出黄生之变。病者喜食凉，则从其凉；喜食温，则从其温，清之而勿扰，休之而勿劳，可辛温则辛温解之，可辛凉则辛凉解之。所察甚微，无拘彼此。欲水之人，慎勿禁水。但饮之后，频与按摩其腹，则心下自动。若按摩其中脘，久则必痛。病人获痛，复若有水结，则不敢按矣。止当禁而不禁者，轻者危，重则死；不当禁而禁者，亦然。今之士大夫，多为俗论，先锢其心，虽有正论，不得而入矣。昔陆象先尝云，天下本无事，庸人扰之为烦耳！余亦曰，正气本不乱，庸医扰之为剧耳！"

综上所述，虽然张从正提出攻邪说，李东垣提出脾胃论，朱丹溪提出滋阴说，其实治法上都与刘完素相近，注重清热，在祛邪的同时不忘扶正，注重脾胃和心肾，都提出过"降心火（阴火），益（补）肾水"一类的观点。各家在疫病治法上有相通之处，如治疗疫病之时，都会考虑天气寒暑、患者体质、病证病程等因素，禁过汗、大下之法，禁妄用热药，禁过劳。疫病后期调养之时，禁杂食、纵欲、忧思、劳累，强调帮助患者恢复正气，以抗病邪。

五、疫病方药

这一时期，医家在治疗疫病用药方面，多提倡使用寒凉药物；指出不可过用辛温，反对滥用辛香燥药。

1. 倡用寒凉方药　金元时期疫病流行，又值辛燥温热之剂盛行于世，古方与临床之间的矛盾日益凸显。

刘完素提出火热论，倡用寒凉药。其指出火热在表可用天水散、葱豉汤等辛凉或甘寒从汗解，火热在里用三承气汤从下解，表里俱热则用防风通圣散、凉膈散以双解表里。如《伤寒标本心法类萃·卷上·头疼》用白虎汤、黄连解毒汤、人参石膏汤等，多用石膏、知母等寒凉药；也注重降心火、益肾水，如《黄帝素问宣明论方》用防风当归饮子，治脾肾真阴虚损，肝心风热郁甚等。如《伤寒标本心法类萃·卷上·一切汗候》云："伤寒疫疠、汗病两感、风气杂病，一切旧病发作，三日里外并宜双解散……或染他人病气，汗毒传染，或中瘴气、羊气、牛气，一切秽毒……无问日数，但以双解散服之。"

张从正主张，治时气、瘟病等不宜使用辛温之剂。《儒门事亲·卷一·立诸时气解利禁忌式三》云："又若伤寒、时气、瘟病，尝六七日之间不大便，心下坚硬，腹胁紧满，止可大、小承气汤下之。其肠胃积热，慎勿用巴豆、杏仁，性热大毒之药。"因为这类药物"必反损阴气，涸枯津液，燥热转增，发黄谵语，狂走斑毒，血泄闷乱。轻者为劳复，重者或至死。间有愈者幸矣！不可以为法"。就瘟疫慎勿用巴豆大毒之药这一观点，张从正举例如下："又如正二三月，人气在上，瘟疫大作，必先头痛，或骨节疼，与伤寒、时气、冒暑、风湿及中酒之人，其状皆相类。慎勿便用巴豆大毒之药治之。元光春，京师翰林应泰李屏山，得瘟疫证，头痛，身热，口干，小便赤涩。渠素嗜饮，医者便与酒癥丸，犯巴豆，利十余行。次日，头痛诸病仍存，医者不识，复以辛温之剂解之，加之卧于暖炕，强食葱醋汤，图获一汗。岂知种种客热，叠发并作，目黄斑生，潮热血泄，大喘大满，后虽有承气下之者，已无及矣！"他分析认为这是未能对证用药，乃"热药之过"，指出："夫瘟证在表不可下，况巴豆之丸乎！巴豆不已，况复发以辛温之剂乎！"

张从正提倡当用刘完素辛凉之剂。张从正《儒门事亲·卷二·凡在表者皆可汗式十五》指出："世俗止知温热者为汗药，岂知寒凉亦能汗也……故外热内寒宜辛温，外寒内热宜辛凉。"《儒门事亲·卷一·立诸时气解利禁忌式三》云："解利伤寒、温湿、热病，治法有二。天下少事之时，人多静逸，乐而不劳。诸静属阴，虽用温剂解表发汗，亦可获愈。及天下多故之时，荧惑失常，师旅数兴，饥馑相继，赋役既多，火化大扰，属阳，内火又侵，医者不达时变，犹用辛温，兹不近于人情也。止可用刘河间辛凉之剂，三日以里之证，十痊八九。予用此药四十余年，解利伤寒、温热、中暑、伏热，莫知其数。非为炫也，将以证后人之误用药者也。"强调了疫病立法施药当灵活机变，需重视运气条件和患者体质等因素。

观张从正临床所用之方剂，多取法自刘完素。其云："盖病人热甚，更以辛温，则病必转加。今代刘河间先生，自制辛凉之剂。"如汗法用刘完素防风通圣散、益元散、双解散等；吐法用瓜蒂散、独圣散，化裁为茶调散、三圣散；下法用舟车丸、神芎丸，化裁为浚川散、通经散、禹功散等。

2. 祛邪兼顾扶正 现代治疗疫病时，一般较多考虑祛邪，而忽视了扶正。李东垣指出"内伤脾胃，百病由生"。参照李东垣脾胃论及阴火学说可知，其所见患者肺脏、脾胃、肠、心、肾等皆会受邪，其中脾胃内伤较为明显，在治疗过程中需重视扶正，尤其是顾护脾胃阳气，减少寒凉类药物的使用。重症患者心、肾等多脏器受损，必须高度重视。

从疫病治法来看，扶正祛邪是贯穿疫病治疗过程始终的纲领。医家需思考，何时扶正，何时祛邪，何时以扶正为主，何时以祛邪为主。在确定病因、病机的基础上，决策某次疫病总体治法以温热还是寒凉为主，是解表还是表里双解，或者清热解毒，以及能否施用甘温除热治法。

扶正祛邪法必须结合病程，仔细研判病势，充分考虑正邪进退情况，分期辨治。疫病预防或观察期，多以扶正为主，注意调理体质的偏颇；疫病的初起阶段，多以祛邪为主，兼顾扶正；危重期，当大剂挽救，以扶正为主，解毒为辅；恢复期当以补气养阴为主，防复为辅。在疫病治疗中，应以扶正祛邪贯穿整个治疗过程，不能一味考虑祛邪，而忽略扶正。

河间学派医家，针对当时火热病较多的运气环境，以及过用《局方》温燥药的时弊，创造性地提出了寒凉治疫的基本思路，用寒凉治法较多。自刘完素倡导寒凉治疫思路之后，温病学家对此大为阐发，提出卫气营血辨证和温病三焦辨证，多施以苦寒清热之法。

而李东垣认为，大头天行、汴京大疫皆为内伤胃气之后，为药所害。罗天益认为，药不对证、剂量过大、疗程过长，皆损伤正气，数日之间，使人殒命。寒凉之品，易伤脾胃。李东垣指出，扶正不会敛邪，扶正方可祛邪，强调顾护正气，达邪外出，同时注意调养，防止药邪伤胃。

在此思路的指导下，李东垣《内外伤辨惑论》以补中益气汤为首方，或加味黄柏、生地、朱砂安神丸之类，"大忌苦寒之药泻胃土"，视大黄为禁例，黄连只于丸剂中稍用；其晚年所著的《脾胃论》，则以补脾胃泻阴火升阳汤为第一方，已于甘温益气、风药散火之外加入黄芩、黄连、石膏，并称"后之处方者，当从此法"，从甘温、苦寒分进，到甘苦寒温熔于一炉。同时在《脾胃论》中，在保留甘温益气、苦平风药升散的同时，提出了运用黄芪、人参、甘草、升麻、柴胡、黄芩、黄柏、当归、红花、桃仁，既有苦寒清热，又有活血化瘀的"初病热中常治之法"。

3. 评述《局方》得失 《太平惠民和剂局方》（简称《局方》）是宋代的官修实用方书，用中成药治疗急症，易制便存；同时对急症选剂提出了比较成熟的理论，在宋金元时期曾广为流行。金元诸家对《太平惠民和剂局方》提出了一些反对意见，这也影响了后世对《局方》的判断。而金元诸家反对《局方》的焦点，又在于其多用芳香温燥行气之品。

如刘完素《素问玄机原病式·六气为病·热类》指出："凡治上下中外一切怫热郁结者，法当仿此，随其浅深，察其微甚，适其所宜而治之，慎不可悉如发表，但以辛甘热药而已。"朱丹溪《局方发挥》亦云："不思香辛升气，渐至于散；积温成热，渐至郁火……将求无病，适足生病。"后世《四库全书简明目录》云：《太平惠民和剂局方》十卷，南宋医院以此书为祖本，多用燥烈香窜之药，易见功效，而亦多所耗伤，故朱震亨极排之。"

《局方》倡用辛香行气法，疏通气机，充分运用芳香行气药。书中许多名方，如苏合香丸、活络丹、逍遥散、平胃散、香苏散、藿香正气散、参苏饮、苏子降气汤、五皮散、木香槟榔丸等都配有行气之品。在疫病的治疗中，气闭昏厥之证，可用苏合香丸之类芳香开窍；治疗瘴疫瘟毒高热神昏惊厥，可用紫雪、龙脑饮子等；治疗诸种痢疾用行气和血法，方如诃黎勒丸、木香散、丁香豆蔻散等，多用木香、槟榔、青皮、陈皮等药；治疗伤寒时气、中暑吐泻等外感表证，常加辛香行气之品以助解表和中，如五积散等。

同时，《局方》也并未忽视使用寒凉药物，《局方》中应用寒凉药的方剂达500余首，约占总数的三分之二。而且从《局方》所载的467味药物来看，其中辛温药为176味，平性药为107味，而寒凉药则为184味。《局方》收载的牛黄清心丸、八正散、凉膈散、紫雪、牛黄凉膈丸、红雪通中散、龙脑饮子、甘露丸及消毒麻仁丸等，即以寒凉药为主，而主治热病。即使是治疗寒性病的方剂，如回阳救逆之黑锡丹、正气温中之二气丹等方，也分别伍用了苦寒的川楝子、寒凉的朱砂，以防温燥太过。总体来看，《局方》并非"例用辛香燥热"，选方尚属精当。此外，朱丹溪自己也承认："古人著方，必为当时抱病者设也。其人实因于寒,故用之而得救。"

《局方》所受非议,主要是因为医生使用其中方药不当。两宋有识之医家,如韩祗和、庞安时、郭雍等已较多使用寒凉之剂,《局方》中也有很多寒凉成方,但整体社会风气仍然习用芳香行气药,加之民间医生缺乏辨证能力,按图索骥,误用《局方》温燥之剂,使习用转为滥用。朱丹溪所论有一定针对性。其一,隋唐以降,人们盛用温燥补益,好服"暖药"养生,士大夫阶层更好以热药济欲。宋人也常取肉桂、附子、丹药"多服常服久服",以致温补之风一时盛行,似乎非桂、附无以补益,非金石不足以养生。朱丹溪正是有感于此,故著《局方发挥》,数辛香之弊,陈燥热之非。其二,朱丹溪祖居浙江,行医多在东南一带。此地地土卑湿,气候温热,热迫湿蒸,湿热为病甚多。《格致余论·生气通天论病因章句辩》云:"六气之中,湿热为病十居八九。"故不宜温燥,而宜"泻火补阴"。

其实刘完素、张从正、李东垣、朱丹溪等人,反对《局方》中温燥药被滥用,针对的是当时的时弊,针对的是不辨病之寒热表里虚实,随意使用辛温解表之剂、芳香行气之药的庸医、俗工,而并非完全禁绝使用此类药物。张从正《儒门事亲·卷二·汗吐下三法该尽治病诠十三》指出:"惟庸工误人最深,如鲧湮洪水,不知五行之道。夫补者,人所喜;攻者,人所恶。医者与其逆病人之心而不见用,不若顺病人之心而获利也,岂复计病者之死生乎?呜呼!世无真实,谁能别之?"此段论述,写尽了当时医者的心态,亦足以警醒后世。又如《儒门事亲·卷二·攻里发表寒热殊途笺十二》曰:"以此知非热不能解表,非寒不能攻里。是解表常宜热,攻里常宜寒……虽然表病而里不病者,可专以热药发其表;里病而表不病者,可专以寒药攻其里。表里俱病者,虽可以热解表,亦可以寒攻里,此仲景之大、小柴胡汤,虽解表亦兼攻里,最为得体。今之用药者,只知用热药解表,不察里之已病,故前所言热证皆作矣。"张从正明确指出,热药解表无罪,只是需要明辨寒热表里才可用药,否则就会产生药误。又如《丹溪心法·卷一·中寒二(附伤寒、伤风)》云:"正治温散,宜桂枝汤、四逆汤辈,甚者三建汤、霹雳散。从治用热药,加凉剂引之,或热药须俟冷饮最妙。"朱丹溪也非禁用热药,只是要求使用者必须辨证清楚。

第三节　宋金元时期对疫病的分类、预防及学术影响

一、疫病分类

宋金元时期，各家在疫病分类方面观点不一。如《素问遗篇》探讨了以五行分类的木火土金水五疫，《太平圣惠方》有以六气分类疫病的思路，庞安时则继承了《备急千金要方》提出的四时脏腑阴阳毒分类，而陈无择提出根据病因进行疫病分类。

陈无择指出："若天行，多假六淫反错郁折而致之者。"（《三因极一病证方论·卷之六·凡例》）陈无择首先明确提出，疫病中最常见的是寒疫、温疫两大类。其云："凡春分以前，秋分以后，天气合清寒，忽有温暖之气折之，则民病温疫；春分以后，秋分以前，天气合湿热，忽有清寒之气折之，则民病寒疫。"（《三因极一病证方论·卷之六·料简诸疫证治》）这一观点，比之《诸病源候论》以伤寒、热病进行分类更为清晰。此外，还有风疫、湿疫和燥疫等。其云："既有寒温二疫，风湿亦宜备论。如己未年，京师大疫，汗之死，下之死，服五苓散遂愈，此无他，湿疫也……春合温，而有清凉之气，则夏必患燥疫。"陈无择认为疫病的产生，除了天地不正之气外，亦有"沟渠不泄，澶其秽恶，熏蒸而成者，或地多死气，郁发而成者"，所以按照病因，还有"狱温、伤温、墓温、庙温、社温、山温、海温、家温、灶温、岁温、天温、地温等"，这些名称大致反映了天时、地理等因素对疫病发生和流行的影响。

张从正亦主张根据风、寒、暑、湿、火（热）、燥对疫病邪气和病证进行分类。其指出："人之劳役辛苦者，触冒此四时风、寒、暑、湿不正之气。"而成春温、热病、疟痢、伤寒等。

刘完素《素问玄机原病式·六气为病·热类》指出："凡治上下中外一切怫热郁结者……慎不可悉如发表，但以辛甘热药而已。"后世医家多以寒、温两分疫病，并指出勿以伤寒法治温疫。如明代王纶《明医杂著·卷之一·医论·发热论》指出："故必审其果为伤寒、伤风及寒疫也，则用仲景法；果为温病及温疫也，则用河间法。"清代刘奎则明确将疫病分为三大类，即瘟疫（热性疫病）、寒疫和杂疫，后文还将详述之。

二、疫病预防

宋金元时期，医家对疫病的传染性有了更为深入的认识。如庞安时等对疫病传播的地域性有了一定认识，对前代疫病传染、流行的时间性认识有所补充；刘完素认为疫病秽毒可由口鼻或接触而入，故对疫病的预防也颇为重视。

庞安时认识到，疫病大都具有相当强的传染性和流行性。他在《伤寒总病论·卷第五》中明确指出："天行温病，大则流毒天下，次则一方，次则一乡，次则偏着一家。"在预防方法上，庞安时采取内服葛粉散"预防热病、急黄、贼风"，"小儿时行痘疮，恐相传染，先服漏芦汤下之"。"辟温疫方"一节，载有屠苏酒、辟温粉、辟温杀鬼丸、千敷散、萤火丸、雄黄等预防方药。在疫病流行季节，内服清热解毒辟秽药屠苏酒、千敷散等，或将解毒辟秽药如辟温粉等研细外敷周身，以雄黄等点鼻或纸筋取嚏，或将萤火丸、杀鬼丸佩戴于身，或将辟温杀鬼丸等燃烧，烟熏室内，对空气进行消毒。其论曰："水研光明雄黄，以笔浓蘸涂鼻窍中，则疫气不能入，与病人同床亦不相染……凡温疫之家，自生臭秽之气，人闻其气即时以纸筋探鼻中，嚏之为佳。不尔，邪气入上元宫，遂散百脉而成斯病也。"（《伤寒总病论·卷第五·辟温疫论》）表明庞安时亦认为，疫气有由鼻窍而入者，相似论述也记载于陈无择《三因极一病证方论·卷之六·料简诸疫证治》之中。

宋·洪迈《夷坚志·卷一五·张珪复生》记载："江吴之俗，指伤寒为疫疠，病死气才绝，即殓而寄，诸四邻不敢时刻留。"元代《夷坚续志》有"焚尸利害"篇，指出当时有火葬习俗，"虑染其后者而焚之"。上述"不敢时刻留"和以焚烧病人尸体的方式杜绝疫疠传播是可行的。此外，据《宋会要》载，为了防治军队疫病的发生，宋代在夏秋或疾病流行季节，常由太医局定方，配置夏药、瘴药及腊药，或令惠民和剂局提供，发给各军常备药物，并在疫情严重时，由太医局派遣医官治疗。

三、学术影响

宋代医家认为《伤寒论》"药方缺者甚多"，于是将他们自己的临床经验和从魏晋隋唐医家那里继承来的治法、方药补入其中，即所谓"伤寒补亡"，而后来的金元医家也继续着类似的工作。也许他们的本意是完善伤寒体系，以伤寒统治外感热病包括疫病，但他们却或有意或无意地缩小了伤寒概念涵括的范围，扩大了温病的范畴，使得温病学的种子在吸吮了足够的学术营养后坚定地生根发芽。尤其是郭雍，提出了"温病有三"，指出温病有伏邪、有新感、有感受非时之气而成疫，这三种温病之论分别为明清医家所继承发展。宋金元医家治疫学术思想对后世的影响主要包括以下几点：

其一，对温疫派产生影响。温疫之论在《素问·六元正纪大论》等篇中已有论述，气候大温即反常之温热气候是温疫流行的重要环境背景；后王叔和《伤寒例》将此归于时行疫气范畴，认为其乃感非时之气而成。但《伤寒例》认为，温疫影响的时间短，一年中多为寒疫，且伤寒最成杀厉之气。而郭雍不同意王叔和的观点。他将寒疫限定于冬之一季，扩大了温疫的范围，四时气候不正之流行病皆可名为温疫。其后才有吴有性所说的"近世称疫者众"，"温疫多于伤寒百倍"等说法。

其二，对温热学派产生影响。王叔和《伤寒例》提出新感冬温，而郭雍提出新感春温，郭雍的论述后经汪机的发挥和叶桂的阐述，产生了较大影响。从温热病邪到新感温病，从卫气营血辨证到三焦辨证，温热学派由此生发。

其三，对伏气学派产生影响。伏邪学说，从《黄帝内经》时代直到明末都是主流，宋金元时期也有一定的发展。如庞安时提出了伏邪之论，刘完素、张从正等均提倡伏邪、伏气之说，李东垣提出了火伏之论等。但是伏邪成温之论在宋代受到了新感温病论的冲击，明清时代又受到温疫派的质疑。到了清末，以柳宝诒为代表的伏气温病学派，把伏寒之说发展为六淫、疫病皆可伏邪，并对伏邪的部位、病机、证候、治疗进行全面论证，虽不如温热学说那样受到重视，但亦自成一派，遗泽于世。

其四，对后世疫病治法产生影响。自魏晋隋唐而至宋金元时期，辛凉解表法的创立，以及寒凉药应用的逐渐增加，为后世温病治法提供了典范。刘完素及马宗素、馏洪、常德等，把火热论的思想运用到伤寒病辨证治疗中，分辨表里。吴有性亦受刘完素影响，称"疫证表里上下皆热，始终从无寒证者"。罗天益提出上中下三焦分治，对陶华、喻昌、叶桂、吴瑭等均有影响。张从正攻邪三法汗、吐、下，对吴有性透达膜原、攻下、涌吐等法，温病学分消上下、助胃化汗、增液行舟等治法，均有一定影响。李东垣火伏气分、血分之论，对后世以气血辨温病之论有影响，为蒲辅周辨治气分热、血分热理法之源头。而金元诸家对温热、中暑、伏热、风温、风疟等阐述亦多，对明清医家影响较大。

明代王纶《明医杂著·卷之一·医论·发热论》指出："又有一种天行温疫热病，多发于春夏之间，沿门阖境相同者，此天地之疠气，当随时令参气运而施治，宜用刘河间辛凉甘苦寒之药，以清热解毒……故必审其果为伤寒、伤风及寒疫也，则用仲景法；果为温病及温疫也，则用河间法；果为气虚也，则用东垣法；果为阴虚也，则用丹溪法，如是则庶无差误以害人矣。今人但见发热之证，一皆认作伤寒外感，率用汗药以发其表，汗后不解，又用表药以凉其肌，设是虚证，岂不死哉！"这一段论述，明确指出了刘完素的火热论和寒凉治法对于温疫治疗的价值。

宋金元医家之所以能取得这样的医学成就，正是因为他们并不局限于《伤寒论》等经典文本本身，而是将经典作为自己重要的学术化生之源，根据临证需要灵活运用经典，并且补充外感热病的证治方药，甚至创立新的理法体系。

第四节　小结

正如庞安时《伤寒总病论·卷第六·上苏子瞻端明辨伤寒论书》所指出的那样，"四种温病、败坏之候，自王叔和后，鲜有明然详辨者，故医家一例作伤寒行汗下……温病若作伤寒行汗下必死，伤寒汗下尚或错谬，又况昧于温病乎？天下枉死者过半，信不虚矣"。宋代学者虽然已经在实践中发现伤寒、温病不可混淆，否则会产生严重后果，但仍然较多采用张仲景伤寒方药治疗时病；还有如苏东坡这样的文人，在对疫病诊治方法并不熟悉的情况下推荐方药，遗患数百年。他们虽然积累了较多的外感热病的临床经验，在疫病相关概念的辨析上更为清晰，对疫病传染性的时间、空间特征也比前代辨识得更加明确，但因为对《伤寒论》学术的尊崇，以及学术视野受限，导致他们在理论上难以做出突破性的贡献；只有郭雍秉承求实精神，以"补亡"伤寒为名，行研究、推动温病之实，对后世研究者有较大的启发。

而金元医家面对重大疫情，积累了大量诊治疫病的临床经验，并将自己的临床见解凝练为理论。例如，病因方面的"秽毒"说；病机方面的火热论、火伏说；辨证方面，张元素、李东垣的脏腑辨证，罗天益的三焦辨证；治则治法方面，以寒凉为主线发展出的刘完素寒凉法、张从正汗吐下三法、朱丹溪养阴保精法，张从正的三因制宜、李东垣的甘温除热法，以及朱丹溪瘟疫补散降三法，都各具特色，对后世产生了较大的影响。

宋金元有识之医家，如郭雍和河间、易水学派医家，都已经有意识地将温病的范围扩大，将疫病更多归在温病的范畴之内，考虑用寒凉药物治疗，尽管仍然没能对温病证治形成系统化的理论，也未编写疫病的专著，但后世所倡导的疫病和温病理论在此时期已初显形态。由于宋金元时期众多医家的努力，疫病诊治的思路得到了极大的开阔，为后世相应理论体系的形成打下了坚实基础。

第五章 明代

明代伤寒家，如王履、缪希雍等，直接承继了金元医家的学术思想，以《伤寒论》研究为起点，对伤寒、温病相关概念加以辨析。而汪机对前代的新感温病之论，进行了较为系统的总结和进一步发扬。随着社会政治、经济、文化的发展，也由于大疫的频繁发生，人们对疫病的重视程度越来越高。明末到清初这段时期，张介宾、喻昌等先后对疫病的病因、病机、传变及治疗等进行了深入探究，而论述最完整、对后世影响最大的是吴有性，其所著述的《温疫论》，不仅成为中医温疫派创立的纲领性著作，更引发了整个医界疫病研究的热潮，引领了清代疫病及温病学术的发展，促进了温热派、湿热派、伏温派等的创立和发展，亦成为疫病学真正独立发展的标志。

第一节 《伤寒论》研究促进温病学说形成

明代的《伤寒论》研究，对后世温病学说的形成具有重要影响。这一时期《伤寒论》研究的主要对象是广义伤寒病，包括温病在内。明初的《伤寒论》研究者，较多继承了金元医家的学术思想，不再以伤寒方统治温病，但也不像刘完素等例用寒凉，而是相对中正平和。明初伤寒学者如王履、陶华、刘纯，以及明代中后期伤寒学者如缪希雍、王肯堂、张介宾等，对多种温热病之病因病机、证候特点、辨证规律及治疗方法等，均有不同程度的论述，丰富了温病辨治方法，促进了明末温病学说的形成。

明代的《伤寒论》研究异常活跃，研究内容和方法等均较前代有所深化，对温病学说的孕育、产生具有积极影响。

一、辨析伤寒、温病与疫病概念

历代医家对温病的认识由来久远，魏晋隋唐时期，王叔和、巢元方、孙思邈、王焘等已对温病概念有所阐发。但因受《素问·热论》"今夫热病者，皆伤寒之类也"和《伤寒论》学术思想的影响，那一时期的温病研究，只能从属于广义伤寒。宋代医家庞安时、朱肱、郭雍等，对温病多有阐述，尤其是郭雍不仅将春季温病一分为三，还将温病的范围扩大到其他季节和多种外感疾病，为温病学术的独立发展奠定了较好的基础。宋金元时期对温病、温疟、风温、温疫、湿温、温毒等多种概念的探讨较之前代更加明晰，治疗上不墨守伤寒成方，随证化裁，以伤寒补亡之名补入了较多的时方。例如，刘完素大倡火热，提出六气皆能化火，使用双解散、天水散、防风通圣散、凉膈散、黄连解毒汤等治疗外感热病的名方，后世传承者多认同"六经传受，自浅至深，皆是热证，非有阴寒之病"。张从正倡三因制宜，祛邪外出。李东垣称火伏成疫，倡甘温除热法。朱丹溪常用养阴保精之治。此各家论治疫病之法，纠正了同时代滥用温燥之流弊，打破了医界墨守成规的局面。在此基础上，探讨伤寒和温病的概念、病因病机、证候、治法等，成为明初《伤寒论》研究的重要内容。

王履（约1332—1391），字安道，元末明初江苏昆山人，曾学医于朱丹溪。其唯一的传世作品《医经溯洄集》撰于1368年，其时王履36岁。1364年，朱元璋在应天府（今江苏南京）建立政权，1368年元月称帝，国号大明，年号洪武。《医经溯洄集》的撰写时间和地点，恰在朱元璋政权范围之内。王履在"张仲景伤寒立法考""伤寒温病热病说""伤寒三阴病或寒或热辨"等篇中，对明代以前的寒温研究进行了评述，从概念、病机、脉象、证候、治法和方药上区别了伤寒、温病等。

首先，从概念来看，王履在《医经溯洄集》中，辨析了伤寒、温病、热病与疫病等的区别，明确提出温病不得混称伤寒，寒疫也不同于真伤寒，不可"因名乱实"。《医经溯洄集·伤寒温病热病说》曰："有病因，有病名，有病形，辨其因，正其名，察其形，三者俱当，始可以言治矣。一或未明，而曰不误于人，吾未之信也。且如伤寒，此以病因而为病名者也。温病、热病，此以天时与病形而为病名者也……夫惟世以温病、热病混称伤寒，故每执寒字，以求浮紧之脉，以用温热之药。若此者，因名乱实，而戕人之生，名其可不正乎？又书方多言四时伤寒，故以春夏之温病、热病，与秋冬之伤寒，一类视之，而无所别。夫秋冬之伤寒，真伤寒也；春夏之伤寒，寒疫也。与温病、热病自是两途，岂可同治？"同时，王履指出韩祗和、刘完素等医家观点的偏颇之处，认为不可将伤寒与温病、暑病混淆，伤寒亦不同于热病。其云："又纯以温、暑作伤寒立论，而即病之伤寒，反不言及，此已是舍本徇末。""又其太谬者，则曰论中凡有'寒'字，皆当作'热'字看。""苟不能究夫仲景之心，但执凡伤于寒，则为病热之语以为治，其不夭人天年者，几希矣。"

其次，从病机看，王履认为温病与伤寒迥然不同，伤寒为感而即发，温病、暑病为伏寒所致，伤寒之邪由表及里，温病则火热自内达外。《医经溯洄集·张仲景伤寒立法考》云："夫伤于寒，有即病者焉，有不即病者焉。即病者，发于所感之时；不即病者，过时而发于春夏也。即病谓之伤寒，不即病谓之温与暑。""若乃春夏有恶风、恶寒纯类伤寒之证，盖春夏暴中风寒之新病，非冬时受伤过时而发者。不然，则或者温、暑将发，而复感于风寒，或因感风寒而动乎久郁之热，遂发为温、暑也。"王履指出，温病的病机是火热自内达于外，从而为伏气温病学说张目。如《医经溯洄集·伤寒温病热病说》云："余每见世人治温热病，虽误攻其里，亦无大害；误发其表，变不可言。此足以明其热之自内达外矣。其间有误攻里而致大害者，乃春夏暴寒所中之疫证，邪纯在表，未入于里故也，不可与温病热病同论。"温病属里热外发，即使有表证亦多为里热怫郁所致，治当攻里，不可发表；若春夏季暴寒所中，则为寒疫，其邪在表，治当发表，不可攻里。《医经溯洄集·伤寒温病热病说》云："且温病、热病，亦有先见表证，而后传里者。盖怫热自内达外，热郁腠理，不得外泄，遂复还里，而成可攻之证，非如伤寒从表而始也。"王履认为温病的发病，是外感邪气和正气内虚两方面共同作用的结果。《医经溯洄集·四气所伤论》云："且夫伤于四气，有当时发病者，有过时发病者，有久而后发病者，有过时之久自消散而不成病者，何哉？盖由邪气之传变聚散不常，及正气之虚实不等故也。"王履此论颇为周到。

再次，从脉象看，伤寒脉紧而浮，乃寒邪在表；温病、热病脉不浮，右手盛于左手，乃怫热在内。其云："殊不知紧为寒脉，有寒邪则见之，无寒邪则不见也。"而"温病、热病之脉，多在肌肉之分，而不甚浮，且右手反盛于左手者，诚由怫热在内故也。其或左手盛或浮者，必有重感之风寒，否则非温病、热病，自是暴感风寒之病耳！"

再次，从证候看，伤寒有恶寒症状，温病则渴而不恶寒。《医经溯洄集·伤寒温病热病说》云："夫即病之伤寒，有恶风、恶寒之证者，风寒在表，而表气受伤故也；后发之温病、热病，有恶风、恶寒之证者，重有风寒新中，而表气亦受伤故也。若无新中之风寒，则无恶风、恶寒之证。"《医经溯洄集·张仲景伤寒立法考》云："仲景曰，太阳病，发热而渴，不恶寒者，为温病。观此，则知温病不当恶寒，而当渴；其恶寒而不渴者，非温病矣。仲景虽不言暑病，然暑病与温病同，但复过一时，而加重于温病耳，其不恶寒而渴，则无异也。"

再次，从治法看，王履认为伤寒、温病、热病、暑病和寒疫也有区别，不可用伤寒法通治诸病。《医经溯洄集·张仲景伤寒立法考》曰："寒疫与温及暑病相似，但治有殊耳。是则温、暑及时行寒疫、温疟、风温等，仲景必别有治法，今不见者，亡之也。观其所谓为治不同，所谓温疟、风温、温毒、温疫，脉之变证方治如说，岂非亡其法乎？决不可以伤寒六经病诸方通治也。""由其类之殊，故施治不得以相混……仲景专为即病之伤寒设，不兼为不即病之温暑设也。"王履认为，伤寒与温病、热病，在攻里上相似，而发表截然不同。其云："虽然伤寒与温病、热病，其攻里之法，若果是以寒除热，固不必求异；其发表之法，断不可不异也。况伤寒之直伤阴经，与太阳虽伤，不及郁热即传阴经为寒证，而当温者，又与温病、热病大不同，其可妄治乎？或者知一不知二，故谓仲景发表药，今不可用；而攻里之药，乃可用。呜呼！其可用不可用之理，果何在哉？若能辨其因、正其名、察其形，治法其有不当者乎？彼时行不正之气所作，及重感异气而变者，则又当观其何时何气，参酌伤寒温、热病之法，损益而治之。尤不可例以仲景即病伤寒药通治也。"温病治疗上应以清里热为主，解表兼之，亦有里热清而表自解者。如《医经溯洄集·伤寒温病热病说》云："凡温病、热病，若无重感，表证虽间见，而里病为多，故少有不渴者。斯时也，法当治里热为主，而解表兼之。亦有治里，而表自解者。"

最后，从方药来看，伤寒寒邪在表，宜辛甘温解表，用桂枝汤、麻黄汤；温病、热病怫热在内，无寒在表，宜用辛凉、苦寒、酸苦之剂，如防风通圣散、大黄汤等。《医经溯洄集·伤寒温病热病说》云："伤寒即发于天令寒冷之时，而寒邪在表，闭其腠理，故非辛甘温之剂，不足以散之，此仲景桂枝、麻黄等汤之所以必用也。温病、热病后发于天令暄热之时，怫热自内而达于外，郁其腠理，无寒在表，故非辛凉，或苦寒，或酸苦之剂，不足以解之，此仲景桂枝、麻黄等汤，独治外者之所以不可用，而后人所处水解散、大黄汤、千金汤、防风通圣散之类，兼治内外者之所以可用也。"王履还指出，春夏季不宜用麻黄汤、桂枝汤，而应考虑辛凉解表之法，反之，冬时伤寒则不宜用辛凉解表，而应用辛温解表之剂。而且，同为春夏季节的病证，暴中风寒与温病、暑病治法也不同。其云："春夏虽有恶风、恶寒表证，其桂枝、麻黄二汤，终难轻用，勿泥于'发表不远热'之语也。于是用辛凉解散，庶为得宜，苟不慎而轻用之，诚不能免夫狂躁、斑黄、衄血之变，而亦无功也。虽或者行桂枝、麻黄于春夏而效，乃是因其辛甘发散之力，偶中于万一，断不可视为常道而守之。今人以败毒散、参苏饮、通解散、百解散之类，不问四时中风伤寒，一例施之。虽非至正之道，较之不慎而轻用麻黄、桂枝于春夏以致变者，则反庶几。然败毒散等若用于春夏，亦止可治暴中风寒之证而已，其冬时受伤过时而发之温病、暑病，则不宜用也。用则非徒无益，亦反害之矣。纵或有效，亦是偶然。彼冬时伤寒，用辛凉发表，而或效者，亦偶然也。"此外，阴毒病乃感受天地恶毒异气，用升麻、鳖甲等，不宜过用温热药。如《医经溯洄集·张仲景伤寒立法考》云："然其所叙之证，不过面目青，身痛如被杖，咽喉痛而已，并不言阴寒极甚之证。况其所治之方，亦不过升麻、甘草、当归、鳖甲而已，并不用大温大热之药。是知仲景所谓阴毒者，非阴寒之病，乃是感天地恶毒异气，入于阴经，故曰阴毒耳。"

王履从概念、病机、脉象、证候、治法和方药等方面，对伤寒、温病、热病、暑病、寒疫等进行了辨析，使温病从伤寒的体系中分离出来，为温病学体系的形成提供了理论依据。王履以上论述，是历史上继庞安时"温病若作伤寒行汗下必死，伤寒汗下尚或错谬，又况昧于温病乎"之论后，对伤寒、温病做出的最明确的辨析。

同时，王履对寒疫的研究颇为深入，其"春夏暴寒所中之疫证，邪纯在表，未入于里故也，不可与温病、热病同论"等论述，明确将寒疫独立于伤寒、温病之外。当然，隋代的《诸病源候论》，以及之后张从正《儒门事亲》等，都将疫疠、天行、时气等单列一章来论述，但仅能表明这些医家认为疫病不属于狭义伤寒，无法看出他们对这些概念的明确区分。郭雍将时行瘟疫与冬月伤寒、新感春温并提，有意识地将疫病独立出来，而王履的论述更加明确了这种认识，即疫病虽在《伤寒论》时代及之后的一千余年间归入伤寒范畴之中，但因其脉、因、机、证、治等皆与伤寒不同，故有单独探讨的必要。

王履的观点代表了元末明初《伤寒论》研究的倾向，确定了明代《伤寒论》研究的基调，既摆正了《伤寒论》的位置，又在一定程度上使得疫病和温病研究超出了《伤寒论》的框架，为进一步深入研究奠定了基础。清代温病学家吴瑭云："至安道始能脱却伤寒，辨证温病。"之后，明代诸多伤寒学者均在此方面有所尝试。

二、丰富温病辨治方法

明代的《伤寒论》研究，具有崇尚实用、注重临床的倾向，伤寒学者多以《伤寒论》为基础，探索广义伤寒病，即各种外感热病之辨治。据《中国古代疫病流行年表》记载，明代共发生疫病134次。由于临证之需要，明代伤寒学者始终把温病作为《伤寒论》研究的重要内容之一，从而丰富了温病的辨治方法。

1. 研究温病证候 明代伤寒学者对风温、温热、温疫、温毒、暑温、湿温、秋燥、冬温、温疟等病证之发生机理、证候特点等，多有不同程度的论述，为后世温病学者的系统研究提供了借鉴。这些研究有承袭宋金元乃至魏晋隋唐医家之处，更有结合临证的发挥。

《普济方·卷三百六十九·婴孩伤寒门·瘟病附论》论述了小儿瘟病。关于病因病机，其论曰："夫小儿瘟病者，是冬时严寒，人有触冒之，寒气内入肌肉，当时不即发，至春得暖气而发，则头痛壮热，谓之瘟病。又冬时应寒而反暖，时气伤人即发，亦使人头痛壮热，谓之冬瘟病。凡邪之伤人，皆由触冒，所以感之。小儿不能触冒，其乳母抱持时，解脱不避风邪冷热之气，所以感病也。"其将小儿瘟病分为春瘟病和冬瘟病两类，春瘟病得自冬季伏寒，冬瘟病乃感受冬季反常之温气。小儿瘟病有多种兼证，如："小儿瘟病下利候：瘟病下利者，是肠胃宿虚，而感于温热之病，热气入于肠胃，与水谷相搏，阳虚则泄，故下利也。""又小儿瘟病鼻衄候：瘟病鼻衄者，热乘于气而入血也。肺候身之皮毛，主于气，开窍于鼻。瘟病则邪先客皮肤，而搏于气，结聚成热，热乘于血，血得热则流散，发从鼻出者为衄也。凡候热病，鼻欲衄，其数发汗，汗不出或初染病已来，都不汗而鼻燥喘息，鼻气有声，如此者必衄也。小儿衄止至一升数合，热因得歇，若至一斗数升则死矣。""又小儿瘟病结胸候：凡温热之病，四五日之后，热入里。内热腹满者宜下之，若热未入里，而下之早者，里虚气逆，热结胸上，则胸胀满短气，谓之结胸也。"

《医学纲目·卷之三十三·伤寒部·四时伤寒不同·温病续法》论述了"六经温病"，即太阳温病、阳明温病、少阳温病、太阴温病、少阴温病、厥阴温病，试图用六经辨证体系来诊疗温病。其云："伤寒汗下不愈而过经，其证尚在而不除者，亦温病也。经曰温病之脉，行在诸经，不知何经之动，随其经所在而取之。如太阳证，汗、下后过经不愈，诊得尺寸俱浮者，太阳温病也。如身热目疼，汗、下后过经不愈，诊得尺寸脉俱长者，阳明温病也。如胸胁痛，汗、下后过经不愈，诊得尺寸脉俱弦者，少阳温病也。如腹满嗌干，诊得尺寸脉俱沉细，过经不愈者，太阴温病也。如口燥舌干而渴，诊得尺寸俱沉，过经不愈者，少阴温病也。如烦满囊缩，诊得尺寸俱微缓，过经不愈者，厥阴温病也。是故随其经而取之，随其症而治之。如发斑乃温毒也。"《医学纲目·卷之三十三·伤寒部·四时伤寒不同·春为温病》提出了针刺治疗温病的五十九穴、五十九刺等法，其云："凡治温病，可刺五十九穴。成注云，所谓五十九穴者，刺两手内外侧各三，凡十二痏，五指间各一，凡八痏，足亦如之。头入发际一寸傍三分各三，凡六痏。颠上一、囟会一、发际一、廉泉一、风池二、天柱一……王太仆注《素问》五十九刺云，刺头上五行，五行者，以越诸阳之热逆也。大杼、膺俞、缺盆、背俞，此八者以泻胸中之热也。气街、三里、巨虚、上下廉，此八者，以泻胃中之热也。云门、髃骨、委中、髓空，此八者，以泻四肢之热也。五脏俞傍五，此十者，以泻五脏之热也。"

陶华《伤寒六书》"伤寒琐言卷之一"和"伤寒家秘的本卷之二"中，详细论述了风温、湿温、温毒、中暑、发斑等证候。如其云："风温，尺寸俱浮，素伤于风，因时伤热，风与热搏，即为风温。其外证四肢不收，身热自汗，头疼喘息，发渴昏睡，或体重不仁。"陶华辨伤暑与伤寒异同更为精当，其指出："伤暑与伤寒俱有热，若误作伤寒治之则不可。盖寒伤形，热伤气。伤寒则外恶寒而脉浮紧，伤暑则不恶寒而脉虚，此为异耳。"《伤寒六书·伤寒家秘的本卷之二·发斑》指出发斑有两种，一为温毒，二为热病，温毒为冬季触寒，伏留至春化温，热病为冬季感乖戾之气，至春遇热而发，皆不可用热药，亦不可发汗。其云："发斑者，大热则伤血，热不散，里实表虚，热乘虚出于皮肤而为斑也。轻则为疹子，甚则为锦纹。或本属阳，误投热药，或当汗不汗，当下不下，或汗下未解，皆能致此。有两证，一曰温毒，即冬时触寒，至春而发，汗下不解，邪气不散，故发斑也；一曰热病，即冬时温暖，感乖厉气，遇春暄热而发也。慎不可发汗，若汗之，重令开泄，更增斑烂也。"《伤寒六书·伤寒明理续论卷之六·咳逆哕》从寒热二端论治温病。其云："温病热未除，重被暴寒入胃，蕴结不散，变哕，梓皮饮子。温病有热，饮水暴冷，作哕，茅根葛根汤。温病胃冷，变哕，茅根橘皮汤。温病有热，饮水暴冷，枇杷茅根汤。"

刘纯《伤寒治例》简要讨论了温病、温疟、风温、温疫、温毒、湿温、暑证和喝证。如其论温病曰："春月病发热恶寒，头疼，脉来浮数。瘟病，当分治之。解饥，升麻解肌汤。和解，小柴胡、竹叶汤。"

李中梓认为，时行疫症依季节可分为四类，其云："春感寒邪，升麻葛根汤；夏感凉邪，调中汤；秋感热邪，苍术白虎汤；冬感温邪，葳蕤汤。"其论温疫云："冬受寒邪，复感春温时行之气。"《伤寒括要·卷上·发斑》则承袭华佗、孙思邈胃烂发斑之论，其云："斑者，胃经热毒也。下之太早，热气乘虚入胃，乃致发斑；下之太迟，热气留中不散亦令发斑。"后人则有以发斑为阳明胃热深入营血。

缪希雍《先醒斋医学广笔记·卷之三·幼科》探究了痧疹的病机、证候、治法，指出"痧疹乃肺胃热邪所致"，"手太阴肺、足阳明胃二经之火热，发而为病者也……殆时气瘟疫之类欤。其证类多咳嗽多嚏，眼中如泪，多泄泻，多痰，多热，多渴，多烦闷；甚则躁乱咽痛，唇焦神昏"；"治法当以清凉发散为主。药用辛寒、甘寒、苦寒以升发之"，"惟忌酸收，最宜辛散。误施温补，祸不旋踵"。

汪机《伤寒选录·卷六·温毒》继承了郭雍对于温病的基本认识，进一步探讨了温病的分类和病因、病机，其云："又有不应冬月伤寒，至春而病温者，此特春温之气，可名曰春温，如冬之伤寒，秋之伤湿，夏之中暑相同也。以此观之，是春之病温有三种不同：有冬伤于寒，至春发于温病者；有温病未已，更遇湿气则为温病，与重感温气相杂而为温病者；有不应冬伤于寒，不因更遇温气，只于春时感春温之气而病者。若此三者皆可名为温病，不必各立名色，只要知其病源不同也。"方有执观点亦与此相似。《伤寒论条辨·卷之六·辨温病风温杂病脉证并治第九》云："温，春令之气也。气之于时，或则未应至而至，或则应至未至而不齐。故冬夏虽有温，要必以春为正，是故必也。证候显见有如此者，始可以言是触犯于温而病也。此揭温病之名实，而不出其治者。论温以辨明伤寒，故不之及也。"

吴正伦《脉症治方·卷一·寒门·伤寒》辨析了伤寒、温病、寒疫、时气等，明确区分了伤寒和时行寒疫。其云："如春时天令温暖而壮热为病者，乃温病也。如天气尚寒，冰雪未解，感寒而病者，亦曰伤寒。若春末夏秋之间，天气暴寒，而感之为病者，此乃时行寒疫也。如夏至后，壮热脉洪者，谓之热病也。然又有温疟、风温、温毒、温疫、中寒、中风、伤风、中湿、中暑、中暍、湿毒、湿温、痰症、脚风、内伤、食积、虚烦、阴虚阳乏，亦皆发热，状似伤寒，故世俗不辨，悉以伤寒治之，杀人多矣。且温病热病，乃因伏寒而变，既变，不得复言为寒也。其寒疫，乃天之暴寒，与冬时严寒，又有轻重不同。时气是天行疫疠之气，又非寒比也。温病乃山泽蒸气，暑乃炎日之火，风乃天之贼邪，皆伤于人者也。有中者为重，伤者犹轻也。温疟、风温，又系伤寒坏症，更感异气所变，治亦不同。且诸症似伤寒者，各有其因，岂可通谓伤寒而混治之耶？"

李梴对温病、湿病、暑病进行了分类研究。《医学入门·外集·卷三·伤寒》云："曰伤寒、曰伤风、曰伤风见寒、曰伤寒见风、曰合病、曰并病、曰两感、曰中雾露、曰中暑暍、曰热病、曰晚发、曰痓痉。五种湿病，风湿、湿温、寒湿、中湿、湿痓。五种温病，春温、风温、温疫、温疟、温毒发斑。附水证、黄证，乃伤寒之大关键也，故并提之，共二十四种，湿温居半，可见湿热为病最多。"《医学入门·外集·卷四·外感·暑》将暑病分为中暑、伤暑、冒暑、伏暑等，其云："中（聚）伤（缓）冒（浅）伏（深）分轻重，中暑归心，神昏卒倒。伤暑肉分，周身烦躁，或如针刺，或有赤肿。盖天气浮于地表，故人气亦浮于肌表也。冒暑入肠胃，腹痛恶心呕泻。伏暑即冒暑久而藏伏三焦、肠胃之间，热伤气而不伤形，旬月莫觉，变出寒热不定，霍乱吐泻，膨胀中满，疟痢烦渴，腹痛下血等症。但暑病多无身痛，间有痛者，或为澡浴，水湿相搏耳。

暑风、暑厥又何如？即暑喝证，但以手足搐搦为风，手足逆冷为厥，厥与伤寒热厥义同，黄连香薷散。暑风乃劳役内动五脏之火，与外火交炽，则金衰木旺生风，香薷散加羌活，或六和汤合消风散。"

此外，还有王肯堂《证治准绳·伤寒》，详述春温、暑温、秋疟、疫疬、风温、湿温、发斑、发豌豆疮、发颐证治；张介宾《景岳全书·八卷·伤寒典（下）》专篇讨论温病暑病、发斑；戈维城《伤寒补天石·卷下》论时行疫证、寒疫、伤寒、中暑中喝、湿温、温疟、风温、温毒、温疫；陈文治《伤寒集验》第一、二卷，论述四时疫疬、冬温、中暑、风温、湿温、大头瘟等，对温病相关证候进行了探讨。

2. 充实温病诊法　明代伤寒学者在重视脉证、承袭前人的基础上，在温热病诊察方法上有所发挥，如察色、察目、察鼻、察口唇、察耳、察舌、察身、察斑疹等。其中以察舌、辨斑疹等方法，对后世影响较大。

辨舌之法见于王肯堂、张介宾、陶华、李中梓等著作。王肯堂对温热病舌质、舌苔、舌形态有细致辨察。《证治准绳·伤寒·帙之一·察舌》指出："凡舌鲜红者吉……赤而紫者，为阳为热也。黑者亢极，为难治……苔黄而燥渴者，热盛也。苔黑而燥渴者，热甚而亢极也……舌卷而焦黑而燥者，阳毒热极也……凡舌肿胀，舌上燥裂，舌生芒刺，皆热甚也。凡舌硬，舌强，舌短缩，神气昏乱，语言不清者，死也。"张介宾通过舌苔变化辨邪热表里虚实，认为舌苔自润而燥、自滑而涩、由白而黄、由黄而黑，甚至焦干或生芒刺，是邪热自表入里、由浅入深之证。同是黑苔，生芒刺者为阳明实火，滑而不涩则为肾阴枯涸之象，辨证层次清晰。陶华《伤寒六书·杀车槌法卷之三·劫病法》指出："伤寒，舌上生苔，不拘滑白黄黑，俱用井水浸青布片，于舌上洗净后，用生姜片子时时浸水刮之，其苔自退。"李中梓《伤寒括要·卷上·察舌法》亦云："凡见舌苔，以井水浸青布，擦净舌苔，薄荷细末，蜜调敷之。吐舌者，掺冰片末，即收。"清代叶桂沿用此法探病之预后。其《温热论》云："又不拘何色，舌上生芒刺者，皆是上焦热极也，当用青布拭冷薄荷水揩之，即去者轻，旋生者险矣。"此外，申斗垣《伤寒观舌心法》结合杜本《伤寒金镜录》36种舌象及多年临证经验，图列135种舌象，论舌诊方法准确详细。其后，清代张璐之子张登在申斗垣基础之上，削繁正误，著成《伤寒舌鉴》，对完善温病诊法有一定价值。

辨察斑疹，自隋唐以降，论述日多，明代伤寒学者对此也有较多阐发。辨斑疹，包括察形态、色泽、疏密、部位等以辨别热毒之轻重浅深。明代吴绶归纳发斑为伤寒、时气、温毒、阳毒、内伤寒、阴症六种。《证治准绳·伤寒·帙之六·发斑》转引其论指出："大抵鲜红起发者吉，虽大亦不妨，但忌稠密成片。紫赤者为难治，杂黑者为尤难也。"张介宾《景岳全书·八卷·伤寒典（下）·发斑（三十四）》云："发斑……此实毒邪固结，营卫俱剧之证也……轻者细如蚊迹，或先红而后黄；重者成粒成片，或先红而后赤。轻者只在四肢，重者乃见胸腹；轻者色淡而隐，重者色紫而显。若见黑斑……则十死九矣。"李中梓则简括为鲜红者易治，紫者难治，黑者必死，认为疹属肺病，斑因胃经热毒。后世温疫家余霖及雷丰、陆子贤等的观点，与此颇为相近。

3.丰富温病治法　明代伤寒学者本于张仲景辨治法则，借鉴前人经验，提出了一些辨治温病的有效方法。如王履《医经溯洄集·伤寒温病热病说》云"伤寒即发于天令寒凉之时，而寒邪在表，闭其腠理，故非辛甘温之剂，不足以散之"，宜用桂枝、麻黄等汤；"温病、热病后发于天令暄热之时，怫热自内而达于外，郁其腠理，无寒在表，故非辛凉，或苦寒，或酸苦之剂，不足以解之"，宜用双解散、大黄汤、防风通圣散之类。王履指出："凡温病、热病，若无重感，表证虽间见，而里病为多，故少有不渴者。斯时也，法当治里热为主，而解表兼之。亦有治里，而表自解者。"后世治伏气温病重清、滋、透三法，与此论有相近处。

陶华《伤寒六书·伤寒家秘的本卷之二·正伤寒及温暑暴寒劳力感冒时疫治各不同论》云："所发之时既异，治之不可混也。若言四时俱是正伤寒者，非也。此三者，皆用辛凉之剂以解之。若将冬时正伤寒之药通治之，定杀人矣……疫疠者，皆时行不正之气，老幼传染相同者是也。缘人不近秽气，免伤真气。若近秽气，有伤真气，故病相传染。正如墙壁固，贼人不敢入，正气盛，邪气不敢侵。正气既虚，邪得乘机而入，与前温暑治又不同。表证见者，人参败毒散。半表半里证者，小柴胡。里证具者，大柴胡下之。无以脉诊，以平为期。与其疟痢等证，亦时疫也，照常法例治之。"陶华较为明确地区分了伤寒、温病、暑病与时疫，并将疟、痢归于时疫范畴，在采撷前代医家学术的基础上，使用一些治疗温热病的有效方剂，如攻补兼施之黄龙汤，辛凉解肌清热之柴葛解肌汤，治邪热入营、身热不退、皮肤红斑之消斑青黛饮，治热入血分、鼻衄成流、吐血不止之生地芩连汤等。后世吴瑭治阳明热结、气阴两虚的新加黄龙汤，即由陶氏黄龙汤加减而成；余霖治气营两燔的清瘟败毒饮，与陶氏消斑青黛饮之组成极为相似。《伤寒六书·伤寒一提金卷之四·一提金贯珠数》指出温病、热病表证宜用辛凉之药解肌，不可用辛温药大发汗，里证用寒凉药急攻，其云："交春分至夏至前，有头疼发热，不恶寒而渴者，为温病，用辛凉之药微解肌，不可大发汗。里证见者，用寒凉之药急攻下。若误下之，未必为害，误汗之，变不可言，当须识此。三月后得此证者，为晚发，治法同表证，不与冬时正伤寒同治法，里证治相同……交夏至后，有头疼发热，不恶寒而渴，此名温病，愈加热者，名热病，止用辛凉之药微解肌，不宜大发汗。里证见者，止用大寒之药急攻下。表证不与正伤寒同治法，里证治相同……交秋至霜降前，有头疼发热，不恶寒，身体痛，小便短者，名温病，亦用辛凉之药加燥剂以解肌，亦不宜大发汗。里证见者，用寒凉药急攻下。表证不与正伤寒同治法，里证治相同。"

王纶认为治疗温病、寒疫、温疫等，要根据季节、病因、病机选择不同的治法和方剂。《明医杂著·卷之一·医论·发热论》云："如春温之月，则当变以辛凉之药；如夏暑之月，则当变以甘苦寒之药。故云，冬伤寒，不即病，至春变温，至夏变热。而其治法，必因时而有异也。"春季温病当用辛凉药，夏季暑病当用甘苦寒药，冬季伤寒则可用辛温解表药。王纶进一步指出，伤寒与暑病治法不同，寒伤形，伤寒宜汗法解表；暑伤气，暑病宜清暑益气。其云："又有夏月伤暑之病，虽属外感，却类内伤，与伤寒大异。盖寒伤形，寒邪客表，有余之症，故宜汗之。暑伤气，元气为热所伤，而耗散不足之症，故宜补之，东垣所谓清暑益气者是也。"王纶又对冬温、时行寒疫、天行温疫热病的发病和治法进行了探讨，指出寒疫当用温药，天行温疫热病当用辛凉甘苦寒药。其云："又有一种冬温之病，谓之非其时而有其气。盖冬寒时也，而反病温焉，此天时不正，阳气反泄，用药不可温热。又有一种时行寒疫，却在温暖之时，时行温暖，而寒反为病，此亦天时不正，阴气反逆，用药不可寒凉。又有一种天行温疫热病，多发于春夏之间，沿门阖境相同者，此天地之疠气，当随时令参气运而施治，宜用刘河间辛凉甘苦寒之药，以清热解毒。已上诸症，皆外感天地之邪者。"王纶最后总结指出，寒疫用辛温解表法，温疫用辛凉解表、清热解毒法，其云："凡此数症，外形相似，而实有不同，治法多端，而不可或谬。故必审其果为伤寒、伤风及寒疫也，则用仲景法；果为温病及温疫也，则用河间法；果为气虚也，则用东垣法；果为阴虚也，则用丹溪法，如是则庶无差误以害人矣。"

周之干认为，治疗时行疫证可用轻剂兼风药引而扬之。《周慎斋遗书·卷三·二十六字元机·扬》云："四时感冒风寒，时行疫证，实非真伤寒。初感则入于太阴肺经，故咳嗽，痰多鼻塞，或头疼发热，状似伤寒。不可遽用甘辛发汗，但当察其脉之虚实，验其证之有余，以轻剂兼风药引而扬之，如葛根、升麻、荆芥之类，参苏饮之属，或兼火郁，少加清凉亦当。"

龚信将瘟疫分为春发温疫、夏发燥疫、秋发寒疫、冬发湿疫四种，并分别拟定治法，春温疫用败毒散，夏燥疫用大柴胡汤，秋寒疫用五积散，冬湿疫用五苓散。他指出，温疫治法不同于伤寒，不可过用汗下，宜用小柴胡汤、升麻葛根汤、人参败毒散、羌活冲和汤等，从中焦而治。《古今医鉴·卷之三·温疫》云："冬应寒而反温，春发温疫，败毒散主之；春应温而反凉，夏发燥疫，大柴胡汤主之；夏应热而反寒，秋发寒疫，五积散主之；秋应凉而反淫雨，冬发湿疫，五苓散主之。凡温疫，切不可作伤寒症治，而大汗大下也。但当从乎中治，而用少阳、阳明二经药，少阳小柴胡汤，阳明升麻葛根汤。看所中阴阳，而以二方加减和治之，殊为切当。人参败毒散，治四时温疫。通用羌活冲和汤，治温疫初感，一二日间服之取汗，其效甚速。"

《医学入门·外集·卷三·伤寒》亦从四季分类论治疫病，但其遣方用药与龚信不同。李梴指出，春季用升麻葛根汤，夏季用二香散、调中汤，秋季用白虎加苍汤、茵陈五苓散，冬季用葳蕤汤、甘桔汤。其云："但闻疫疬能传染，疫疾如有鬼疬相似，故曰疫疬，又曰时气。春应暖而反清，夏应热而反凉，秋应凉而反大热，冬应寒而反大温，非其时而有其气。凡感之者，即发头疼身痛寒热，一方长幼病皆相似。治与伤寒微异者，春清责肝，升麻葛根汤；夏热责心，二香散、调中汤；秋湿责肺，白虎加苍汤、茵陈五苓散；冬寒责肾，葳蕤汤、甘桔汤；土旺四季，随经取之。治与伤寒同者，表证，败毒散；半表里，小柴胡汤；里证，大柴胡汤；挟内伤者，宜补、宜散、宜降，人中黄丸是也。经曰，疫气不拘于诊，更当于运气求之。"他们对疫病病因病机的认识，可以看出王叔和《伤寒例》的影响，而其治法又可看出金元医家的影响。

此外，《证治准绳·伤寒》采方398首，除《伤寒论》112方外，多补充有治温病之方，仅发斑一证，便分治阳证发斑之剂、治内伤寒与阴证发斑之剂两类，前类采方19首，后类收载5方。《景岳全书·伤寒典》中列出六大类方剂及其主症，其中汗散类、清理类、攻下类中诸多方剂成为后世温病治疗之基本方，如败毒散、黄连解毒汤、玉女煎、普济消毒饮、犀角地黄汤、藿香正气散、导赤散、凉膈散等，这些方剂多为前代遗泽。另如戈维城《伤寒补天石》、缪存济《伤寒撮要》、陈文治《伤寒集验》、陈长卿《伤寒五法》、何渊《伤寒海底眼》等，均采录了多种辨治温病方法，涉及解表、清气、和解、化湿、攻下、清营、凉血、开窍、息风、滋阴等法。

三、伤寒学者的学术特点

温病学说的形成，以明末吴有性《温疫论》及嗣后戴天章《广瘟疫论》、余霖《疫疹一得》的问世为标志，并逐渐成熟，完善于叶桂、薛雪、吴瑭、王士雄温病四大家的研究中。明代现存的数十种《伤寒论》研究文献，除《伤寒论条辨》《张卿子伤寒论》等少数著作主要致力于对《伤寒论》原文进行辨析外，大多数文献补充了温病相关的学术内容。尽管明代伤寒学者对温病的病因病机、证候特点、诊断及治疗方法等方面之研究，尚较为零散，但为温病学术的独立发展奠定了一定基础，具有催化作用。而当温病学说形成之后，《伤寒论》研究的对象、范畴、方法等也随之改变，由广义伤寒之研究，转而针对《伤寒论》原文进行研究，促成了清代以后《伤寒论》研究的深化。

这一时期伤寒学者之论寒温，对后世影响较大。尤其是王履、缪希雍等，对温病学派的创立和发展有着重要的影响。笔者试以元末明初的王履和明代中后期的缪希雍为代表，分析、评价其伤寒学术的特点。

王履被吴瑭称为"始能脱却伤寒，辨证温病"（《温病条辨·凡例》）。时逸人《中医伤寒与温病》也认为："后世谈温热病的，都以为始于河间，可是河间所论的，在伤寒中亦有热证……至安道才大张旗鼓，将温病另立门户，不得与伤寒相混。"

王履《医经溯洄集·张仲景伤寒立法考》云："仲景曰：太阳病，发热而渴，不恶寒者，为温病。观此，则知温病当不恶寒，而当渴；其恶寒而不渴者，非温病矣。"王履认为，伤寒与温病之病机大异：伤寒是由表入里，温病是由里达表。后世如叶桂论春温，当直清里热，不与暴感同法；柳宝诒论温病，谓邪是从少阴发出，当注透三阴，都受其学说影响。

王履认为，对冬月真伤寒来说，"桂枝、麻黄自有所用，诸温热之剂皆不可略矣"，反对朱肱"每每以伤寒、温、暑混杂议论，竟无所别"，也反对刘完素"亦以温、暑作伤寒立论"等。《医经溯洄集·伤寒温病热病说》提出一种观点："伤寒与温病、热病，其攻里之法，若果是以寒除热，固不必求异；其发表之法，断不可不异也。"我们可以理解为伤寒与温病发表法不同，但攻里法相似。这一观点后世有认同者。如金寿山《温热论新编》指出："伤寒与温病治法之异，主要在初起见表证之时。至于化热之后，都应该凉解，出入就不大了。"而叶桂认为温病治法与伤寒大异，吴瑭治阳明腑证用大承气汤时，认为伤寒之腑实厚朴可以重用，温病之腑实厚朴不可重用，这种寒温治法始终不同的观点，与王履不一致。

但王履对温病及疫病概念、病因、病机及治法方药的认识尚有不足，其不合理之处主要有三：

其一，病因方面，他认为伤寒、温病、热病，"由三者皆起于感寒，或者统以伤寒称之"。这与郭雍当年所面对的情况颇为相似，一方面要论温病包括新感温病，另一方面却又不得不承认温病起于伤寒。王履《医经溯洄集·张仲景伤寒立法考》云："夫伤于寒，有即病者焉，有不即病者焉。即病者，发于所感之时；不即病者，过时而发于春夏也。即病谓之伤寒，不即病谓之温与暑。"王履认为，"如夫统称伤寒者，原其因之同耳"。又说："夫伤寒、温、暑，其类虽殊，其所受之原，则不殊也。由其原之不殊，故一以伤寒而为称；由其类之殊，故施治不得以相混。"说伤寒、温病、暑病是同一病原，乃是宗于《黄帝内经》"冬伤于寒，春必病温"，以及"凡病伤寒而成温者，先夏至日为病温，后夏至日为病暑"之说。郭雍、王履等都受到这一观点的影响。直到晚清的叶霖，还试图从断句上去释通后一句经文，以解决其与临床实践之间的矛盾。将温、暑、风、湿等乃至各种疫病都归于"冬伤于寒"，显得较为勉强。应该说，就疫病病原的问题，《肘后备急方》提出"疠气"说，《诸病源候论》提出"乖戾之气"，以及后世吴有性之戾气说，与祝味菊之寒温俱非致病之原说，显得更为高明。

其二，对《伤寒论》中是否有温病内容。王履延续《伤寒例》观点，认为"温、暑及时行寒疫、温疟、风温等，仲景必别有治法，今不见者，亡之也"。张仲景著作经后世整理，辗转传抄，与原貌必然有别，但不能认定原书一定包罗万象，已经详细地论述了温病、暑病、温疫等所有外感病的治法。

其三，对伤寒治法方药，包括麻黄汤、桂枝汤等的运用方面，王履之论有失偏颇。王履在"张仲景伤寒立法考"和"伤寒三阴病或寒或热辨"等篇中，反复强调伤寒大法是专为"即病之伤寒设，不兼为不即病之温暑设"，认为伤寒无伏邪，伤寒治法对温暑全不适用，批评韩祗和、朱肱、成无己、刘完素不明张仲景原意。王履认为，春夏暴中风寒之新病，"虽有恶风、恶寒表证，其桂枝、麻黄二汤，终难轻用，勿泥于'发表不远热'之语也"；同时"虽或者行桂枝、麻黄于春夏而效，乃是因其辛甘发散之力，偶中于万一，断不可视为常道而守之"。这些论点先后被秦之桢、吴瑭等所承用，造成了较大影响，后世不少江南医家视麻黄汤、桂枝汤如虎，以为这类方只宜用于北方冬月之真伤寒。王履认为："夫仲景所叙三阴寒证，乃是冬时即病之伤寒，故有此证。今欲以仲景所叙三阴寒证，求对于春夏温暑之病，不亦悖乎？"王履所论之用意与郭雍相近，目的就是缩小"伤寒"所辖的范围，扩大温病的内涵。其所论有一定价值，但亦有局限性，后世雷丰等医家对王履的观点进行了反思。

缪希雍（约1546—1627）诊治疫病的主要学术观点如下：①疫病病因为伤寒。"瘟疫者，非时不正伤寒之谓，发于春故谓瘟疫。"②感邪途径为"口鼻"。《先醒斋医学广笔记·卷之一·春温夏热病大法》提出，伤寒、温疫"凡邪气之入，必从口鼻"，比之孙思邈、庞安时、刘完素之论更为明确，与稍早的万全观点类似。③提出"三阳多兼阳明"之说。缪希雍认为口鼻为肺胃之门户，"伤寒、温疫，三阳证中，往往多带阳明者，以手阳明经属大肠，与肺为表里，同开窍于鼻；足阳明经属胃，与脾为表里，同开窍于口。凡邪气之入，必从口鼻，故兼阳明证者独多"；阳明之经又不同于其他之经，"阳明多气多血，津液所聚而荫养百脉，故阳明以津液为本"。此外"三阳治法总要"篇指出："如病人自觉烦躁，喜就清凉，不喜就热，兼口渴，是即欲传入阳明也。"④强调因地制宜。缪希雍认为江南多温热病，"若大江以南……天地之风气既殊，人之所禀亦异。其地绝无刚猛之风，而多湿热之气。质多柔脆，往往多热多痰"。⑤治法上，缪希雍强调速逐热邪、顾护津液。其指出："邪在三阳，法宜速逐，迟则胃烂发斑。或传入于里，则属三阴。邪热炽者，令阴水枯竭，于法不治矣。此治之后时之过也。"反之，若"不解表，又不下，使热邪弥留肠胃间"，则病势危笃。同时，应多施以清润之法。缪希雍认为，伤寒六经热病为多，易耗液伤津，故而先防亡阴、继防亡阳，需以清润之法，清其邪热、护其津液为要。如对于太阳病的治疗，缪希雍主张用羌活汤（羌活、前胡、甘草、葛根、生姜、大枣、杏仁），在用药上避开了麻黄、桂枝，而重用羌活。这充分体现了其因地制宜的用药特点；又因阳明病证多见，故加入葛根。同时，缪希雍指出："伤寒、温疫，其不可治及难治者，皆属下元虚。"与王好古、朱丹溪等提出的肾虚而感之论可互参。⑥用药上，常将大剂石膏与麦冬、知母等合用。缪希雍喜用石膏治温，谓此药"辛能解肌，甘能缓热，大寒而兼辛甘则能除大热"（《神农本草经疏·卷四》），以生用打碎入煎，剂量较大，甚至于润父夫人案中一日夜连服十五两五钱，患者"头疼，壮热，渴甚，舌上黑苔有刺，势甚危"，内用竹叶石膏汤，外用井底泥涂脐。缪希雍还善用甘寒之品养阴生津，如治史鹤亭瘟疫案，前医妄投解郁行气药及四物汤，缪希雍则先投石膏、知母、麦冬、豆豉，热退之后大便不通，令日食甘蔗二三株，兼多饮麦门冬汤，以甘寒救阴之法得效。又如对阳明经证取白虎汤加以化裁而为竹叶石膏汤（竹叶、石膏、知母、麦冬），以清热、透邪、护津，成为温热学派的常用方剂，如吴瑭的减味竹叶石膏汤，即仿此而制。⑦从禁忌上看，缪希雍强调慎用汗下之法、温热及苦寒之品。缪希雍指出，"汗则津泄，下则液脱"，除确属适应证，不可轻投。缪希雍治太阳病不用麻黄、桂枝之剂，治阳明病不用温燥劫阴的半夏，对三阴病施用温热药也很慎重，除确属"寒邪直中"或"极北高寒之地"不轻用温热药。他在附子"简误"一条中指出附子的运用必须谨慎，其云："内、外、男、妇、小儿共七十余症，病属阴虚及诸火热，无关阳弱，亦非阴寒，法所均忌。"若应用于"伤寒，温病，热病，阳厥等证，靡不立毙"；"阳厥之病，若系伤寒温疫……此当下之病也"。缪希雍对干姜虽认同其可治下痢、霍乱等，但亦强调禁忌。同时，缪希雍也较少使用苦寒之品，以防苦燥伤阴，又伤胃气，使津液难回。缪希雍对大黄提出十三种禁忌证，"以其损伤胃气故也"，不过"疹家不忌泻，泻则阳明之邪热得解，是亦表里分消之义也"。

笔者以为，以元末明初的王履与明代中后期的缪希雍做比较，容易发现整个明代《伤寒论》研究的共同特点及其发展变化。其共同特点是：①学术根基深植于《伤寒论》中，认为伤于寒邪为疫病主要的病因。如缪希雍仍然坚持"瘟疫者，非时不正伤寒之谓，发于春故谓瘟疫"之说。②都认同温病与伤寒的病机、治法不同，应该独立予以考察。③在治法上较多使用清热、滋阴二法，对下法的认识不及后世的温病学者，都提出慎用麻黄汤、桂枝汤。这点可能与王履、缪希雍都生活在南方地区有关，是他们对疾病性质、地理环境、患者体质等因素，进行综合考量之后提出的。可参考汪机的论述，其《伤寒选录·卷六·温病分经用药》云："此怫郁之热自内而发于外，故宜辛平之剂而发散之。若时令和暖，不可用麻黄汤发之也。如天道尚寒必须少佐麻黄亦可，要在临时审察，不可执一说也。"

从发展变化上看，明代前期的医家受到南宋、金元医家的影响较大，其研究多以遵从或修正前代医家论述为起点，虽然已经开始有意识地将温病从伤寒研究中独立出来，但对温病病因、病机、证候、治法的研究尚未深入。正如吴瑭评价王履，"惜其论之未详，立法未备"。而到了明代后期，医家的学术思路进一步发展，温病、疫病等的研究已经能够独立于伤寒研究之外，尤其是缪希雍提倡外邪由口鼻而入、以津液为本、治以清润等观点，为后来者指明了研究方向，对温病、疫病学术发展极有价值。而且，经过明代二百余年的不断发展，温病、疫病的概念、因机、证治、方药已经形成了较为完整的体系，为明代末期吴有性等医家最终完成学术突破，打下了坚实的基础。

张仲景《伤寒论》本身是以广义伤寒病为研究对象的，加上王叔和、孙思邈等魏晋隋唐医家和韩祗和、庞安时、郭雍、朱肱、成无己等宋金医家的整理和补充，形成了从伤寒视角研究外感病的整体框架。明代伤寒学者承袭了宋金元前辈的方法，除对《伤寒论》原文进行考证、注释、发挥外，更多的是在广义伤寒的范畴内，对《伤寒论》内容进行补充，从而使得这一时期《伤寒论》文本研究和广义伤寒病研究交织融合，也更加贴近临床，对丰富、完善外感病辨治方法具有积极的意义。但也因为临床上的不断积累，现实中温病、疫病诊疗的情况，与《伤寒论》文本和证治体系结构之间的矛盾也日益凸显。这就在客观上要求打破伤寒学者的学术视野局限，诞生出新的理法体系，来应对诊治疫病的临床需求。

第二节　新感温病学说与传统伏温说对立而生

早在《平脉法》《伤寒例》中，就提出了伏邪之说和新感冬温，其中伏邪说因为与《黄帝内经》所论相合而得到了更多认可。如隋代《诸病源候论》曾倡导伏温成毒，韩祗和提出伏阳为病，朱肱认为邪伏少阴，李东垣提出火伏发病等。后有明代赵献可、明末清初喻昌和清末柳宝诒等医家承袭此论，蔚为壮观。

而新感之论一直未能得到更多发扬。到了宋代，庞安时指出有伏寒之温病、冬温、伏温成毒与四时自感之温病等数类，但也只是将前代论述加以综合而已。只有南宋郭雍明确区分出伏寒温病、新感春温与时气温病，其中新感春温为"冬不伤寒，而春自感风寒温气而病者"，这种观点在明代得到了汪机的传承和发扬。

汪机（1463—1539），字省之，别号石山居士。其《伤寒选录·卷六》专论温病内容，将温病分为三类，其中包括"新感温病"论。其云："但冬伤于寒，至春而发，不感异气，名曰温病，此病之稍轻者也。温病未已，更遇温气，变为温病，亦可名曰温病，此病之稍重者也……又有不因冬月伤寒，至春而病温者，此特感春温之气，可名春温，如冬之伤寒，秋之伤湿，夏之中暑，相同也。以此观之，是春之病温，有三种不同。有冬伤于寒，至春而发为温病者；有温病未已，更遇温气则为温病，与重感温气相杂而为温病者；有不因冬伤于寒，不因更遇温气，只于春时感春温之气而病者。"其中，第一类是传统的伏邪温病；第二类为重感于温，比伏邪温病病情较重；第三类与郭雍所论相似，乃是新感春温。汪机"伤寒变温热病"篇，对伏邪温病另有如下论述："仲景论冬月冒寒，伏藏于肌肤而不即病，因春温气所变则为热。"同时，汪机指出温病、温毒病势有轻重之分。其云："愚谓温与热有轻重之分。故仲景云，更遇温气则为温病，若遇湿热则为温毒。热比温为尤重故也。"

汪机的上述论述与南宋郭雍颇为相似，疑有传承关系。其对温病的论述为后世所采纳，成为伏气温病与新感温病的辨别依据。后世吴有性、叶桂、王士雄等，在此基础上提出了新感温病的发生、发展规律和治疗原则及方药。如吴有性就全文引用了汪机的"春之病温有三种不同"说（《温疫论·卷下·诸家温疫正误》）；叶桂既坚持明清以前温病医家的伏邪致病说，又接受了"新感温病"说，《临证指南医案》中新感病例占大多数。此新感春温之论，目前看来，最早是由郭雍提出来的，汪机之论晚于郭雍三百五十年左右。

汪机结合脉证的差异，分经论治温病，充实了温病的六经治法。《伤寒选录·卷六·温病分经用药》云："如太阳证，头疼、恶寒，汗下后过经不愈，诊得尺寸俱浮者，太阳病温也，宜人参羌活散加葛根、葱白、紫苏以汗之；或有自汗身疼者，宜九味羌活汤增损主之。如身热、目疼，汗下后过经不愈，诊得尺寸俱长者，阳明病温也，宜葛根解肌汤加十味芎苏散以汗之。如胸胁痛，汗下后过经不愈，诊得尺寸俱弦者，少阳病温也，宜十味芎苏散或小柴胡加减用之。兼有太阳证者，羌活散加黄芩，兼有阳明加葛根、升麻之类。"又云："如腹满嗌干，诊得尺寸俱沉细，过经不愈，太阴病温也。如口燥舌干而渴，诊得尺寸俱沉，过经不愈者，少阴病温也。如烦满囊缩，诊得尺寸俱微缓，过经不愈者，厥阴病温也。"总而言之，"随其经而取之，随其证而治之"。这种辨证方式，未脱离《伤寒论》六经辨治的模式，与明代伤寒学者楼英、缪希雍等的做法一致，仍然试图在伤寒体系内阐释温病证治理法。但汪机论述了六经温病的分经用药，重视引经药的使用，补载了一些治温热病的名方、效方，客观上促进了温病学术的发展，其做法也为后世倡"寒温统一"的医家如俞根初、丁甘仁等提供了思路。

痘科方面，汪机《痘科理辨》主"治痘必本气血"之说，认为气血若旺则正能胜邪，气血一败则邪反胜正，故以调养气血，托补为先；采用魏桂岩十六方，以保元汤（人参、黄芪、肉桂、甘草）扶阳助气为主，而反对过用寒凉峻剂、以毒攻毒、妄汗妄下等。汪机将李东垣与朱丹溪学术思想融为一体，倡导营卫一气论，主张"补营"，善用参芪，偏重温补阳气，按其学生程铪的说法是"调元固本"，后人则称为"培元固本"，在一定程度上纠正了金元以来流行的寒凉治法之弊。

新感温病之论的历史价值，是打破了伏邪说的垄断地位，为后来的温疫、温热诸派学术思想的产生奠定了基础。伏邪说在这之后影响逐渐减小，直到清末柳宝诒等人才又重新发掘其学术价值。

第三节　温疫派学术思想

明清时期是疫病学形成和发展的重要时期，明代中期的万全、明末医家吴有性及清代诸多医家在温病学术框架内，深入探讨了温疫的病因、病机、治法和方药理论，对疫病学术体系的形成和发展做出了重大贡献。

从社会背景看，南宋以后，皇室南迁临安，大量人口涌入江浙一带，"四方之民云集二浙，百倍常时"。人口集中，居住拥挤，交通发达，卫生条件不良，为疫病流行创造了条件。明代末期，江苏、浙江地区，疫病流行严重。吴有性亲眼看见了当时疫病流行、死亡枕藉的惨状，同时又看到不少医生误以伤寒法治疗疫病，"迁延而致死，比比皆是"（《温疫论·自序》）。疫病流行的现状不仅是对医者的压力，同时也为他们提供了实践的机会，产生了对更完备的疫病理法的需求，促进了这一地区的疫病研究乃至整个医学研究的发展，温疫派即诞生于这一社会背景下。"温"，一般指疾病的属性具有温热性质，"疫"，指具有流行性或传染性的疾病。他们以温疫立论，研究疫病防治规律，其理论与经验对于疫病、温病的防治具有重要价值。

一、对疫病病因病机的新见

在万全的著作中，有不少关于温病和疫病的论述，尤其在《保命歌括》所列"瘟疫"一节中，对疫病的病因、传染途径、传变规律及其防治等提出了卓越见解。他指出疫病的发生与火、湿有关，温邪由口鼻而入，先犯肺卫，次犯心血，小儿疮疹属伏邪温病，天地所生之戾气，当用天地所生之物以防备之。之后，吴有性创立"戾气致疫"学说，辨明温疫与伤寒的异同，强调逐邪为要，温疫派自此形成。

从《黄帝内经》到魏晋隋唐时期的医著，对疫病的发生原因已有多种认识。如有从气候因素立论者，也有从感受"五疫之至，皆相染易"的"疫气"立论者，如《肘后备急方》所论"疠气"，《诸病源候论》提出"乖戾之气"，金元医家又有发展，如刘完素提出"秽毒"等。从疫病病因病机来看，明代温疫学者的主要新见有：

1. 强调特异性致病因素"戾气" 温疫派对疫病病因的认识，主要继承了"疠气"一派的论点。如万全认识到"疫疠之病乃天地之戾气所致"，具有强烈传染性；又如吴有性的"戾气"论、刘奎的"邪毒"说、余霖的"运气变衍为热毒"说，以及杨璿的"邪热怫郁"说。特别是吴有性在《温疫论》中，创造性地提出了戾气学说。指出温疫"乃天地间别有一种异气所感"，并通过大量临床现象的观察，对戾气的性质和致病特点等进行了概括。

从这些明清温疫学者所用的概念，可以看出他们与前代医家的传承关系。如万全、吴有性提出的戾气，与《肘后备急方》的"疠气"、《诸病源候论》的"乖戾之气"相似；刘奎提出的"邪毒"，与刘完素的"秽毒"、张从正的"邪气"相近；余霖提出的"运气变衍为热毒"，与庞安时的"气运郁发而为天行""四时自受乖气，而成腑脏阴阳温毒"，以及《素问遗篇》、刘完素、朱丹溪等的观点较为接近；杨璿提出的"邪热怫郁"，与刘完素等医家的"阳热怫郁"有明显关联。但事实上，这些医家对于相关概念的阐发，并不完全同于前代。

如吴有性指出，寒邪无形，而戾气有形，具有物质性、传染性。戾气、杂气是多种致病因素的总称，各不相同，"天地之杂气，种种不一"；"究其所伤不同，因其气各异也。知其气各异，故谓之杂气"，每种疫病都有其特异性的致病因素。这一观点，比之"六淫"或前代"乖戾之气"的统称前进了一大步。吴有性指出，"杂气"在发病上具有特异性，主要表现在以下几个方面：其一，种属特异性，如所谓"牛病而羊不病，鸡病而鸭不病，人病而禽不病"。其二，病种特异性，感染不同的杂气，可引起不同的疫病，即所谓"专发为某病"。其三，病位选择性，不同的杂气可入侵不同的脏腑经络，即所谓"专入某脏腑经络"。其四，疫情有轻重，病势有缓急，流行范围有大小，即《温疫论·卷下·论气盛衰》所论："其年疫气盛行，所患皆重，最能传染，即童辈皆知言其为疫。至于微疫，反觉无有，盖毒气所钟不厚也。"《温疫论·卷下·杂气论》云："至于发颐、咽痛、目赤、斑疹之类，其时村落中偶有一二人所患者，虽不与众人等，然考其证，甚合某年某处众人所患之病，纤悉相同，治法无异。此即当年之杂气，但目今所钟不厚，所患者稀少耳。此又不可以众人无有，断为非杂气也。"《温疫论·卷下·论轻疫误治每成痼疾》云："凡客邪皆有轻重之分，惟疫邪感受轻者，人所不识，往往误治而成痼疾……至如温疫，感之重者，身热如火，头疼身痛，胸腹胀满，苔刺，谵语，斑黄，狂躁，人皆知其危疫也。其有感之浅者，微有头疼身痛，午后稍有潮热，饮食不甚减，但食后或觉胀满，或觉恶心，脉微数，如是之疫，最易误认。即医家素以伤寒、温疫为大病，今因证候不显，多有不觉其为疫也。且人感疫之际，来而不觉，既感不知，最无凭据。又因所感之气薄，今发时故现证不甚，虽有头疼身痛，况饮食不绝，力可徒步，又乌得而知其疫也？"疫情轻重之论，郭雍、王履等早已有之，但他们为所处时代的整体学术环境所束缚，无法完全脱离伤寒学术体系来论述疫病，直到吴有性才做出重要突破。

之后的医家，对吴有性的戾气学说进行了继承和发挥。如针对疫病病因，李炳提出了地气说，周扬俊认为是四时不正之气混合病气、尸气而成，余伯陶则认为人气酿疫。李炳《辨疫琐言》云："疫为地气，岁不常有，此气一行，病则少长率皆相似，沿门阖户，互相传染。"周扬俊《温热暑疫全书·卷四·疫病论》云："若疫则古今来虽有是证，而天地间实无是气；或因天之风雨不时，地之湿浊蒸动，又因瘗骼掩埋不厚，遂使大陵积尸之气，随大地之升降者漂泊远近。人在气交中，无可逃避，感之而病而死，于是更增一种病气、尸气流行其间，复相渐染，至久弥甚矣。"余伯陶《疫证集说·卷一·古今治疫异同论》云："上古洪荒始奠，地广人稀，阳气潜微，阴寒滋盛，病者寒多热少，故热病统于伤寒。中古以远，生齿日繁，人烟稠密，浊气蒸郁，热病居多，恶臭秽氛，往往酿成疫，是以传染病统谓之疫。非天地变迁今昔有异，实缘寰区之大，竟有人满之忧……可谓酿疫之证矣。"上述观点，对宋代的天、人、邪三虚致疫说，以及张从正的天、地、人三邪之论，亦有所发挥。

2. 疫病病因与六淫参同分析　自《黄帝内经》提出"温病"之名至宋代，历代医家仍主要将温病置于伤寒的范畴之中，认为温病的主要病因乃感受寒邪。金代刘完素提出"六气皆从火化"之论，喜用寒凉药物，为温病的治疗开辟了新的途径。元末明初王履明确提出"温病不得混称伤寒"，使温病脱离伤寒体系而独立发展，但他认为温病、热病"皆起于感寒，或者统以伤寒称之"，又云"火自内生"，对温病病因认识仍然不甚清晰。

万全对温病包括温疫的病因认识有所创见，不仅认识到"疫疠之病乃天地之戾气所致"，而且将戾气的性质用六淫进行归纳。其《保命歌括·卷之六·瘟疫》提出"大抵疫病，专属火湿，虽似伤寒，不可作伤寒正治而大汗大下也"的论点，指出了疫病的发生多为感受火、湿之邪，亦表现为温热、湿热之证，从而为后世医家从火热、湿热等主要方面论治温热病提供了思路。吴有性"戾气"病因说，从辨证意义上来分析，仍未脱离此范围。后世温热派、湿热派，其理论形成，亦未脱出火、湿二端。现代温病学仍然认为，温病的病因，除"戾气"外，从辨证角度看多与感受温热或湿热之邪有关，并根据其病证是否兼湿，将温病分为温热、湿热两大类。

3. 指出疫病传染由口鼻而入　明代之前，多数医家认为，外邪侵袭人体乃从皮毛腠理而入。明代万全明确提出温疫的传染途径是由口鼻而入，指出"邪从口鼻如侵入，气乱神危造化穷"（《保命歌括·卷之六·瘟疫》）。万全告诫人们"凡入疫室，饮食之物，不可便咽"，防止病从口入。同时，万全指出"恶毒常存汗泄中，不知回避便相冲"，"病疫之人，所出之汗，所出之便溺，无非恶毒之气"，"或有触犯者，从鼻而入，上至脑中，流入诸经之中，令人染病矣"。为防此"疫气"，可用光明雄黄点鼻窍、带辟瘟杀鬼丸等。这些方法与孙思邈、庞安时等所传一致，可明确看出传承。万全的观点与刘完素提出的秽毒说等有相似处，但万全的论述比前代更加清晰、准确。疫病患者的排泄物中存有致病微生物，在今天可能是一个常识，但在万全所处的时代，能提出这样的观点确属了不起的创见，这需要长期临床观察的积累。万全之后的缪希雍、吴有性等，都明确指出疫病传染可从口鼻而入，说明在明代中后期，这一观点已经得到了较为普遍的认同。

4. 总结了温疫的传变规律 万全认为，上受之邪，先犯肺，次犯心。其云："邪气之中人者，入脑之后，一日在皮毛，则肺受之；二日在血脉，则心受之。"万全这一理论的提出，与叶桂"温邪上受，首先犯肺，逆传心包"观点颇为相似，对后世可能有一定的启发。吴有性提出"邪伏膜原"之说，认为戾气所伏部位为"膜原"，且邪伏膜原为温疫初起阶段，并非"伏而不发"，具有表里九传的规律，可以用达原饮等治疗，赋予"伏邪"新的内涵。

二、疫病辨治思路

明代研究温疫的医家们，从寻找针对病因的药物、针对病位用药和制定治疫专方这几方面，对温疫进行辨治，其基本思路如下：

其一，针对病因用药，阐发"以物制气"说。万全认为："天地有斯戾气，还以天地所生之物，以防备之。盖天食人以五气，地食人以五味，合气味而服之，可以祛邪，可以解毒，古有预防疫病之方，不可不知也。"他明确指出天地所生之戾气，当用天地所生之物以防备之，并根据戾气的不同种类，给予相应的药物预防和治疗。这一观点继承自唐代孙思邈和宋代庞安时。《备急千金要方·卷九·伤寒上·伤寒例第一》云："天地有斯瘴疠，还以天地所生之物以防备之，命曰知方，则病无所侵矣。"《伤寒总病论·卷第五·天行温病论》云："天地有斯害气，还以天地所生之物，以防备之。"除了列举前人如孙思邈、庞安时等人已经倡导过的防疫方法和方药外，万全还提出服用五瘟丹、加味三黄丸、远志煎汤，或用川芎、苍术、白芷、藁本、零陵香等药煎汤洗浴，或用摩风膏摩身等法预解温疫病。

而吴有性基于自己对"戾气致病"特异性的认识，同样提出寻找治疗戾气的特效药物"以物制气"，其思路与万全相似。即《温疫论·卷下·论气所伤不同》所谓："夫物者，气之化也；气者，物之变也。气即是物，物即是气，知气可以制物，则知物之可以制气矣。夫物之可以制气者，药物也。""能知以物制气，一病只有一药之到病已，不烦君臣佐使品味加减之劳矣。"寻找针对特异性病原的有效药。但由于客观条件的限制，尚"不知何物之能制"，故勉强用汗、吐、下等法开门逐邪。

其二，针对病位用药。吴有性认为，温疫病有特异的病位选择性，其发展变化无不以此病位为中心，指出"当其时，适有某气，专入某脏腑经络，专发某病"；在论治疫病时主张以逐邪为第一要义，力倡筛选力专效宏、直达病所、直捣病邪盘踞之巢穴的药物，组成专方以专治某种温疫。因此，温疫派医家在温疫病的治疗上非常重视针对病位用药，强调定位准确，治法才对，方药才有效。如吴有性针对邪客膜原，用槟榔、草果、厚朴3药直达巢穴。《温疫论·卷上·温疫初起》指出："槟榔能消能磨，除伏邪，为疏利之药，又除岭南瘴气；厚朴破戾气所结；草果辛烈气雄，除伏邪盘踞；三味协力，直达其巢穴，使邪气溃败，速离膜原，是以为达原也。"而后世温疫派杨璿认为，邪气先注中焦，分布上下，故每以大黄、姜黄、蝉蜕、僵蚕等径捣其本营，升上降下，透表通里，来应对疫邪壅遏中道。余霖则主火毒犯胃说，认为疫邪盘踞于胃，重用大剂石膏，直趋敌窝，急急以破垒为要。刘奎以为温疫用药，要点在按其脉证，知其邪在某处，用药单刀直入，批隙导窾。

其三，制定治疫专方，随证变化。综合明清温疫学家的治疗方法，可以发现一个明显特征，即制定专方治疗温疫。如吴有性之达原饮、三消饮，余霖之清瘟败毒饮，杨璿虽有十余首清下之剂，但组方原则相同，以升降散为其总方。因为温疫病因特定，病位稳定，病机传变有规律性，所以温疫学者每以专方治疫，意在有针对性地进行治疗。但同时，亦需根据辨证进行加减、调整。如运用达原饮时，"凡疫邪游溢诸经，当随经引用，以助升泄。如胁痛、耳聋、寒热、呕而口苦，此邪热溢于少阳经也，本方加柴胡一钱；如腰背项痛，此邪热溢于太阳经也，本方加羌活一钱；如目痛、眉棱骨痛、眼眶痛、鼻干不眠，此邪热溢于阳明经也，本方加干葛一钱"（《温疫论·卷上·温疫初起》）。如"感之重者，舌上苔如积粉，满布无隙，服汤后不从汗解，而从内陷者，舌根先黄，渐至中央，邪渐入胃"，用达原饮变方三消饮治之。

上述三点又互相关联，针对病因的药物往往也是直达病所的药物，而且构成了专方以供对证加减。

而从治疫方法上看，除了直达病所的开达膜原法外，攻下法、攻补兼施法、升清降浊法、清热法、解毒法、养阴法等都较为常用。如万全将解表、清气、和解、祛湿、通下、清营、凉血、开窍、滋阴等治法，应用于温病不同阶段。总的来说，温疫派以祛邪为其特色，而养阴之法是他们扶正思想的体现。

其一，多用攻逐祛邪法。吴有性及其后的戴天章、杨璿、余霖等，根据各自对"疫气"的不同认识，根据病位，结合"六淫"证候，审证求因，用汗、吐、下三法开门逐邪，并强调"客邪贵乎早逐""邪不去则病不愈"的治疗原则，创制及采用达原饮、茵陈汤等逐邪之方。

吴有性指出："诸窍乃人身之户牖也。邪自窍而入，未有不由窍而出……麻徵君复增汗、吐、下三法，总是导引其邪，打从门户而出，可为治法之大纲，舍此皆治标云尔。"（《温疫论·卷下·标本》）吴有性继承和发展了张从正汗、吐、下三法，强调从诸窍祛邪外出。针对疫邪留于胸膈时，患者欲吐而不能，或者虽吐而不彻底，吴有性认为应选用吐法，而且认为不论患温疫多久，忽然大吐是病解的好兆头。对于攻下，吴有性指出："且疫邪首尾以通行为治。"（《温疫论·卷上·妄投寒凉药论》）"所谓一窍通，诸窍皆通，大关通而百关尽通也。向所郁于肠胃之邪，由此而下，肠胃既舒，在膜原设有所传不尽之余邪，方能到胃，乘势而下也。譬若河道阻塞，前舟既行，余舟连尾而下矣。"（《温疫论·卷上·妄投破气药论》）吴有性强调"逐邪勿拘结粪"，"承气本为逐邪而设，非专为结粪而设也"。吴有性指出："但得秽恶一去，邪毒从此而消，脉证从此而退。"（《温疫论·卷上·注意逐邪勿拘结粪》）

疫邪致病成温热之证，所以宜清热泻火，用清下治温法。吴有性在《温疫论·卷上·注意逐邪勿拘结粪》中指出："温疫可下者，约三十余证，不必悉具。但见舌黄、心腹痞满，便可达原饮，加大黄下之。"在方药的选择上，吴有性善用承气汤，尤其重视大黄的使用，认为承气汤功效全在大黄，余皆治标之品。吴有性根据病邪所在的部位、病情轻重，以及正邪盛衰的不同情况，使用了达原饮加大黄汤、三消饮、桃仁承气汤、抵当汤、黄龙汤、承气养荣汤、蜜煎导、六成汤等方剂，其中黄龙汤及承气养荣汤有攻补兼施之意。

关于攻邪的时机，吴有性认为应当尽早。其云："大凡客邪贵乎早治，乘人气血未乱，肌肉未消，津液未耗，病人不至危殆，投剂不至掣肘，愈后亦易平复。欲为万全之策者，不过知邪之所在，早拔去病根为要耳。"（《温疫论·卷上·注意逐邪勿拘结粪》）吴有性认为其所见戾气具有湿热浊秽之性，易舍于膜原及中焦，既可"浮越"又可"九传"，故强调攻逐胃家结邪，"勿拘于'下不厌迟'之说"，吴有性于《温疫论·卷上·急证急攻》一节中提出了疫病"一日之间而有三变，数日之法，一日行之"的急证急攻思路。

治疗疫病必须果断，定法选方用药要胆大心细。如吴有性在《卷上·因证数攻》中指明"此论连下数次之法，有是证必用是药"。又如，余霖用石膏剂量之大，至"医家不敢用，病家不敢服，甚至铺家不敢卖"。在辨证准确后，下手要狠，才能祛除疫邪。

其二，注重养阴生津，顾护胃气。发热是温疫的特征，热能灼津耗液，故温疫学者皆注重养阴。如吴有性提出温疫邪热"解后宜养阴，忌投参术"的论治原则。他认为"夫疫乃热病也，邪气内郁，阳气不得宣布，积阳为火，阴血每为热搏。暴解之后，余焰尚在，阴血未复"，因此宜养阴以退余热，并创制清燥养荣汤、柴胡养荣汤、蒌贝养荣汤等作为善后之治，均以白芍、甘草酸甘化阴，生地黄、知母等甘寒养阴，以及梨汁、藕汁、甘蔗浆、西瓜汁之类甘寒之品，治内热烦渴。同时，在客邪去后，当需调养。吴有性指出："若夫大病之后，客邪新去，胃口方开，几微之气，所以多与、早与、迟与皆不可也。宜先与粥饮，次糊饮，次糜粥，次软饭，尤当循序渐进，毋先其时，毋后其时。"（《温疫论·卷下·调理法》）顾护胃气极为重要。

综上所述，明代温疫学者治疫从病因、病位、病证特点等方面入手，辨证施治的首要原则是开门逐邪、给邪出路，在辨疫专方的基础上随证加减变化，重要方法是逐邪外出、疏利表里，祛邪不忘扶正，强调养阴护胃。

三、万全疫病学术思想

万全（1499—1582），号密斋，以擅长治疗儿科、妇科、痘疹病证著称于世。

万全指出，疫病由戾气而生，论温病病因着眼火与湿。万全《保命歌括·卷之六·瘟疫》一篇，不仅认识到"疫疬之病，乃天地之戾气也"，具有强烈传染性，而且将戾气的性质用六淫进行归纳，明确提出大抵疫病皆属火湿，虽似伤寒，不可做伤寒正治而大汗大下的论点。万全认为戾气可以防备。其云："疫疬之病，乃天地之戾气也。天地有斯戾气，还以天地所生之物，以防备之。盖天食人以五气，地食人以五味，合气味而服之，可以祛邪，可以解毒，古有预防疫病之方，不可不知也。"万全承袭了孙思邈、庞安时等医家的学术思想，明确提出天地所生之戾气，当用天地所生之物以防备之，并根据戾气的不同种类，给予相应的药物治疗。

万全论疫病传入途径和传变规律，对后世多有启迪。明代之前，多数医家认为，外邪侵入人体，是从皮毛腠理而入。万全明确指出："邪从口鼻如侵入，气乱神危造化穷。"《保命歌括·卷之六·瘟疫》云："病疫之人，所出之汗，所出之便溺，无非恶毒之气。或有触犯者，从鼻而入，上至脑中，流入诸经之中，令人染病矣。"万全还阐述了上受之邪先犯肺卫、次犯心血的传变规律，言"邪气之中人者，入脑之后，一日在皮毛，则肺受之，二日在血脉，则心受之"。万全还对疫病的危重症做出了判断。指出："疫病二三日，体热腹满，头痛，饮食如故，脉直而疾，八日死。疫病四五日，头痛，腹满而吐，脉来细而强，十二日死。疫病八九日，头身不痛，目不赤，色不变而反利，脉来牒牒，按之不鼓手，时大，心下坚，十七日死。疫病汗不出，出不至足者，死。厥逆汗自出，脉坚强急者，生；虚软者，死。凡疫病下利，腹中痛甚者，死。疫病五六日后，或汗或下，其热不解者，其势已危，须凭脉症辨之。"万全主要是从脉象、出汗、热势等征象，来判断患者病势的顺逆。

从治疗上看，万全除了提出"以物制气"说，寻找针对病因的药物外，采用了解表、和解、清气、通下、清营、凉血、滋阴、祛湿、开窍等方法治疗疫病，同时承袭了前代预防疫病的涂鼻窍、佩戴防疫药物，以及取嚏、催吐、洗浴诸法。如温疫病初起，其病在表，宜以汗解，用香苏散、人参败毒散；邪入少阳半表半里，当以和解，用小柴胡汤加减；邪入阳明经，头痛身热，鼻干，不得眠，渴饮水，用升麻葛根汤合白虎汤；如发狂、谵语、大便结，宜急下之，用三一承气汤合黄连解毒汤；疫病衄血不解者，宜清热凉血，用凉膈散合四物汤治之；疫病渴不止，宜清热滋阴，用人参白虎汤加生地黄、天花粉治之；疫病发黄，宜清热利湿，用五苓散加减治疗等，共三十余首方剂，并附有各种随证加减之法。万全所创用的牛黄清心丸、玉枢丹等方，用于温病的治疗，也有良效。万全还总结前人经验，提出了取光明雄黄、香油点鼻，口嚼苍术，煎服远志；或用川芎、苍术、白芷、藁本、零陵香等煎汤洗浴；或以摩风膏常摩其身，或服五瘟丹或丹溪加味三黄丸等药预解温疫病；或预服补中益气汤，"使正气常强，则邪气不能侵矣"。其治疫病口诀有："一嚏能令毒气清，香苏败毒可驱瘟。十神羌活并双解，神术三黄汗剂轻。""汗之不解毒邪深，合用柴胡及葛根。凉膈黄连栀子豉，临时加减只滋阴。""病过六日势将危，要把其人脉症推。合补合攻休怠忽，更防厉气易他人。"

万全著《痘疹心法》《片玉痘疹》，对痘疹的发病、证候及治疗有较为详细的叙述。痘的治疗方面，在宋时形成了两派。以钱乙为首主张"痘宜凉泻"，而以陈文中为首则主张"痘宜温补"。万全治疗痘疹，从临床实际出发，"温补凉泻，各附所宜"。其指出痘疹常发于春季，乃胎毒和时令不正之气共同作用的结果，治痘之要在于解毒，无论是攻或补，务必令毒气得解。《痘疹心法·卷之二·疫疬》云："疮疹虽胎毒，必待时令不正之气相传染而发……此非其时而有其气，为不正之令也。夫人感之，或为寒热，或为疟痢，或为喉痹，或为肿，或为斑疹，谓之天行正病……又若冬温，阳气暴泄，至于来岁必发疮疹，何也？盖小雪以后为终之气，太阳寒水主之，水德不彰，使厥阴少阴木火之气反来乘之，阳气早发，奉生者少，故来春，民多病也。况疮疹之毒，藏于至阴之下，发于太阳之经，当其时而动其气，毒乃发矣。此冬温之后，必发疮疹也。凡此不正之气，发之泄之，解之平之，勿犯岁气，是谓良工。故治疫疬者，以解毒为急。"万全指出治疹首在透发，因为疹为阳毒，有自内向外的趋势，治疗时应因势利导，顺其自然，使毒外出。万全强调分期治疗，早期以辛凉或辛温透疹，中期以清热透疹，后期宜养阴等。万全认为，急惊风病因有三：一为外因，外感风寒暑湿；二为内因，伤于饮食，宿食内停，积而化热，热之发搐；三为不内外因，如惊恐，或客忤中恶得之。

万全认为，温病既有新感，也有伏邪，并提出小儿疮疹属伏邪温病之说。《幼科发挥·卷之下·因五邪之气所生病》曰："经云，冬伤于寒，春必病温。温者，温热之病也。况冬月暄热令行，则阳气暴泄，不能闭藏，为寒所折，至春则发为热病也。小儿得之，则发疮疹病者，亦温热之类也。"并主张用代天宣化解毒丸（即五瘟丹）等药预防，这对小儿疮疹病的防治具有参考意义。王肯堂《证治准绳·幼科·集之六·麻疹》亦采用此论，其云："冬应寒而反温，阳气暴泄，火令早行，人感之者，至于来春必发疮疥，未出痘疹者，必感而出，虽曰胎毒，未有不由天行者，故一时传染，大小相似，但见痘疹之出，即宜先服三豆汤、代天宣化丸以预解之。"此外，万全还对痢疾、疟疾、黄疸等疾病的诊治方法有所阐发。

四、吴有性疫病学术思想

吴有性（约1580—1660），字又可，江苏吴县洞庭东山人，书斋名淡淡斋。明末疫病流行，吴有性深入疫区，在自己的治疗实践基础上，结合前人有关理论，著成《温疫论》，创"戾气"致病说。《温疫论·自叙》记载："崇祯辛巳（1641年），疫气流行，山东、浙省、南北两直，感者尤多，至五六月益甚，或至阖门传染。始发之际，时师误以伤寒法治之，未尝见其不殆也。"见此情况，吴有性指出："嗟乎！守古法不合今病，以今病简古书，原无明论，是以投剂不效，医者彷徨无措，病者日近危笃，病愈急，投药愈乱，不死于病，乃死于医，不死于医，乃死于圣经之遗亡也。吁！千载以来，何生民不幸如此。余虽固陋，静心穷理，格其所感之气，所入之门，所受之处，及其传变之体，平日所用历验方法，详述于下，以俟高明者正之。"

吴有性指出，临床上真伤寒较少，而温疫较多，但历代医家对伤寒讨论较多，而对温疫研究较少。吴有性认为，温疫与伤寒等疾病，在病因、发病、证候等方面皆有区别，应采用不同治法。《温疫论·自叙》云："夫温疫之为病，非风、非寒、非暑、非湿，乃天地间别有一种异气所感。其传有九，此治疫紧要关节。奈何自古迄今，从未有发明者。仲景虽有《伤寒论》，然其法始自太阳，或传阳明，或传少阳，或三阳竟自传胃。盖为外感风寒而设，故其传法与温疫自是迥别。嗣后论之者纷纷，不止数十家，皆以伤寒为辞。其于温疫证则甚略之。是以业医者所记所诵，连篇累牍俱系伤寒，及其临证，悉见温疫，求其真伤寒百无一二。不知屠龙之艺虽成而无所施，未免指鹿为马矣。余初按诸家，咸谓春、夏、秋皆是温病，而伤寒必在冬时。然历年较之，温疫四时皆有……况温疫与伤寒，感受有霄壤之隔。"吴有性认为，温疫为异气所感，从发病季节上看，四季皆有，仲夏感者多，春秋次之，冬时又次之。

吴有性的学术思想，有其学术渊源和理论基础，他提出的"戾气学说"，受到巢元方和王履、汪机等医家有关论述的启示，也与之前的郭雍、万全、缪希雍等人论述相近；他对疫病传染性和流行性的论述，是对《素问遗篇·刺法论》"五疫之至，皆相染易，无问大小，病状相似"，以及宋金元医家相关学说的深化；"膜原"之名，出自《黄帝内经》；"食复"理论的提出，受《素问·热论》"热病少愈，食肉则复，多食则遗"等的影响；《温疫论》中不少治法和方剂，出自《伤寒杂病论》而有所发挥。

吴有性对疫病证治的主要学术贡献有以下四点：

1. 创立"戾气致疫"学说 吴有性提出"戾气致疫"学说，详细阐述戾气的特点、种属特异性、传播途径、与发病的关系及传变规律等。

吴有性首先指出了疫病发生的时间和空间特点。《温疫论·卷上·原病》云："疫者感天地之疠气。在岁有多寡，在方隅有厚薄，在四时有盛衰。此气之来，无论老少强弱，触之者即病。"《温疫论·卷下·杂气论》云："疫气者亦杂气中之一，但有甚于他气，故为病颇重，因名之疠气。虽有多寡不同，然无岁不有。""是气也，其来无时，其着无方，众人有触之者，各随其气而为诸病焉……盖当时适有某气，专入某脏腑经络，专发为某病，故众人之病相同，非关脏腑经络或为之证也。夫病不可以年岁四时为拘，盖非五运六气所印定者，是知气之所至无时也。或发于城市，或发于村落，他处截然无有，是知气之所着无方也。"吴有性指出，疫病之源，来自天地之间的戾气，又称疫气、疠气、异气、邪气等。温疫的流行，直接受戾气的传播情况影响，不能完全以五运六气来推算。而无戾气所至的地方，便无温疫的发生。

吴有性认为，戾气具有物质性、传染性，邪气所伏病位为"膜原"，可以用达原饮等治疗；且邪伏膜原为温疫初起阶段，《温疫论·卷下·统论疫有九传治法》云："盖温疫之来，邪自口鼻而入，感于膜原，伏而未发者，不知不觉。"邪气有一定的潜伏期，其感之浅者，邪不胜正，未能顿发，遇到饥饱劳碌，忧思气怒，正气被伤，邪气始得张；"继而邪气一离膜原，察其传变，众人不同者，以其表里各异耳"，具有表里九传的规律。吴有性此论赋予了伏邪学说新的内涵。

关于戾气的种属特异性，吴有性《温疫论·卷下·论气所伤不同》指出："所谓杂气者，虽曰天地之气，实由方土之气也。盖其气从地而起，有是气则有是病……至于无形之气，偏中于动物者，如牛瘟、羊瘟、鸡瘟、鸭瘟，岂但人疫而已哉？然牛病而羊不病，鸡病而鸭不病，人病而禽兽不病，究其所伤不同，因其气各异也。知其气各异，故谓之杂气。"

戾气是温疫发生的主导因素，但同时温疫的发生也受到自然因素、其他邪气、人体正气等情况的影响。《温疫论·卷上·原病》云："疫者感天地之疠气。在岁有多寡，在方隅有厚薄，在四时有盛衰。"疫邪可被其他邪气触动。《温疫论·卷下·感冒兼疫》云："疫邪伏而未发，因感冒风寒，触动疫邪，相继而发也。"人体正气是否充盈，也会影响疫病的发病。《温疫论·卷上·原病》云："本气充满，邪不易入。本气适逢亏欠，呼吸之气，亦自不及，外邪因而乘之。"正气衰则易染病，"若其年气来盛厉，不论强弱，正气稍衰者，触之即病"。疫邪侵入人体之后，是否发病，也与正气有关，邪胜正则发病，"其感之深者，中而即发；感之浅者，邪不胜正，未能顿发"，"正气被伤，邪气始得张溢"。病势发展也与正气有关。《温疫论·卷上·战汗》云："厥回汗出者生；厥不回，汗不出者死。以正气脱，不胜其邪也。"正气虚衰的原因，有饮食、情志、劳累、房劳、久病、感受他邪等，如"饥饱劳碌，焦思气怒""男子适逢淫欲，或向来下元空虚""或表有他病，一隅之亏"等。

2. 总结表里九传规律　温疫的传变规律较为复杂。《温疫论·卷上·传变不常》云："疫邪为病，有从战汗而解者，有从自汗、盗汗、狂汗而解者。有无汗竟传入胃者，有自汗淋漓，热渴反甚，终得战汗方解者。有胃气壅郁，必因下乃得战汗而解者。有表以汗解，里有余邪，不因他故，越三五日，前证复发者。有发黄因下而愈者，有发黄因下而斑出者，有竟从发斑而愈者。有里证急，虽有斑，非下不愈者。此则传变不常，亦疫之常变也。"

吴有性总结温疫的传变规律主要为表里九传。《温疫论·卷下·统论疫有九传治法》云："夫疫之传有九，然亦不出乎表里之间而已矣。所谓九传者，病人各得其一，非谓一病而有九传也。"这九传分别为"有但表而不里者，有但里而不表者，有表而再表者，有里而再里者，有表里分传者，有表里分传而再分传者，有表胜于里者，有里胜于表者，有先表而后里者，有先里而后表者，凡此九传，其去病一也"。

总的来说，疫病传变有向表、向里两种不同趋势，"凡自外传者为顺"，应顺其性，祛邪从表出，可用达原饮、白虎汤、举斑汤等；向里传变者为逆，"在上者宜瓜蒂散吐之，在中下者，宜承气汤导之"。对于表里同病者，要考虑表证、里证之多少，分别施治。其云："表证多而里证少，当治其表，里证兼之；若里证多而表证少者，但治其里，表证自愈。"表里有先后者，依其先后顺序，对证治疗即可。表里分传，则用三消饮表里分消。其云："温疫舌上白苔者，邪在膜原也。舌根渐黄至中央，乃邪渐入胃。设有三阳现证，用达原饮三阳加法。因有里证，复加大黄，名三消饮。三消者，消内、消外、消不内外也。此治疫之全剂，以毒邪表里分传，膜原尚有余结者宜之。"

温疫的病势表现为向愈和恶化两种情况。《温疫论·卷上·原病》云："疫邪与疟仿佛，但疟不传胃，惟疫乃传胃。始则皆先凛凛恶寒，既而发热，又非若伤寒发热而兼恶寒也。至于伏邪已溃，方有变证。其变或从外解，或从内陷。从外解者顺，从内陷者逆。""从外解者，或发斑，或战汗、狂汗、自汗、盗汗。从内陷者，胸膈痞闷，心下胀满，或腹中痛，或燥结便秘，或热结旁流，或协热下痢，或呕吐、恶心、谵语、舌黄、舌黑、苔刺等证。因证而知变，因变而知治。"战汗而解为吉，吴有性云："必俟其伏邪已溃，表气潜行于内，乃作大战。精气自内由膜原以达表，振战止而复热。此时表里相通，故大汗淋漓，衣被湿透，邪从汗解，此名战汗。当即脉静身凉，神清气爽，划然而愈。然有自汗而解者，但出表为顺，即不药亦自愈也。"吴有性认为，对于温疫来说，发斑也是吉兆，这点与伤寒发斑是有明确区别的。

3. 明确区分伤寒温疫 吴有性在《温疫论·卷上》列有"辨明伤寒时疫"一节，从病因、传染性、感邪途径、病位和发病、传变机制、病势、症状、邪解方式、治疗方法、治疗效果等方面，对伤寒和温疫做了较为细致的区别，纠正了前人对"温""瘟"概念的错误认识，否定了"伏寒化温"的观点。

在病因上，"伤寒感天地之正气，时疫感天地之戾气"，伤寒"必有感冒之因"，时疫初起"无感冒之因"，以"不因所触，无故自发者居多"。

在传染性上，"伤寒不传染于人，时疫能传染于人"。

在感邪途径上，"伤寒之邪，自毫窍而入；时疫之邪，自口鼻入"。

从病位和发病来看，"伤寒之邪，自肌表一径传里，如浮云之过太虚，原无根蒂，惟其传法，始终有进而无退，故下后皆能脱然而愈。时疫之邪，始则匿于膜原，根深蒂固，发时与营卫交并，客邪经由之处，营卫未有不被其所伤者。因其伤，故名曰溃"。伤寒自肌表传里；温疫之邪则藏于膜原，待正气虚衰向表里传变。

在传变机制上，"伤寒感邪在经，以经传经；时疫感邪在内，内溢于经，经不自传"。

在病势缓急上，"伤寒感而即发，时疫感而后发"，"伤寒感发甚暴，时疫多有淹缠二三日，或渐加重，或淹缠五六日，忽然加重"。

从症状上看，"伤寒发斑则病笃，时疫发斑则病衰"。

在邪解方式上，"伤寒解以发汗，时疫解以战汗"。

在治疗方法上，"伤寒投剂，一汗而解；时疫发散，虽汗不解"，"伤寒汗解在前，时疫汗解在后"，"伤寒初起，以发表为先；时疫初起，以疏利为主"。

在治疗效果上，"伤寒投剂可使立汗；时疫汗解，俟其内溃，汗出自然，不可以期"，且"时疫下后，多有未能顿解者"。

经过吴有性的对比分析，伤寒与温疫的区别可谓一目了然，对魏晋隋唐以来的"伤寒温病之辨"给出了自己的解答，直接启迪了戴天章、杨璿、余霖等医家，亦对清代温病学派的叶桂、吴瑭、王士雄等有重要启发。

4.提出系统治疫方法 吴有性提出了一套系统的治疫理论及措施，强调逐邪为要，随机立法处方。

（1）邪伏膜原，直捣其穴 吴有性认为温疫病有特异的病位选择性，其发展变化无不以此病位为中心。邪伏膜原，即《温疫论·卷上·原病》所说"邪自口鼻而入，则其所客，内不在脏腑，外不在经络，舍于伏脊之内，去表不远，附近于胃，乃表里之分界，是为半表半里，即《针经》所谓横连膜原是也"。针对此证，吴有性用槟榔、厚朴、草果直达巢穴，破结除邪。其中，"槟榔能消能磨，除伏邪，为疏利之药，又除岭南障气；厚朴破戾气所结；草果辛烈气雄，除伏邪盘踞；三味协力，直达其巢穴，使邪气溃败，速离膜原，是以为达原也"。

（2）邪毒传胃，攻下逐邪 吴有性指出："疫邪与疟仿佛，但疟不传胃，惟疫乃传胃。""今疫毒之气传于胸胃，以致升降之气不利，因而胀满"，客邪累及本气，需用小承气汤消胀满。如出现胃肠燥结，表里三焦皆受阻，可用大承气汤攻下，疏通表里三焦气机，即所谓"一窍通诸窍皆通，大关通而百关尽通"，且逐邪务尽，可反复攻下。吴有性反对不下厌迟，主张"急证急攻"，并认为邪、热、结三者，"邪为本，热为标，结粪又其标也"，所以逐邪"勿拘结粪"。逐邪推重大黄，"大黄本非破气药，以其润而最降，故能逐邪拔毒，破结导滞"。忌用黄连。这比伤寒学者如缪希雍等忌用下法、慎用大黄更切合临床实际。

（3）急证急攻 温疫病情变化快，治法需随证而变，急证自当急治，治法首推攻下。《温疫论·卷上·急证急攻》云："温疫发热一二日，舌上白苔如积粉，早服达原饮一剂。午前舌变黄色，随现胸膈满痛，大渴烦躁，此伏邪即溃，邪毒传胃也。前方加大黄下之，烦渴少减，热去六七。午后复加烦躁发热，通舌变黑生刺，鼻如烟煤，此邪毒最重，复瘀到胃，急投大承气汤。傍晚大下，至夜半热退，次早鼻黑、苔刺如失。此一日之间而有三变，数日之法，一日行之。因其毒甚，传变亦速，用药不得不紧。设此证不服药，或投缓剂，羁迟二三日，必死。设不死，服药亦无及矣。尝见温疫二三日即毙者，乃其类也。"

（4）注意攻下与养阴的关系，攻补兼施　在攻下逐邪基础上，注重正气、阴液的耗伤，予攻补兼施之剂，强调顾护津液，"解后宜养阴"。吴有性创多种养荣汤，在邪热基本解后使用，如承气养荣汤，系四物汤合小承气汤，易川芎为知母，用于里证未尽、营阴亏损时。吴有性用黄龙汤治疗疫病"邪极实正极虚"之危证，患者热毒壅闭于内、气血受损，而出现循衣摸床、全身振战及目中不了了等症状。

（5）反对麻桂强汗，主张白虎清解　吴有性《温疫论·卷上·温疫初起》指出："如不能汗，乃邪气盘错于膜原，内外隔绝，表气不能通于内，里气不能达于外，不可强汗。"而《温疫论·卷上·热邪散漫》云："白虎汤，辛凉发散之剂，清肃肌表气分药也。盖毒邪已溃，中结渐开，邪气分离膜原，尚未出表，然内外之气已通，故多汗，脉长洪而数。白虎辛凉解散，服之或战汗，或自汗而解。"

（6）顾护胃气　温疫为危重症，有胃气则生，无胃气则死。故吴有性《温疫论·卷下·调理法》指出："凡人胃气强盛，可饥可饱。若久病之后，胃气薄弱，最难调理。盖胃体如灶，胃气如火，谷食如薪。合水谷之精微，升散为血脉者如焰，其糟粕下转为粪者如烬……若夫大病之后，客邪新去，胃口方开，几微之气，所以多与、早与、迟与皆不可也。宜先与粥饮，次糊饮，次糜粥，次软饭，尤当循序渐进，毋先其时，毋后其时……若更多与，及黏硬之物，胃气壅甚，必胀满难支。若气绝谷存，乃致反复颠倒，形神俱脱而死矣。"

（7）反对妄补　吴有性《温疫论·卷下·应补诸证》指出："今感疫气者，乃天地之毒气，补之则壅裹其毒，邪火愈炽，是以误补之为害，尤甚于伤寒。"不过，他并非全盘反对补法，指出"或日久失下，形神几脱；或久病先亏，或先受大劳，或老人枯竭，皆当补泻兼施"，而"设独行而增虚证者，宜急峻补"，需考虑患者体质而定。吴有性认为，疫病治疗以补为权宜之法，"凡用补剂，本日不见佳处，即非应补"，"补之虚证稍退，切忌再补"；而"下后虚证不见，乃臆度其虚，辄用补剂，法所大忌……若恣意投之，必加变证，变证加而更投之者死"。

此外，吴有性还提出正气久亏不足，又遭疫气等邪毒入侵，邪毒与人体正气相互抗争胶结而形成顽证痼疾，即为"主客交"。其云"正气衰微，不能托出表邪，留而不去，因与血脉合而为一，结为痼疾也"，"治法当乘其大肉未消，真元未败，急用三甲散，多有得生者"。

《四库全书总目提要》指出："有性因崇祯辛巳南北直隶、山东、浙江大疫，以伤寒法治之不效，乃推究病源，参稽医案，著为此书，瘟疫一证始有绳墨之可守，亦可谓有功于世矣。"

五、明代温疫派的历史评价

以上是温疫派在明代初创时的主要学术思想。笔者以为，温疫派在学术上与其他学派相比，缺乏系统性，未能提出切于实用的辨证体系。吴有性表里九传等理论，因临床运用不便，在后世未能得到推广，难以与叶桂卫气营血辨证、吴瑭三焦辨证鼎足而立；"戾气说"虽具有历史先进性，但由于其与传统理论脱节，使审证求因、审因论治难以着手，仍需如万全所做的那样结合"六淫"学说，借助六经辨证等。"戾气说"的价值更多体现在理念层面，而未能在临床证治中得到充分发挥；尽管温疫学者已经认识到"物能制气"，然而限于当时的历史条件，无法找到治疗温疫的特效药。

但是，值得重视的是，这是历史上第一次，疫病学说从伤寒体系中完全独立出来，具有里程碑式的意义。温疫派最早从温病诸派中脱颖而出，在继承前代学者临床积累的前提下，进一步丰富了对外感热病的认识，并在治疗上有所突破，为温病学的建立打下了基础。之后的清代学者，才能在此基础上继续建构和发展温病学，并进一步完善中医对外感热病包括疫病的证治，使得温病学与传承千年的伤寒学共同向前发展。

第四节 疫病证治学术的其他发展方向

疫病的诊治，在明代中后期取得突破性进展，绝不是偶然，不是个别天才人物横空出世的结果。在吴有性之前、之后的数十年间，笔者所见有万全、缪希雍、张介宾、喻昌等医家，对疫病的因机证治进行过深入思考，提出过类似观点，同时每个人的观点又各有区别、各有侧重、各有创见。

前已述及，比吴有性出生早30余年的伤寒学者缪希雍，已在《先醒斋医学广笔记》中指出伤寒、温疫"凡邪气之入，必从口鼻"，而且其对清热养阴之法的运用也达到了炉火纯青的境界。而早于吴有性80余年的万全，除同样持戾气由口鼻而入的传染观外，还提出了"以物制气"之说和一整套六经辨治疫病之法。

笔者以为，张介宾、喻昌等医家的疫病证治思想，尤其值得与吴有性做比较分析。张介宾的学术精力主要放在伤寒证治之上，深入研究八纲辨证，着眼于阴阳二字，但他提出的疫气致病之论极富创见；喻昌的观点与吴有性有较多相似之处，虽不及吴有性之论完整，但其在三焦辨证上的着力，对后世产生了较大影响。

一、张介宾疫病学术思想

张介宾（1563—1640），字会卿，号景岳，又号通一子，明代山阴（今浙江省绍兴市）人，祖籍四川省绵竹县。张介宾对于外感热病，主要是从《伤寒论》出发来考察的，但他在疫病病因、病机、治疗等方面有所创见。对疫病病因，他除了考辨伏邪、新感之外，还提出了疫气致病之说。在疫病病机方面，张介宾从内外因的性质上，揭示了疫病的发病原理。治疗方面，他提倡急证急治，宜专宜狠，内外同治，针药并施。总的来看，他的论述与温疫派有相似之处。

1. 提出疫气致病 张介宾疫病学术思想，主要集中于在《景岳全书·性集·十三卷·杂证谟·瘟疫》一卷之中，他提出了"疫气"病因说，阐明了"疫气"病因的四个特点：

其一，"疫气"具有传染性。张介宾指出"疫气既盛，势必传染"，"病无少长率皆相似"。与吴有性所谓"疫气盛行，所患者最能传染"，极为相似。

其二，"疫气"的感染途径，是从鼻侵入人体。《景岳全书·性集·十三卷·杂证谟·瘟疫·避疫法》指出："则如《刺法论》所云，天牝从来，复得其往，气出于脑，即不干邪。盖天牝者，鼻也，鼻受天之气，故曰天牝。气自空虚而来，亦欲其自空虚而去，即天牝从来，复得其往也。正以气通于鼻，鼻通于脑，毒入脑中，则流布诸经，令人相染矣。"这一观点与万全所谓戾气"或有触犯者，从鼻而入，上至脑中，流入诸经之中，令人染病矣"如出一辙。而吴有性、叶桂等虽也认为戾气、邪气从鼻而入，但首先侵犯的应是肺，与万全、张介宾不同。

其三，"疫气"致病具有一定的季节性。《景岳全书·性集·十三卷·杂证谟·瘟疫·瘟疫热毒辨治》认为：瘟疫"以其多发于春夏，且因时气遍行，大小相似。"其阐明"疫气"的滋生与传播同季节和气候因素密切相关。

其四，"疫气"的传播，除与气候反常有关外，还与灾荒和体质有关。《景岳全书·性集·十三卷·杂证谟·瘟疫·论证》云："伤寒瘟疫，多起于冬不藏精及辛苦饥饿之人。盖冬不藏精则邪气乘虚易人，而饥饿劳倦之流则受伤尤甚，故大荒之后，必有大疫。"其冬不藏精易感瘟疫之说，来自《素问》；而饥饿劳倦易生瘟疫的认识，与李东垣学术思想相近。

总的来看，张介宾的"疫气"致病说，与万全的学术思想较为相似。

2. 辨析伏邪新感 张介宾既强调伏邪，又注重时邪致病。伏邪新感之辨由来已久。伏气病因说根于《素问》提出的"冬伤于寒，春必温病"（《素问·生气通天论》），"人之伤于寒也，则为病热"（《素问·热论》）等条文，由王叔和发扬，在张介宾之前，一直是主流之论；新感则有王叔和《伤寒例》提出的冬温，以及郭雍《伤寒补亡论》提出的新感春温，这两种都以时令邪气为病因。

张介宾分析了这两种病因理论，认为伏邪可导致温病。《景岳全书·卷之七·伤寒典（上）·伤寒三证（六）》云："其有冬时感寒，不即病者，寒毒藏于营卫之间；至春夏时，又遇风寒，则邪气应时而动；故在春则为温病，在夏则为暑病；是以辛苦之人，春夏多温热病者，皆由冬时触寒所伤，故随气传变，本非即病之正伤寒之属。"

而张介宾《质疑录·论伤寒春变温病夏变热病》中，指出时邪也可导致温病。其云："盖以冬时不藏精，触冒寒邪，则春时必有温病之症，非以春时之温病，必自冬寒而变也。又云：夏至后病热为暑。此本天令大热之气，即时感受而成，岂有寒毒藏于肌肤之中，至春不发，历过春三月，伏藏至夏至后，而又变为热，有是理乎？""大约冬伤于寒而即病者，曰伤寒；冬不藏精而春病者，曰温病；夏伤于暑而病热者，曰热病。此三证本各以其时受病，而非寒变为温、变为热之谓也。"

虽然张介宾已经在临床实践中认识到，春季温病和夏季热病的发生与季节气候或时令邪气有关，但仍强调伏邪。《景岳全书·性集·十五卷·杂证谟·暑证·论证》云："在冬之寒，即谓之正伤寒；在春之温，即谓之温病；在夏之暑，即谓之暑病，是温病暑病，亦皆伤寒之别名耳。"张介宾一直在尝试解释《素问·热论》所云"今夫热病者，皆伤寒之类也"，以及"冬伤于寒，春必温病"。张介宾坚持认为，瘟疫乃"先受寒邪，再触则发，诚理势之确然也"。应该说，这种调和之论自王叔和以来就一直存在，庞安时、郭雍等也未能完全解决这其中的矛盾。

3. 强调维护正气 疫病属于外感疾病，感受外邪固然是导致疫病发生的主要因素，但外邪能否侵入人体，侵入人体之后能否发病，则取决于人体的正气强弱，以及邪正双方的力量对比。《景岳全书·性集·十三卷·杂证谟·瘟疫·补虚法》云："伤寒、瘟疫俱外侮之证，惟内实者能拒之，即有所感而邪不胜正，虽病无害。最畏者，惟内虚之人，正不胜邪，邪必乘虚深入，害莫大矣。故曰伤寒偏打下虚人。且今人虚弱者多，强实者少，设遇挟虚伤寒而不知速救根本，则百无一生。故《伤寒书》曰，阳证得阴脉者死，正以阴脉即虚证也。

此欲辨之，惟脉为主，而参以形证，自无失矣。盖凡遇伤寒外热等证，而脉见微弱浮空，举按无力者，即是虚证，最不易解，最不宜攻。虽欲发汗，汗亦难出，即有微汗，亦不过强逼肤腠之汗，而必非营卫通达之所化。若不顾虚实而逼之太甚，则中气竭而危亡立至矣。"

故张介宾不仅重视疫病发生的外因，还重视内因。其指出"伤寒温疫多起于冬不藏精及辛苦饥饿之人"，"凡暑热中人者，其气必虚"，"阴不足则阳乘之，其变为热"等。张介宾认为，瘟疫的发生与否，正气起着重要作用。冬季最能影响人体正气，冬伤于寒，令人体正气亏虚，是疫病发生的先决因素，其云："冬时不藏精，触冒寒邪，则春时必有温病之症。"

对于瘴疟，张介宾不仅认识到其发生具有地方性特征，更注意到正气在发病过程中的影响。《景岳全书·性集·十四卷·杂证谟·瘴气·〈指迷方〉瘴疟论》云："人谓岭南水泉草木地气之毒，故凡往来岭南之人，及宦而至者，无不病瘴而至危殆者也。又谓土人生长其间，与水土之气相习；外人入南必一病，但有轻重之异，若久而与之俱化则免矣。此说固若有理，但备之以将养之法，解之以平易之药，决保无病，纵病亦易愈矣。且瘴之为病，土人反重，外人反轻者多，盖土人淫而下元虚，又浴于溪而多感冒，恣食生冷酒馔，全不知节，所以重也。然则病瘴者，不可全咎风土之殊，皆人自失节养，有以致之耳。君子之居是邦也，当慎起居，节饮食，适寒温，晨酒夜食，切忌大过；或有不快，即服正气散一二剂，则脾胃自壮，气血通畅，微邪速散，又何瘴之有？……北人之来岭南，婢仆多病瘴气。盖劳役之人，饮食乖度，昼夜冒暑，夜多卧地，又凡事不能避忌，故先受其毙。既与之同休戚，宜加意戒之。"

治疗时，张介宾也强调需顾护正气，不可一味攻邪。《景岳全书·性集·十三卷·杂证谟·瘟疫·汗散法》云："然取汗之法，又当察其元气、病气之虚实。若忽尔暴病，表证已具而元气未亏者，但以辛平之剂，直散之可也。若兼杂证，则当察其寒热温凉，酌宜而治，不得但知发散也。又若身虽大热，表证全具而脉见虚弱者，必不易汗，此即当详察补虚法，酌而治之。若不知标本，而概行强散，营竭则死。"

针对患者正邪虚实的不同，张介宾提出用不同的攻补兼施治法。其云："若寒邪在营，肝脾血少而邪热不退者，宜三柴胡饮或归柴饮。若寒邪在卫，脾肺气虚而表邪不解者，宜四柴胡饮。若脾胃气血不足而邪热不解者，宜五柴胡饮。若邪在半表半里，往来寒热而微见气虚者，宜小柴胡汤。若温暑大热大渴，津枯液涸，阴虚不能作汗者，宜归葛饮。若寒邪深入而阴中阳气不足，或背恶寒者，必难散解，非理阴煎不可。若中气大虚大寒，身热恶寒，或大便溏泄而表邪不能解者，非大温中饮不可。"

一般认为疫病忌补，张介宾对此进行了批驳。《景岳全书·性集·十三卷·杂证谟·瘟疫·补虚法》云："常闻昧者有伤寒忌补之说，不知补者所以补中，是即托里之意。亦以寒邪如盗，其来在外；元气如民，其守在中；足民正所以强中，强中正所以御外；保命玄机，惟此一着，何为补住邪气？庸妄误人，莫此为甚。余因再悉于此，用补伤寒治法之未备，渐用渐熟，方知其妙。自今而后，知必有不惑余言而受余之生者，将无穷矣。"其指出需分辨寒热之真假，然后对证施治。《景岳全书·性集·十三卷·杂证谟·瘟疫·温补法》云："凡治伤寒、瘟疫宜温补者，为其寒邪凝滞，阳不胜阴；非温不能行，非温不能复也。如寒气在经者，以邪在表也，宜用温散，法具如前；寒气在脏者，以阳气虚也，或宜温补，或止温中。然用温之法，但察其外虽热而内无热者，便是假热，宜温不宜凉也；病虽热而元气虚者，亦是假热，宜温不宜凉也；真热者，谁不得而知之，惟假热为难辨耳。病假热者，非用甘温，热必不退；矧真寒者，又在不言可知。大都实证多真热，虚证多假热，故治实者多宜用凉，治虚者多宜用温。真假不识，误人不浅矣。又真寒假热之辨，则实亦有寒，实亦有热；虚亦有寒，虚亦有热。若谓实者皆热，虚者皆寒，则凿而谬矣。但实而寒者，只宜温散，不必滋补；虚而热者，只宜调补，最畏寒凉。盖寒凉无生意而善败元气，若以寒凉治虚证，则热未必退，且暂用则或可，久则无不败脾而危者。既已病热，又不宜寒，则总云假热，本非过也。"

但补虚之法，也需谨慎，而且往往要兼顾攻邪。《景岳全书·性集·十三卷·杂证谟·瘟疫·补虚法》云："然治虚之法，须察虚实之微甚。若半虚者，必用补为主而兼散其邪；若太虚者，则全然不可治邪，而单顾其本，顾本则专以保命，命得不死，则元气必渐复；或于七日之后，或十四日，甚者二十日之后，元气一胜，邪将不攻自溃，大汗至而解矣。欲知其兆，亦察其脉，但得弱者渐强，小者渐大，弦者渐滑，紧者渐缓，则大汗将通，吉期近矣。"

4. 治疗急症宜狠 《景岳全书·性集·十三卷·杂证谟·瘟疫·瘟疫脉候》对瘟疫的危重证进行了细致描述。其云："凡病伤寒瘟疫，脉洪大滑数，而数中兼缓者可治，脉洪大而紧数甚者危；脉虽浮大而按之无力者，宜补兼表。身虽热而脉弱者，当以纯补为主，或微兼温散。身大热而脉见沉涩细小，足冷者，难治。瘟病四五日，身热，腹满而吐，脉来细而弦强者，十二日死。瘟病二三日，头痛腹满，脉直而疾者，八日死。瘟病八九日，头身不痛，色不变而利不止，心下坚，脉不鼓，时或大者，十七日死。瘟病汗不出，或出不至下部者死。瘟病下利，腹中痛甚者死。"

关于急症的用药原则，张介宾的观点与温疫派相近，一则专、一则狠，并且强调要根据病势之不同，内外同治、针药并施，以期取得速效。如《景岳全书·入集·一卷·传忠录（上）·论治篇（十）》指出："治病用药，本贵精专，尤宜勇敢……若新暴之病，虚实既得其真，即当以峻剂直攻其本，拔之甚易；若逗留畏缩，养成深固之势，则死生系之，谁其罪也……若三五七分之说，亦不过点名具数，儿戏而已，解纷治剧之才，举动固如是乎。"又如《景岳全书·性集·十三卷·杂证谟·瘟疫·汗散法》云："凡伤寒瘟疫，表证初感，速宜取汗，不可迟也。故仲景曰：凡发汗服汤药，其方虽言日三服，若病剧不解，当半日中尽三服。如服一剂，病证犹在，当复作本汤服之。至有不肯汗出者，服三剂乃解。若汗不能出者，死病也。此所谓汗不宜迟也。"《景岳全书·性集·十三卷·杂证谟·瘟疫·瘟疫热毒辨治》曰："瘟疫六七日不解，以致邪入血室，发黄身如烟熏，目如金色，口燥而热结……用手捋上膊，使血聚于臂，以帛缚定，乃用箸夹磁锋，击刺肘中曲泽傍之大络，使邪毒随恶血而出，亦最捷之法。"又如治大头瘟用侧柏叶汁调蚯蚓泥外敷，再如治疗色厥暴脱证；除用独参汤灌服之外，"急掐人中"，"速灸气海数十壮"，等等。

张介宾在治疗疫病时也常采用清利、吐、下等法，但强调这些方法适用于邪实，而不可用于本虚之证；在施用过程中，必须时刻观察患者的情况，中病即止，不可妄用吐下之法。《景岳全书·性集·十三卷·杂证谟·瘟疫·清利法》云："凡治伤寒瘟疫宜清利者，非止一端。盖火实者宜清火，气实者宜行气，食滞者宜消食，痰盛者宜化痰，皆所谓清利也。凡此数者，滞去则气行，而表邪自解，然此宜用于邪实等证，而本非虚证之所宜。其有虚中挟实者，不妨少为兼用，此中权度，自有其宜。若病在危急，则毫不容谬，设不当清而妄用之，亦与扑残灯者无异也。"《景岳全书·性集·十三卷·杂证谟·瘟疫·吐法》云："凡伤寒宜吐者，必其上焦有滞，或食或痰，结聚胸膈而邪不得散者，当吐也；或寒邪浊气内陷膈间而为痞为痛者，当吐也，盖吐中自有发散之意。若中气虚寒，脉弱无力及气短虚烦不宁者，皆不可吐。凡用吐药，中病即止，不必尽剂。"《景岳全书·性集·十三卷·杂证谟·瘟疫·下法》云："凡伤寒瘟疫宜下者，必阳明邪实于腑而秘结腹满者乃可下之；或元气素强，胃气素实者，亦可下之。若大便虽数日不行而腹无胀满，及大便无壅滞不通之状，或连日不食而脐腹坦然，软而无碍者，此其阳明胃腑本无实邪，切不可妄下妄导，以泄中气。又如《伤寒门》忌下诸条，必当加意详察，不可误用。盖诸误之害，下为尤甚，不可忽也。今见时医有妄下而亦不致死者，必其元气之素强，能胜攻下者也，若概引为证，必致杀人。"

张介宾指出医者的失治误治会使缓证变急、急证加剧。如"发斑"一证，"如当汗不汗，则表邪不解；当下不下，则里邪不解；当清不清，则火盛不解；当补不补，则无力不解；或下之太早，则邪陷不解；或以阳证误用温补，则阳亢不解；或以阴证误用寒凉，则阴凝不解。凡邪毒不解，则直入阴分，郁而成热，乃致液涸血枯，斑见肌表，此实毒邪固结，营卫俱剧之证也"。这类医误、药邪的因素，张从正、李东垣等也曾反复强调过。

　　此外，张介宾还对暑病的病机加以阐发，将暑病分为阴暑与阳暑，这种论点与张元素、李东垣一致；在治疗时分为"因时因证"和"舍时从证"两种思路。《景岳全书·性集·十三卷·杂证谟·瘟疫·瘟疫热毒辨治》论暑月阳邪之证，指出需因时、因证治疗。其云："若暑月时行瘟疫，表里俱热甚，宜清火解毒者，羌活升麻汤。若瘟疫火盛，脉洪大而热躁甚者，三黄石膏汤。若瘟疫热毒上浮，头面俱肿，目不能开，口干舌燥，咽喉不利者，普济消毒饮。若瘟疫脉洪大，烦躁热渴者，白虎汤；或兼呕吐者，仲景竹叶石膏汤。若瘟疫发狂谵语，脉洪大滑实而大便秘结不通者，大承气汤或鸡子清饮。若瘟疫内外俱有实邪，大便不通，当表里双解者，防风通圣散。若瘟疫病八九日不退而发斑发黄，但脉不虚不浮紧而腹见痞满者，率可以承气、五苓合服而下之。若瘟疫头身红赤，肢体热甚，烦躁不能当者，宜用解瘟疫热毒法及内饮雪梨浆，或用井花水调玉泉散，俱妙。按：以上诸法，乃因时因证，皆阳证实邪之所宜。"而暑月如果遇到伏阴为害，则需舍时从证，用理中汤等及温补诸法。张介宾云："若瘟疫脉弱无力，或外虽实而内则虚，或口不喜冷，大便不结之类，即非阳证，不得以身热脉数，俱认为火，虽在暑月，如理中汤、理阴煎、大温中饮、大补元煎及前温补诸法，皆当随证必用，此舍时从证之妙法也。矧夏月尤多伏阴，故凡临此证者，必先察阴阳，次辨虚实，则其要也，宜切识之。"

　　张介宾还探讨了疫病的饮食宜忌，指出罹患疫病时需注意饮食，而不可一味禁食，以免患者胃气受损，虚者益虚。《景岳全书·性集·十三卷·杂证谟·瘟疫·伤寒饮食宜忌》云："凡伤寒饮食有宜忌者，有不宜忌者。若病伤寒而食不断者，以邪犹在表，未深入也。及其稍深，而在半表半里之间，则食渐减矣。再入胸膈、胃口，则全不食矣。邪既在胃，则胃口不饥。所以伤寒不食者，或十日，或二十日，皆无足虑者，亦以胃气不馁则不败也。第不欲食者，不可强食，强食则助邪；或新愈之后，胃气初醒，尤不可纵食，纵食则食复，此皆大忌也。至有不宜忌者，则如劳倦内伤之人，偶感寒邪，亦必发热，此多以劳伤中气，本非真正伤寒、外邪内陷之病，所以外虽发热，而内则饥馁，每多思食；奈何庸昧之辈，但见发热，则曰饿不死伤寒，不论虚实，一概禁之。

常见欲食者，索之不得，而且加以克伐寒凉之药，嗟！嗟！饥肠受剥，虚者益虚，内外夹攻，苦无所诉，及胃气既脱，反不欲食矣，即欲救之，已无可及。余常治此证，每借食为药，所活多人，而见禁食受毙者，亦已不少，故详言之。若病患时时觉饥而索食者，此其邪不在脏，胃中空虚而然，必不可禁，但不宜纵耳。且因此可察虚实，关系非小，不可忽也。"

虽然张介宾通过长期的疫病临床实践和理论思考，对于疫病的病因、发病及治疗有了一定的认识，但其始终将疫病的因机证治限定于伤寒之中。他坚持认为："瘟疫本即伤寒，无非外邪之病，但染时气而病无少长率相似者，是即瘟疫之谓。古人有云：瘟证因春时温气而发，乃因郁热自内而发于外，初非寒伤于表也，故宜用辛平之剂，治与正伤寒用麻黄者不同也。此说固若近理，而实有未必然者。盖瘟疫若非表证，则何以必汗而后解？故余于前论中，谓其先受寒邪，再触则发，诚理势之确然也。但其时有寒热，证有阴阳。治阳证热证者，即冬时亦可清解；治阴证寒证者，即春夏亦可温散。谓宜因证因时者则可，谓非寒伤于表也则不可。"（《景岳全书·性集·十三卷·杂证谟·瘟疫·论证》）并且由于其一贯主张温补，在疫病治疗中也多用补虚、温补之法，与吴有性及后世温病学派观点区别较大，也未能提出完整的温疫学说。

二、袁班疫病学术思想

袁班，字体庵，明末江苏人，曾为兵部尚书史可法的幕宾，著《证治心传》。该书因战乱等缘故一直未能刊行，直到 1923 年，浙江绍兴裘庆元由其社友徐石生处重金购得该书抄稿，刊于《三三医书·第二集》，于 1924 年出版。有学者认为，《证治心传》部分内容为清末修订时补入，目前传本并非原貌，研读时需注意。

《证治心传》中有两篇集中论述疫病、温病内容，分别为《治病必审四时用药说》和《温热温疫辨》，两篇内容有部分重复，也有互补之处。

首先，袁班尝试分辨伤寒、温病、瘟疫。《温热温疫辨》篇，从"四时感症"中分别出正伤寒与类伤寒。其云："近世以来，四时感症，类伤寒多，正伤寒罕见也。夫类伤寒者，春温、夏热、湿温、秋燥、冬温是也。""近年以来，四时感症温热独多，每憾治法仍沿辛温，以致不死于病而死于误药者，比比皆然。"此论与刘完素、张从正、李东垣等前辈的药误观点相近。袁班认为"自古迄今，无人发明春温、湿温、冬温之奥蕴，致误于庸俗者，不啻恒河沙数矣。或者前哲知其所以然，而珍如拱璧，未能笔之于书，日久淹没者有之；或有其书，久久失传，亦未可知也。"袁班接着又区别了疫疬与四时温病："惟近年凶荒饥馑，兵火之余，酿成疫疠，互相传染，切勿拘执日数……然则与无疫之温热有间，未可混淆以误人者。夫温热者，天地之常候也。"

从致病的病因看，袁班认为主要有两点：其一为戾气，"人在气交之中，受天地和气而长着，受天地戾气而致疾。"又如以戾气解释秋燥云："人在气交之中，受其戾气，伏而不宣，是为秋燥。"特别强调"人在气交之中"。气交即阴阳二气的交会。《素问·四气调神大论》云："天地气交，万物华实。"《素问》亦有"气交变大论"一篇，论述天地之间气运变化与人之疾病发生之间的关系。其二为六淫，"以长夏暑湿挟杂，尤易伤人元气，消烁津液"；"至于冬令，严寒肃杀之气为伤寒者，仲景言之详矣"。其基本观点与万全相近。

从传染途径看，袁班认为，"此病邪由口鼻吸入者多"。

从病机传变看，四时感症有：春季"盖春为一岁之首，严寒未退，仍防寒邪遏伏；直待春升，木气发透，风阳化温，是为风温"；"若时值初春，严寒将退，风木司权，其气善升而近燥，多犯上焦，故多身热、咳嗽、微恶寒者"；长夏"暑湿挟杂，尤易伤人元气，消烁津液。湿为浊邪，最易伤阳。当天暑地热，人身之气亦发越于外，腠理开，汗大泄，人之脾胃因之虚弱，外因湿蒸之酷尤易感受，随人身阴阳之偏盛而为病"；初秋"承长夏之末，暑湿伏气为患者，可以仍用清暑燥湿之法；时值夏、秋交替之时，最易变幻"；深秋"燥令大行，往往盛于秋末、冬初，人在气交之中，受其戾气，伏而不宣，是为秋燥。其症咳嗽，身热，胸闷，甚则谵妄、痉厥诸危候毕呈"；冬季"惟冬令外虽严寒，而阳气潜藏于内，若天时晴燥，雨雪稀少，则阳失潜藏，致生冬温之证"。

此外，袁班特别强调医误、药误致邪入营分，逆传、顺传之候。其云："久延失治，转入营分。误用辛温成法，多致衄血、咯血，甚则成痨。""若失治久延，渐入荣分，有逆传、顺传之候……又有热极旁流，名为顺传胃府。""近世市医不知者，多徒守仲景六经成法，辄投辛温表散"，以至变生逆证，"莫救者多矣"。

从疫病治疗看，袁班认为总原则为大剂攻下，且切勿拘执六经日期传变，亦勿拘执《伤寒论》成法。其云："虽然仲景谓伤寒有五，方分温散、辛散、攻下、和解诸法，后人识浅，殊难领悟，惟拘执传经限日成法，遂致遗误者多。惟近年凶荒饥馑，兵火之余，酿成疫疠，互相传染，切勿拘执日数。余治疫症，大剂攻下，每多获效。"因"此邪乃天地间至恶之气，必须除恶务尽。以大承气为主方，随症加减，减至单用元明粉为极轻"。针对四时感症，袁班认为，春时风温邪犯上焦者"以黄芩汤为主方，随症加减，如薄、桔、荆、防、杏、苏、翘、贝、桑、菊、牛、蝉之类，取清轻之味清肃肺卫"，"然用药之道，各有次序，凡邪犯上焦、心肺、头目、清窍，则宜轻清之品，不宜重味，药过病所，反伤中下"；初夏渐热火旺，宜用清宣清剂，"重加清药可耳"，长夏暑湿"如奔走长途，受烈日之威，则为中暑，轻则六一散，重则白虎汤。若畏热乘凉，暑为风伏，宜香薷饮加减为治。或居凉亭、水阁，多食瓜果、冷物，内外虚阳被遏，是为寒暑伤阳，即宜用辛温治之，如大顺散、冷香饮子之类。若但多食生冷者，缩脾饮、正气散随宜而用。若其人元气素虚，微感外暑，治以生脉散、清暑益气汤、消暑丸等醒脾阳、祛湿热而已"；秋燥"当审天时之凉暖，而分寒燥、热燥之治，药用温润、甘寒之品出入加减；又当验其舌苔，若焦黄燥裂，口渴能饮者，须用大剂清下，如三黄承气等法，为釜底抽薪之治"；冬温"须用大剂清下，不得拘执《伤寒》成法以误人哉。近世此病甚多，尤宜加审。轻则用杏苏饮，重则用葱豉汤加荆、薄、枳、桔、连翘、大贝以达表为治"，也可加用黄芩、金银花等味。此外，袁班治疫重视调理胃腑。其在"胃为生化之源记"中指出："阳明者，胃也。变化五谷滋生之大源，七情六淫皆以胃气强弱为转移，推而至于温热、暑湿、疟痢、咳嗽、呕泻、肿胀、胸闷、气痛等症，均出于胃也。"疫病顺传胃腑者，"法宜急下以存阴液"。

袁班在书中对温病与伤寒的区别、温疫与其他温病的区别、四时温病的治法均有明确论述，特别是指出治疫病"切勿拘执日数"；当"取清轻之味清肃肺卫；若失治久延，渐入荣分，有逆传、顺传之候"；提出"又有热极旁流，名为顺传胃府，法宜急下以存阴液"等观点，具有一定价值。

袁班有关温病、疫病的学术观点，与叶桂《温热论》颇为相似，对温热病、温疫病的论述都相当深入，但叶桂只提出"逆传心包"，并未明确指出顺传何处，因而引起后世医家对顺传的各种推测，而袁班的论述十分清晰。

《证治心传》今本有清末修订者按语，对袁班的学术思想进行了总结，并且对吴有性、叶桂的学术思想与袁班进行了比较。其云："澜按，温热者，四时之常气也；温疫者，天地之恶气也。盖常气以常法治之，恶气以峻法治之，理势然也。先生治疫，重用攻下，除恶务尽耳，与吴又可法暗合。其时各居一境，所治之症大略相同。袁氏辨舌苔垢腻厚薄，以定攻邪之轻重；又辨明温热与瘟疫有间，岂可混淆以误人哉。况先生济世心切，每以慎审为本，其学邃深在又可之上。且吴氏虽有九传方法，未将病理阐明，书虽流传，惜乎混疫于温，贻误亦多，不足为法也。或谓当时彼此各居一邑，未能面商至理为憾。如袁、吴同处一堂，互相讨论，吴氏必不致混淆立论，温热原理毋待叶氏发明之。呜呼！天下事，有幸、有不幸。吴书早经刊传，袁氏此书渺无知者。"此按语中明确了温热与温疫的区别，指出疫病当用峻法，重用攻下；认为吴有性表里九传之论不适用于临床。上述评价有一定参考价值。

历代大医论著多为补偏救弊而作。袁班之著书动机就是补偏救弊。其云："奈何庸医不知者多，余以济世为怀，昼夜研钻，斯悟其致病之由、挽救之法，历验不爽，随笔记之，以拯斯民之厄。"（《治病必审四时用药说》）

而袁班在疫病学术上有这样的创见，乃时势使然。其云"惟近年凶荒饥馑，兵火之余，酿成疫疠"，"近世以来，四时感症，类伤寒多"，多此临床之证，自需深为探究。而且，袁班不拘于《伤寒论》。其云："后人识浅，殊难领悟，惟拘执传经限日成法，遂致遗误者多。""偶见新出《六书》，乃余杭陶节庵所辑，意在变化成法，独出心裁，将仲景所集增损加减，标新立异，不为无功，惜未将温热见症阐明原理。余细为研究，有择焉不精，语焉不详，何足以尽格致生化之源，跳出伤寒之范围哉。于是焚膏继晷，精审四时代谢之序，参以六淫偏盛之因，豁然自得。"这种学术创新精神，值得后世医家学习。

三、喻昌三焦分论疫病

与张介宾《景岳全书》、吴有性《温疫论》和袁班《证治心传》几乎同时代，喻昌所著的《尚论篇》《医门法律》中，也有关于疫病、温病的明确论述。

喻昌（1585—1664），字嘉言，著有《寓意草》（成书于1643年）、《尚论张仲景〈伤寒论〉重编三百九十七法》（简称《尚论篇》，成书于1648年）、《医门法律》（成书于1658年）等书。

在疫病流行规律上，喻昌的观点与张介宾相似，指出"所以饥馑兵凶之际，疫病盛行，大率春夏之交为甚"。

关于疫病病因，《尚论篇·卷首·详论温疫，以破大惑》指出："夫四时不正之气，感之者因而致病，初不名疫也。因病致死，病气、尸气，混合不正之气，斯为疫矣。以故鸡瘟，死鸡；猪瘟，死猪；牛马瘟，死牛马。推之于人，何独不然？"此论与吴有性观点颇为相近。

喻昌认为邪气的入侵途径为口鼻，其所犯部位当以三焦分论。《尚论篇·卷首·详论温疫以破大惑》指出："寸口脉阴阳俱紧者，法当清邪中于上焦，浊邪中于下焦。清邪中上，名曰洁也；浊邪中下，名曰浑也。"他认为疫邪有清、浊二种，分别从口、鼻而入。其云："人之鼻气通于天，故阳中雾露之邪者为清邪，从鼻息而上入于阳。入则发热、头痛、项强颈挛，正与俗称大头瘟、蛤蟆瘟之说符也。人之口气通于地，故阴中水土之邪者为饮食浊味，从口舌而下入于阴。入则其人必先内栗、足膝逆冷、便溺妄出、清便下重、脐筑湫痛，正与俗称绞肠瘟、软脚瘟之说符也。然从鼻从口所入之邪，必先注中焦，以次分布上下；

故中焦受邪，因而不治，中焦不治，则胃中为浊，营卫不通，血凝不流，其酿变即现中焦；俗称瓜瓤瘟、疙瘩瘟等证，则又阳毒痈脓，阴毒遍身青紫之类也。此三焦定位之邪也。"

喻昌比较了伤寒、温疫在邪入人体之后的传变情况，指出温疫有流布三焦之特点，其云："伤寒之邪，先行身之背，次行身之前，次行身之侧，由外廓而入；温疫之邪，则直行中道，流布三焦。上焦为清阳，故清邪从之上入；下焦为浊阴，故浊邪从之下入；中焦为阴阳交界，凡清浊之邪，必从此区分。甚者三焦相溷，上行极而下，下行极而上，故声嗢、咽塞、口烂、食龂者，亦复下血如豚肝，非定中上不及下，中下不及上也。"

关于疫病治法，喻昌认为，"未病前，预饮芳香正气药，则邪不能入，此为上也。邪既入，急以逐秽为第一义。上焦如雾，升而逐之，兼以解毒；中焦如沤，疏而逐之，兼以解毒；下焦如渎，决而逐之，兼以解毒。营卫既通，乘势追拔，勿使潜滋"。其以预防为上，治法则以逐邪为首要，兼以解毒。喻昌发现伤寒与温疫治疗效果也不同。其云："伤寒邪中外廓，故一表即散；疫邪行在中道，故表之不散。伤寒邪入胃府，则腹满便坚，故可攻下；疫邪在三焦，散漫不收，下之复合。"喻昌观点可与吴有性所论互参。《温疫论·卷上·注意逐邪勿拘结粪》云："大凡客邪贵乎早治，乘人气血未乱，肌肉未消，津液未耗，病人不至危殆，投剂不至掣肘，愈后亦易平复。欲为万全之策者，不过知邪之所在，早拔去病根为要耳。"但吴有性强调急症急攻和"勿拘'下不厌迟'"，而喻昌则以三焦分治，不单纯使用攻下之法。

由此可以看出，喻昌对疫病传入途径的认识，与万全、缪希雍、张介宾、吴有性、袁班等相近，说明这一时期，疫病从口鼻而入已经成为较为普遍的认识。而喻昌的疫病邪犯三焦之说，对吴瑭提出温病以"三焦辨证"为纲领可能有一定引导作用。而其治疫用芳香、逐秽、解毒之法，对吴瑭立法组方亦有所启发。如吴瑭在"银翘散方论"中明确指出："又宗喻嘉言芳香逐秽之说。"此外，在《医门法律·秋燥论》中，喻昌详述了燥气为病证治，其创制的清燥救肺汤，成为治疗燥热犯肺的代表方剂。只是，与张介宾的情况相似，喻昌将主要精力放在了对张仲景学术思想的整理和阐释之上，未能创立完整的温病辨证体系，对温病、疫病的论述失之于简，在学术深度等上与吴有性、袁班等人难以相比。

四、李时珍论疫病防治

李时珍在防治疫病上有一定创见。如《本草纲目·第三十八卷·服器部》

"病人衣"条提出了高温消毒防疫之法，其云："天行疫瘟。取初病人衣服，于甑上蒸过，则一家不染。"又如其在《第五卷·水部》"夏冰"条下记载："伤寒阳毒，热盛昏迷者，以冰一块置于膻中良"，使用冰敷退热。在治急症时，李时珍善用大黄。《本草纲目》中涉及大黄的记载共八十多处，以大黄为主组方五十余首，急症救治更是首选大黄，如热病谵狂、头面肿大疼痛、热厥头痛、霍乱吐泻、疟、痢、疫病发黄等。

五、张鹤腾论暑病

明代张鹤腾，字凤逵，著有《伤暑全书》（1623年）。该书为论暑病的专书，对暑病的辨治多有阐发。张鹤腾论述了天时、地气对于暑病的影响，辨别伤寒、伤暑，对暑病进行了分类研究。《伤暑全书·卷上·辨寒暑证各异》云："伤寒、伤暑二证，流毒天地，沿袭古今。人率习而不察，据其外证头痛身痛、发热恶寒等证相同，皆混于象而不审内景，不观乎时，因一名之曰寒，而不知其歧多端，甚不可一律论者。寒之伤人也，一二日在肤宜汗，三四日在胸宜吐，五六日在脏宜下，确有定期可据者。若暑则变幻无常，入发难测，不可寻想。"

《伤暑全书·卷上·辨春夏秋冬温暑凉寒四证病原》指出："夏至后，炎火时流，蒸郁烁人，得病似伤寒者，皆是暑火所感而成，与冬之寒气，毫不相涉，而亦以为冬寒之积久所发者，误矣。"张鹤腾阐明了暑证的阳热性和季节性，专感于夏之炎热；暑病危重，在二三日间，甚至朝发暮殂，暮发朝殂，尤有暑风、干霍乱之类顷刻忽作，拯救不及。

暑病多歧，中热中暍，中外中内，甚者为厥、为风、为癫痫；即发则为泄泻、霍乱、干霍乱，积久后发则为疟痢、疮疡。暑热为病，有三四部无脉者，为暑热所逼而藏伏，用辛寒药多能清暑热而起脉。张鹤腾对前代刘完素、张元素观点提出一定异议，认为暑热一气也，感暑而病热，不可分为二气；暑证多火，多发扬激烈之状，皆为阳证，应无阴证；暑证无分表里，可一味清内，得寒凉而解，苦酸收热，不必用下法。张鹤腾由春夏秋冬、暑温寒凉，以至天时地气，辨病证；由寒暑证状各异，以至暑厥、暑风、暑瘵、绞肠痧、寒疫、时疫，审诊断；由脉理而及于五运六气，设治法；由主方及备用方，附以痢疟类证，结束于名医品汇。

张鹤腾认为"暑证不分表里，一味清内，得寒凉而解，苦酸而收，不必用下"，这一论点后经叶桂"三时伏气外感篇"加以发挥，对后世医家治疗暑病颇有启发。

六、汪绮石、龚居中、胡慎柔论肺痨

汪绮石斟酌于李东垣、朱丹溪与薛己之间，著成《理虚元鉴》一书，重点论述肺痨的诊治，对虚劳的病因、病机、预防和治疗颇有独到见解。如：

（1）"虚症有六因，有先天之因，有后天之因，有痘疹及病后之因，有外感之因，有境遇之因，有医药之因。"（《理虚元鉴·卷上·虚症有六因》）汪绮石认为"痘疹及病后者，痘乃先天阳毒，疹乃先天阴毒"。外感之因，主要是指外感导致的虚弱性疾病，"伤风不醒结成痨"等。

（2）重视火邪病机。指出虚劳多与火邪有关，心火旺，肾水虚，易成心肾不交；若心火上炎克金，易成劳嗽之证。吐血多与火有关。

（3）明确指出痨瘵具有传染性，为虫之所染，应积极采取各种预防措施；在既病之后，又当治其未成，以阻其传变，体现了"善治者治皮毛"之真谛。汪绮石《理虚元鉴·卷上·尸疰传尸劳等症》指出："热久则蒸其所瘀之血，化而为虫，遂成尸疰瘵症……传亲近之一脉，附入血隧，似有如无，其后虫日荣长，人日凋瘁，而命随以毙。故传尸劳与尸疰症不同，尸疰因虚损而成；若传尸则在素无虚损之人，一传染即现出劳怯候，或发热、骨蒸，或咳嗽、吐血、唇红、面青等症者是。"他认为人渐瘦不已者必有虫，而且还指出此疾可以分传五脏，如"在脾肠癖，在心吐血，在肝与肺则咳嗽也"，并提出了清金养荣、杀虫断祟的预防和治疗方法。

龚居中著《痰火点雪》（又名《红炉点雪》，1630年）四卷，论述痨瘵病的各种证候，分析发病的原因和机理。卷一、卷二论述痨瘵，卷三为杂证补遗，卷四为灸法及养生调息等。

龚居中精于诊治肺痨。《痰火点雪·卷四·痰火戒忌》曰："痰火固为恶候，治之愈与不愈，亦在人之调摄何如尔。"龚居中认为，痨瘵以火阴虚为本，病机为水亏火炽金伤，"人身生生之本，根于金水二脏"（《痰火点雪·卷一·痰火辨惑》）；故治疗当顾护肺肾，用药物养生，守法施治。龚居中提倡热病热灸，反对泥古禁忌等。

胡慎柔撰《慎柔五书》（1636年）五卷。胡慎柔主张虚劳有虚损、痨瘵之分，证候、治法不同。前人认为二者同是怯病，而胡慎柔将其分为两门。《慎柔五书·卷三·虚损第三·虚损门题辞》指出："症有不同，治有相反……损病自上而下，劳病自下而上。损病传至脾、至肾者不治，劳病传至脾、至肺者不治。以劳法治损，多转泄泻，以损法治劳，必致喘促，于此之泾渭不明而懵焉。以怯病该之，其能免于南辕北辙之相左乎！"在治疗方法上，胡慎柔遵循了《难经》提出的治损原则，其云："损其肺者益其气，损其心者调其荣卫，损其脾者调其饮食、适其寒温，损其肝者缓其中，损其肾者益其精气。"（《慎柔五书·卷三·虚损第三·治损法》）强调"土常不足，最无有余"（《慎柔五书·卷三·虚损第三·亢则害承乃制论》）。又认为"人之一身，以血为主，血以气为先，当补血中之气"。

胡慎柔在学术上秉承了李东垣、薛己等的甘温益脾、补土培元的思想，论治虚损、痨瘵皆以脾胃为中心。《慎柔五书·卷三·虚损第三·虚损门题辞》云："先天固有损者，非后天损之，无以致病。后天既损之矣，而先天又何能无损？治先天者，治后天耳。"但胡慎柔在用药方面，并非一味温补；补脾之时，又顾及药之燥性。《慎柔五书·卷一·师训》云："凡久病，用补脾补命门之药，皆燥剂，须用当归身以润肝，恐燥能起肝火故也。"其培补脾胃中土，以甘淡为主，"淡养胃气，微甘养脾阴"（《慎柔五书·卷三·虚损第三·虚损秘诀》），与李东垣等不同。

第五节　疫病预防

明代对疫病的预防，在继承前人的基础上有了一些新的变化。在药物方面，明代医家除了仍然沿用雄黄、朱砂等，对芳香类药物的使用有所增加；在使用方法上，他们对于塞鼻更为重视；除了对空气和水源进行清洁外，开始重视蒸煮衣物以防疫。此外，他们还系统阐释了养生防疫思想。

一、防疫药物

这一时期医家在防疫中，还继续使用雄黄。《本草纲目·第九卷·金石之三》记载雄黄"杀精物恶鬼邪气百虫毒"，"雄黄能杀百毒，辟百邪，杀蛊毒。人佩之，鬼神不敢近；入山林，虎狼伏；涉川水，毒物不敢伤……吴楚之地，暑湿郁蒸，多毒虫及射工、沙虱之类，但以雄黄、大蒜等分，合捣一丸佩之"；"家有邪气用真雄黄三钱，水一碗，以东南桃枝咒洒满屋，则绝迹。"可用单味雄黄以辟疫。如《景岳全书·十三卷·杂证谟·瘟疫·避疫法》云："或以雄黄末涂鼻孔中，行动从容，察位而入。凡入病家，此亦医人之不可不知也。"《证治准绳·伤寒·帙之七·一岁长幼疾状相似为疫》治时疫不相传染方："用水磨雄黄，涂于鼻上，或以明雄黄一块，重五钱，以绢帛包，系头顶心亦妙。"龚信《古今医鉴·卷之三·温疫》云："或用雄黄末，水调鼻内。虽与病人同卧，亦不相染。"也可用雄黄为主药制复方辟疫。如王肯堂《证治准绳·伤寒·袂之七·一岁长幼疾状相似为疫》载雄黄丸："治疫不相染。雄黄一两（研），赤小豆（炒熟）、丹参、鬼箭羽各二两。上为细末，炼蜜为丸，如桐子大。每日空心，以温水下五丸。可与病人同床共衣，亦不相染。"

这一时期，芳香类药物在防疫中的使用明显增多。单味药物，如降香、香油（麻油）、乳香等最为常用。降香又名降真香、紫藤香、鸡骨香。《本草纲目·第三十四卷·木部·降真香》云："烧之，辟天行时气，宅舍怪异。小儿带之，辟邪恶气。"《景岳全书·十三卷·杂证谟·瘟疫·避疫法》也指出，可以熏烧和佩戴降香防疫。其云："一方治天行时气，宅舍怪异，用降真香烧焚，大解邪秽；小儿带之，能解诸邪，最验。"《证治准绳·伤寒·袂之七·一岁长幼疾状相似为疫》用香油预防疫病。其云："或以上好香油，涂鼻中亦可。"《古今医鉴·卷之三·温疫》云："凡入温疫之家，以麻油涂鼻孔中，则不传染。"《古今医鉴·卷之三·温疫》所载宣圣辟瘟丹中用乳香。其曰："腊月二十四日井花水，在平旦第一汲者是也。盛净器中，量人口多少，浸乳香至岁朝五更时，暖令温。自幼至长，每人以乳香一小块，饮水一二呷咽下，则一年不患时疫。"《本草纲目·第三卷·百病主治药上》中，指出多种药物尤其是芳香类药物具有防疫功效。如安息香、苏合香可以杀传尸劳瘵虫、杀鬼精物，苍术烧烟熏可去鬼邪，升麻吐温疫时气毒疫，苍耳、虎耳、木香、徐长卿、藁本、女青、山奈、荜草、白茅香、兰草、艾纳香、兜纳香、沉香、蜜香、檀香、降真香、詹糖香、樟脑、返魂香、兜木香、皂荚、乌药、预知子、阿魏、乳香等均可熏烧、佩戴或口服以防疫。

《本草纲目》还指出蒜有辟温疫之功。其云："时气温病，捣汁服。立春元旦，作五辛盘食，辟温疫。"其他，如松叶、柏叶、桃枝、赤小豆、黑豆、古厕木、豆豉、麻子仁、穄米、蔓菁、马齿苋、生姜、淡竹叶、五灵脂等，亦可作辟邪之用。其中，桃仁"茱萸、青盐炒过，每嚼一二十枚。预辟瘴疠"。此外，桃树虫也被用于防疫。《证治准绳·伤寒·袂之七·一岁长幼疾状相似为疫》云："一方：以桃树叶上虫，捣烂，以凉水调服之亦可。"

防疫复方多为对上述药物的组合运用，如神圣辟瘟丹、福建香茶饼、安息香丸等。《古今医鉴·卷之三·温疫》载神圣辟瘟丹。其云："苍术（为君，倍用）、羌活、独活、白芷、香附、大黄、甘松、三奈、赤箭、雄黄各等分。上为末，面糊为丸，如弹子大，黄丹为衣，晒干，正月初一平旦时焚一炷，辟除一岁瘟疫邪气。"此方中有多种芳香药物，但不口服，而是用于环境清洁。《景岳全书·宙集·六十卷·古方八阵·因阵》云："福建香茶饼，能辟一切瘴气时疫，伤寒秽气，不时噙口中，邪气不入。沉香、白檀各一两，儿茶二两，粉草五钱，麝香五分，冰片三分。上为极细末，糯米调饮汤为丸，黍米大。噙化。"此方入口噙化，以芳香类药物为主，是较为少见的以地域命名的防疫方剂。《普济方·卷一百五十一·时气门》载安息香丸："治时气瘴疫。安息香一两，雄黄（细研）一两，朱砂三两，硫黄三两（细研），干桃叶三两。上为末，炼蜜和丸，如弹子大。时以一丸，烧于所居之处。"在疫病流行之时熏烧此丸，有防疫之功。《杂病源流犀烛·卷二十·瘟疫源流》收载喻昌论瘟疫"未病前，预饮芳香正气药，则邪不能入，此为上也（宜屠苏饮、太仓公辟瘟丹、七物赤散）。邪既入，则以逐秽为第一义"。

这一时期，酒类仍用于防疫。《本草纲目·第二十五卷·谷之四》指出米酒"主行药势，杀百邪恶毒气"；东阳酒可辟恶，"冒雾晨行。一人饮酒，一人饱食，一人空腹。空腹者死，饱食者病，饮酒者健。此酒势辟恶，胜于作食之效也"，屠苏酒、椒柏酒，"元旦饮之，辟一切疫疠不正之气"。《本草纲目·第三卷·百病主治药上·瘟疫》指出，豆豉"和白术浸酒常饮，除瘟疫病"。

二、防疫方法

这一时期，多位医家认识到疫病邪气从口鼻而入，针对这一点提出了以药物涂口鼻或取嚏等方法来预防疫病。《古今医鉴·卷之三·温疫》云："凡入温疫之家，以麻油涂鼻孔中，则不传染。出以纸捻探鼻深入，令嚏之为佳。一方以雄黄、苍术为细末，香油调敷鼻内。"《万氏济世良方》也有类似记载。

《景岳全书·性集·十三卷·杂证谟·瘟疫·避疫法》论述了取嚏法辟疫的机理，其云："至于却邪之法，则如《刺法论》所云：天牝从来，复得其往，气出于脑，即不干邪。盖天牝者，鼻也。鼻受天之气，故曰天牝。气自空虚而来，亦欲其自空虚而去，即天牝从来，复得其往也。正以气通于鼻，鼻通于脑，毒入脑中，则流布诸经，令人相染矣。气出于脑，谓嚏之，或张鼻以泄之，或受气于室，则泄气于外，而大吸精气以易之，则邪从鼻出而毒气自散，此却邪于外之法也。"

也可用雄黄塞鼻以辟疫。如《医方考·卷一·瘟疫门第六·辟瘟法》云："凡觉天行时气，恐其相染，须日饮雄黄酒一卮，仍以雄黄豆许用绵裹之，塞鼻一窍，男左女右用之。或用大蒜塞鼻，或用阿魏塞鼻皆良。雄黄气悍，能辟恶邪。大蒜、阿魏，气之至臭者，臭胜则诸秽皆不足以加之矣。但蒜大热，阿魏透脑，虚人难用，不若雄黄便于事尔。"

涂抹口鼻亦可用复方。如《普济方·卷一百五十一·时气门》收载鬼箭羽丸，其云："治时气瘴疫，除辟毒气。鬼箭羽一两，鬼臼（去毛）一两，赤小豆半合（炒熟），朱砂（细研，水飞过）半两，甘草（炙微赤，锉）半两，雄黄（细研，水飞过）半两。上为末，炼蜜和丸，如豇豆大。若已患者，手掌中水调一丸，涂于口鼻上，又于空腹温水下一丸。如未染疾者，但涂口鼻，兼以皂囊盛一丸，系肘后。亦宜服烧一丸。忌羊血。"《古今图书集成·医部全录·卷四百七十三·痘疹门·博集稀痘方论》云："初觉发热之时，以黄柏膏傅于面，白芥菜子敷于足，干胭脂涂其目，清香油润其脊，此皆思患预防之法也。"

也可用药物洗浴来预防疫病。如《本草纲目·第三卷·百病主治药上·瘟疫》兰草"并煎汤浴，辟疫气"。

明代医家认为，熏蒸衣物可以达到阻止疫病流行的目的。《本草纲目·第三十八卷·服器部》云："天行疫瘟。取初病人衣服，于甑上蒸过，则一家不染。"这是一个较为重要的防疫经验。

清洁水源，除仍在使用雄黄、硫黄、赤小豆等外，亦使用川椒、大麻子、贯众等。《本草纲目·第五卷·水部·井泉水》云："厌禳瘟疫：腊旦除夜，以小豆、川椒各七七粒投井中，勿令人知，能却瘟疫。又法：元旦以大麻子三七粒，投井中。"《证治准绳·伤寒·帙之七·一岁长幼疾状相似为疫》云："以赤小豆同糯米浸水缸中，每日取水用之。"《证治准绳·卷七·一岁长幼疾状相似为疫》用贯众浸水用，可令时疫不相染。

明代《居家宜忌》《四时宜忌》等著作中，收载了多种避疫之法。包括：新年时饮屠苏酒，"正月上寅日，取女青草末三合，绛囊盛挂帐中，能辟瘟疫"；"立春后庚子日，宜温蔓菁汁，合家并服，不拘多少，可除瘟疫"；二月上辰日塞鼠穴，"以艾缚一人形，悬于门户上，以辟邪气"；"八月，行路间勿饮阴地流泉，令人发瘴脚软"；"九月九日，采茱萸插头鬓，辟恶气而御初寒"；"除日以合家头发烧灰，同脚底泥包投井中，却五瘟疫鬼"等。此外，李时珍《本草纲目·第四卷·百病主治药》记载了多种辟蚊蚋、壁虱、蚤等法。如社酒洒壁，蝙蝠血涂帐，木鳖同川芎、雄黄、夜明砂一并烧熏，使用樟脑、菖蒲、百部、藜芦、白矾、水银等。

张介宾还系统论述了养生防疫，指出防疫不仅要注意"虚邪贼风，避之有时"，也需做到"正气存内，邪不可干"。《景岳全书·性集·十三卷·杂证谟·瘟疫·避疫法》指出："瘟疫乃天地之邪气，若人身正气内固，则邪不可干，自不相染。故避之之法，惟在节欲节劳，或于房室劳倦之后，尤不可近，仍勿忍饥以受其气，皆要法也。"他认为，养生在防疫中有非常重要的作用，需要注意饮食、起居，减少劳役，节制欲望。《景岳全书·性集·十四卷·杂证谟·瘴气·瘴病所由》云："凡劳疫伤饥之人，皆内伤不足者也，所谓邪气伤虚不伤实，同一理也。观《卫生方》云，北人寓广之地者，或往来广之途者，俱有阴阳相搏之患，然居者十病二三，途者十病八九，正以居者安静，途者劳苦耳。《活人三昧》论瘴疟条云：饮食有节，起居有常，则邪气不能为害。彼道路崎岖，人烟疏阔，水浆不洁，酒炙多腥，饮食起居，未免乖度，况复有阴阳相搏之气乎？故曰，瘴气惟染劳役伤饥之人者此也。又凡居岭南者，必慎起居，节饮食，寡欲清心，虽有岚邪，勿能害也。惟内境不出，则外境不入，此理之自然。其有感而病者，皆不知所慎耳。"扶助正气，在防疫中尤为重要。《景岳全书·性集·十三卷·杂证谟·瘟疫·避疫法》提出观想之法，养护胆气以避疫，其云："又如想心如日等法，盖胆属少阳，为中正之官，少阳气壮，则脏气赖以俱壮而邪不能入，此强中御邪之法也。凡探亲诊疾，事有不容已者，但知此诸法，则虽入最秽之地，自可保其无虑。"

第六节　小结

这一时期，疫病学的发展，是从明初对《伤寒论》的深入研究开始的。王履、陶华、刘纯、楼英、李中梓、缪希雍、王肯堂、张介宾等，对伤寒、温病、疫病的概念进行了辨析，并在一定程度上充实、发展了疫病证治，虽然未能建构系统的疫病学理论体系，但对多种温热病之病因病机、证候特点、辨证规律及治疗方法等，均有较为详细的论述。尤其是明末的张介宾，对疫病提出了与万全、吴有性等人较为相似的观点，指出了疫气致病的四个特点，辨析了伏邪、新感，提出"阴不足则阳乘之"，治疗上提倡急证急治、宜专宜狠、内外同治、针药并施。

温疫派的先导者万全，指出疫病由戾气而生，论温病病因着眼于六淫中的火与湿，认为疫病主要由口鼻而入，应逐邪、解毒，阐述了上受之邪先犯肺卫、次犯心血的传变规律及病位，总结了多种防疫之法，提出"以物制气"的治疗理念，灵活运用解表、和解、清气、通下、清营、凉血、滋阴、祛湿、开窍等法，结合六经分论证候、治法和方药。

吴有性创立"戾气致疫"学说，详细解析戾气的特点、传播途径、戾气与发病的关系，指出其从口鼻而入，具有种属特异性等。治法上强调逐邪为要，随机立法处方，反对妄补。提出邪伏膜原，应直捣其穴；邪毒传胃，攻下逐邪；泻下不忘养阴，攻补兼施；反对麻桂强汗，主张白虎清消；注重顾护胃气。同时，吴有性明确区别伤寒、温疫，从病因、传染性、感邪途径、发病、病位、传变机制、初起证候、邪解方式、治疗方法、治疗效果等方面，对温疫和伤寒做了较为细致的区分，纠正了前人对"温""瘟"概念的模糊认识。此外，吴有性还提出"主客交"学说等。疫病学和温病学至此真正创立。

《证治心传》分辨温病和伤寒，区别温疫与其他温病，辨治四时温病。认为疫病的病因包括戾气、六淫，传入途径为口鼻；治法上以大剂泻下为主，注重清热、养阴，尤其提出"取清轻之味清肃肺卫；若失治久延，渐入荣分，有逆传、顺传之候"；"又有热极旁流，名为顺传胃府，法宜急下以存阴液"，勿"拘执传经限日成法"等。

喻昌同样指出邪气的入侵途径为口鼻，以三焦分论邪气所犯部位，治法则以逐邪为主，兼以解毒。

明代中后期相当多的医家都接受了疫病从口鼻而入、治以逐邪清热养阴等类似观点，并针对当时流行的疫病进行了相对独立的探究，提出了自己的观点。正是因为这些医家的共同努力，才使得疫病学和温病学创立、发展，并得到普遍认可，为后世留下了丰厚的学术财富。

第六章　清代至新中国成立前

疫病学作为一门独立学科，在明末学术发展的大背景下得以创立。但在摆脱了伤寒学术的限制之后，又与温病学紧紧联系在了一起。在明末的疫病研究诸家中，吴有性是将温疫与温病混同起来探讨的，而袁班则主张将温疫与普通的温热病分开进行研究。清代，在明代医家的学术基础上，在多场大疫的考验中，温病学茁壮发展起来，并因学术取向的不同，而形成了不同的流派，共同组成了温病学派。

一个学派的形成应具备以下条件：一是有一位或几位有影响有威望的学术带头人，也就是宗师；二是有一部或数部反映该派学术观点的传世之作，并针对主要研究内容，保持该学派的研究方法和学术风格；三是有一大批跟随宗师的亲传或私淑的弟子，他们本身也应是具有一定学术水平的人才。

温病学派主要包括：由吴有性创立，由戴天章、杨璿、余霖、刘奎等医家传承并发展的温疫派，以叶桂、薛雪、吴瑭和王士雄为主的温热派与湿热派，还有以柳宝诒为代表的伏温派。其中，叶桂《温热论》对温病做了进一步阐发，在温病学术发展中起到了承前启后的作用，尤其是创立了卫气营血辨证之法，比吴有性提出的表里九传更切近于临床；吴瑭《温病条辨》比喻昌更进一步论述了三焦辨证，使温病学说从理论到临证更为完整系统。这些医家的相关论述，都对疫病学术的进一步发展起到了重要的推动作用。

除此之外，疫病中的专病研究也得到了较大的发展，如吴澄《不居集》、罗文杰《肺痨病自疗法》论治肺痨，郑梅涧父子《重楼玉钥》《喉白阐微》、李纪方《白喉全生集》、张绍修《时疫白喉捷要》、耐修子《白喉治法忌表抉微》、陈葆善《白喉条辨》、杨熙龄《白喉喉痧辨正》论治白喉，郭志邃《痧胀玉衡》、陈耕道《疫痧草》论治痧证，曹心怡《喉痧正的》、丁泽周《喉痧症治概要》治疗喉痧，罗汝兰《鼠疫汇编》、余伯陶《鼠疫抉微》、李健颐《鼠疫治疗全书》论治鼠疫，孔毓礼《痢疾论》论治痢疾，韩善徵《疟疾论》论治疟疾，徐子默《吊脚痧方论》、王士雄《随息居重订霍乱论》论治霍乱等。

下面以温病学诸派的分立、发展为主线，试论述疫病学术在清代到新中国

第一节　温疫派的发展

　　明清时期的温疫派，致力于对疫病的研究，代表著作有吴有性的《温疫论》、戴天章的《广瘟疫论》、杨璿的《伤寒瘟疫条辨》、余霖的《疫疹一得》、熊立品《瘟疫传症汇编》、周魁《温证指归》、刘奎的《松峰说疫》等。

　　清代温疫派学者，在吴有性、喻昌等医家研究的基础上，沿用戾气病因说，强调祛邪外出，以肺胃、三焦为治，强调清热、解毒、养阴。其中，着力对伤寒、温疫进行辨别的，有戴天章、杨璿、熊立品、周魁、刘奎等；而杨璿、周魁、熊立品等医家又依从喻昌，从三焦立论。这些温疫学家也有各自的诊疗特色，如杨璿针对疫邪热毒炽盛、盘踞中焦、上下传变的特点，使用升降散升清降浊以泄热；而余霖治疫则强调其火毒之性，制清瘟败毒饮以捣其窝巢之害，等等。

一、温疫派医家学术思想

　　1.戴天章五辨五法论瘟疫　　戴天章，字麟郊，晚号北山，上元（今属江苏江宁）人，生活于清代顺治、康熙年间。戴天章的《广瘟疫论》是以吴有性《温疫论》为蓝本，加以补充而成，着重辨明瘟疫与伤寒的差异，特别是早期症状的鉴别诊断。《广瘟疫论·序》云："辨瘟疫之体异于伤寒，而尤慎辨于见证之始。"戴天章在吴有性学说的基础上，结合自己的医疗实践，详列表里证候，又介绍了汗、下、清、和、补等治法。

　　戴天章本于《伤寒论》立论，集寒温辨治于一体，主要从病邪性质、受邪途径、疾病传变、诊断和治疗等方面，阐述了瘟疫与风寒的不同，对二者详加区别。

　　（1）病邪性质　　《广瘟疫论·卷之一·辨时行疫疠与风寒异气》一节指出："时行之气属湿温二气合成，热而不冷……以散寒之剂治瘟疫，轻则衄、渴、谵妄，重则枯竭、亡阴。"这种认识，与万全认为疫病主要病因为火与湿的观点有相似之处。

　　（2）受邪途径和疾病传变　　戴天章认为，"时症从口鼻而入，先中中焦，后变九传"；而"风寒从表入里，自皮毛而肌肉，而筋脉，而胸膈，而肠胃，一层渐深一层，不能越此而入彼"（《广瘟疫论·卷之一·辨时行疫疠与风寒异受》）。

（3）诊断方面　戴天章创五辨之法，认为鉴别瘟疫与伤寒之要领，在于对气、色、舌、神、脉五方面的辨识，对疫病的典型症状进行了剖析。

①辨气。"瘟疫，败气也。人受之，自脏腑蒸出于肌表，气血、津液逢蒸而败，因败而溢，溢出有盛衰，充塞有远近也。"（《广瘟疫论·卷之一·一辨气》）瘟疫与风寒病产生的气味有区别，瘟疫"乃天地之杂气，非燥、非腥、非焦、非腐"，初起即有尸臭味，"轻则盈于床帐，重则蒸然一室，且专作尸气，不作腐气"。而"风寒气从外收敛入内，病无臭气触人，间有作臭气者，必待数日转阳明腑证之时，亦只作腐气，不作尸气。"

②辨色。外感"风寒主收敛，敛则急，面色多绷急而光洁"；"瘟疫主蒸散，散则缓，面色多松缓而垢晦。人受蒸气则津液上溢于面，头目之间多垢滞，或如油腻，或如烟熏"。

③辨舌。"风寒在表，舌多无苔，即有白苔，亦薄而滑；渐传入里，方由白而黄，由黄而燥，由燥而黑"。而"瘟疫一见头痛、发热，舌上即有白苔，且厚而不滑，或色兼淡黄，或粗如积粉"。舌象对瘟疫病的早期诊断，具有特别重要的意义。如果疫邪传入胃经，舌苔颜色转黄黑而不燥，此由秽浊之气入胃，胃津腐郁所致；若出现黑苔，则提示疫热极盛，急需攻下。

④辨神。"风寒之邪伤人，令人心知所苦而神自清，如头痛作寒热之类，皆自知之；至传里入胃，始神昏谵语。"而"瘟疫初起，令人神情异常而不知所苦。大概烦躁者居多，或如痴如醉，扰乱惊悸"；"即间有神清而能自主者，亦多梦寐不安，闭目即有所见，有所见即谵妄之根"。戴天章指出，疫病初起即常伴有精神异常之症状。

⑤辨脉。"风寒从皮毛而入，一二日脉多浮，或兼紧、兼缓、兼洪而皆浮。迨传入里，始不见浮脉，其至数亦清楚而不模糊。"而瘟疫初起，"一二日脉多沉。迨自里出表，脉始不沉，乃不浮、不沉而数，或兼弦、兼大而皆不浮，其至数则模糊而不清楚"。

戴天章指出，疫病常有兼夹证。其将疫病常见兼证分为兼寒、兼风、兼暑、兼疟、兼痢 5 种，这些病证属于瘟邪兼它邪所致，以瘟邪为重，它邪为轻。治兼证当分清主次缓急。夹证，有夹痰水、夹食、夹郁、夹蓄血、夹脾虚、夹肾虚、夹亡血、夹疝、夹心胃病、夹哮喘 10 种。治夹证当分虚实。夹证属实者，以治夹证为先，瘟邪为后，清其夹邪，瘟毒才能透发。夹证属虚者，以治瘟疫之邪为主，扶养正气为辅，因邪留则正益伤，所以要先祛除邪气，正气才能得养。

戴天章认为，瘟疫症状变化多端，但总不出表里，且治法必须与伤寒区别开来。其云："知为瘟疫而非伤寒，则凡于头痛、发热诸表证，不得误用辛温发散；于诸里证，当清、当下者，亦不得迟回瞻顾矣。"表证若见于瘟疫初起者，多为表邪充斥，宜用表散为主，清里为辅；若见于病后，多为表邪不尽，里邪留恋，当以清里为主，表散为辅。还需根据主症分析病机，"随证治之"。

（4）治疗方面　戴天章提出汗、下、清、和、补五法，并且始终注意对伤寒和瘟疫的治法进行区别。

①汗法。"风寒发汗，治表不犯里；时疫发汗，治表必通里……疫邪汗法，不专在乎升表，而在乎通其郁闭，和其阴阳。"同时，对风寒或温热在表，不仅有辛凉、辛温解表两法之不同，发汗时机选择也不一样。"风寒汗不厌早，时疫汗不厌迟。风寒发汗，必兼辛温、辛热以宣阳；时疫发汗，必兼辛凉、辛寒以救阴。"

②下法。治瘟疫与伤寒皆可使用下法，但在时机、病位、用药剂量方面都有差别。"伤寒下不厌迟，时疫下不厌早……伤寒里证当下，必待表证全罢；时疫不论表邪罢与不罢，但兼里证即下；伤寒上焦有邪不可下，必待结在中、下二焦，方可下；时疫上焦有邪亦可下，若必待结至中、下二焦始下，则有下之不通而死者；伤寒一下即已，仲景承气诸方多不过三剂；时疫用下药至少三剂，多则有一二十剂者。"

③清法。"时疫当清者十之六七"，"凡清热之要，在视热邪之浅深。热之浅者在营卫，以石膏、黄芩为主，柴胡、葛根为辅；热之深者在胸膈，花粉、知母、蒌仁、栀子、豆豉为主。热在肠胃者，当用下法，不用清法，或下而兼清亦可。热入心包者，黄连、犀角、羚羊角为主"，而且皆须"以寒凉直折以清其热"。

④和法。戴天章认为："寒热并用之谓和，补泻合剂之谓和，表里双解之谓和，平其亢厉之谓和。"疫热夹寒邪者，寒热并用；邪实正虚者，补泻合用；表证兼里证者，表里双解；"时疫之大势已去，而余邪未解"，平其亢厉以和之。

⑤补法。此法乃是为了应对"病药所伤"。戴天章指出："时疫本不当补，而有屡经汗、下、清解不退者，必待补而愈。此为病药所伤，当消息其所伤在阴、在阳，以施补阴、补阳之法。""疫邪为热证，伤阴者多，然亦有用药太过而伤阳者，则补阴、补阳又当酌其轻重，不可偏废。"

2. 杨璿细辨伤寒温疫　杨璿（约1705—1795），字玉衡，号栗山，清代河南夏邑县人。清朝初期，瘟疫盛行，死者枕藉。杨璿认为"世之凶恶大病，死生人在反掌间者，尽属温病，而发于冬月之正伤寒百不一二。仲景著书，独详于彼而略于此"（《伤寒瘟疫条辨·自序》），而行医者"无人不以温病为伤寒，

8无人不以伤寒方治温病，混淆不清，贻害无穷"。故潜心研究和医治温病，对伤寒与温病的不同病因、症状、方药、治法进行论述，旨在将温病与伤寒明确区别开来。临证中，杨璿精于外感热病，而于温疫更多心得，强调升清降浊，治法以逐秽为第一要义，并兼以解毒。杨璿著成《伤寒瘟疫条辨》，论伤寒与瘟疫之别，载医论二十一条，从伤寒、瘟疫的病因、脉法、症状、证候、治法等方面，一一详辨，选正方一百八十一首，附方三十四首，其中自拟治温十五方。其中部分内容，有学者认为摘自陈尧道《伤寒辨证》（1678年刊行）。而笔者认为，杨璿在疫病学术上，更多可能是承袭了喻昌的学术思想，其以三焦论疫病之传入、机变、治法等，与喻昌较为接近。

杨璿认为温病即瘟疫，"古文并无'瘟'字、'疫'字、'证'字、'症'字，皆后人之变易耳"（《伤寒瘟疫条辨·卷一·温病瘟疫之讹辨》），不得因其字异而以温病、瘟疫为两病，故杨璿所谓温病乃指疫性温病。《伤寒瘟疫条辨·卷一·杂气有盛衰辨》云："凶年温病盛行，所患者众，最能传染，人皆惊恐，呼为瘟疫。盖杂气所钟者盛也，以故鸡温死鸡，猪温死猪，牛马温死牛马，推之于人，何独不然……大抵春夏之交为甚，盖温暑湿热之气交结互蒸，人在其中，无隙可避，病者当之，魄汗淋漓，一人病气，足充一室，况于连床并榻，沿门阖境，共酿之气，益以出户尸虫，载道腐壤，燔柴掩席，委壑投崖，种种恶秽，上溷空明清净之气，下败水土污浊之气，人受之者，亲上亲下，病从其类。"

杨璿认为治病须知大运，于临证中注意到运气条件与温病发病的关系。杨璿指出温病的由来是"杂气由口鼻入三焦，怫郁内炽"（《伤寒瘟疫条辨·卷一·温病与伤寒治法辨》）；治疗时"若用辛温解表，是为抱薪投火，轻者必重，重者必死。惟用辛凉苦寒，如升降、双解之剂，以开导其里热，里热除而表证自解矣"（《伤寒瘟疫条辨·卷一·发表为第一关节辨》）。由此段论述可以看出，杨璿受到金元寒凉派及喻昌之影响。

（1）细致辨别伤寒温病 杨璿在"温病与伤寒根源辨""温病与伤寒治法辨""温病非时行之气辨""温病是杂气非六气辨"及"温病瘟疫之讹辨"等篇中，条分缕析辨别寒温。其主要见解，体现在以下几个方面：

①病因不同。瘟疫与伤寒及风温、暑温、湿温、秋温、冬温等病的病因不同，瘟疫为感天地杂气而病，而其他诸病则为感天地常气而病。发病方面，杨璿推崇《伤寒论·辨脉法》，亦融合吴有性《温疫论》"温病得于杂气"，以及张璐《伤寒缵论》温病由血分出的观点，将温疫致病之邪按性质分为清浊二气，指出清邪伤人上焦，浊邪伤人下焦。这种将疫邪分为清、浊二者的思路，是喻昌首先提出的。此二气并非风、寒、暑、湿、燥、火六气之属，而是天地间别

有的一种杂气，侵犯于人，导致人体气滞血凝，清浊相混，充斥奔迫于上、中、下三焦，火邪闭脉而伏，由内达外，从血分出，发为温疫。

②病机不同。杨璿指出："温病得天地之杂气，由口鼻入，直行中道，流布三焦，散漫不收，去而复合，受病于血分，故郁久而发。"其认为无论是从口入之邪，还是从鼻入之邪，都必须"先注中焦"，而后才"分布上下"（《温病脉证辨》），引起上焦证候和下焦证候。这一观点仍然来自喻昌。

③脉象差异。杨璿明辨伤寒、温病脉象差异，认为温病脉象与邪气性质、病位等因素相关。温病中焦发病，在人体内沿上、中、下三焦传变，为邪气直中，故气口脉盛；温邪病机为怫热郁滞，停留肌肉之分，因病位不属于表，故"凡温病脉不浮不沉，中按洪长滑数，右手反盛于左手"（《伤寒瘟疫条辨·卷一·温病与伤寒不同诊脉义》）；因阴阳相抟，故寸口脉阴阳俱紧。而伤寒脉象表现为浮紧或浮缓之不同。

④病证不同。杨璿认为伤寒、温病的辨证应当以阴阳为纲，伤寒邪气属天地常气，必多有触冒之因，故以在表之风寒证为主，每由失治、误治导致变证蜂起，多以发汗解；温病则由天地杂气从口、鼻而入，并无触冒之因，以里证为主，发即口燥咽干，但少发热、头痛，多以战汗解。"伤寒解以发汗，温病解以战汗。伤寒汗解在前，温病汗解在后……伤寒以发表为先，温病以清里为主。"（《伤寒瘟疫条辨·卷一·证候辨》）这些学术观点与吴有性相近。杨璿对温病、伤寒70余证详加论述。其认为，尽管伤寒、温病存在同证不同邪的情况，但若病机相同，则治法无异。如伤寒、温病皆能致阳明实证，均可用白虎汤、承气汤等方清热导滞。

（2）反对伏气温病学说　此外，杨璿明确反对伏气温病之说。其在"温病与伤寒根源辨"篇中指出，"温病另为一种，非寒毒藏至春夏变也"，反对王叔和"伏寒化温"学说与"即病不即病论"。杨璿提出以下几个观点：

①寒邪即变，不能伏留。杨璿认为，寒邪为严寒杀厉之气，中人即变，不可能伏留，过时而发为温病。《伤寒瘟疫条辨·卷一·温病与伤寒根源辨》指出："夫严寒中人顷刻即变，轻则感冒，重则伤寒……今为严寒杀厉所中，反能藏伏过时而变，谁其信之？更问何等中而即病？何等中而不即病？……其已发之证，势更烈于伤寒，况风寒侵入，未有不由肌表而入，所伤皆同荣卫，所中均系严寒。一者何其灵敏，感而遂通；一者何其痴呆，寂然不动；一本而枝殊，同源而流异，此必无之事。"

②皮肤表浅，无处伏留。杨璿认为，皮肤部位表浅，且为荣卫二气循行固摄之所；偶然感受之小风寒尚不能稽留，何况具有杀厉之气的寒毒。其云："夫

肌为肌表，肤为皮之浅者。其间一毫一窍，无非荣卫经行所摄之地。即偶尔脱衣换帽所冒些小风寒，当时而嚏，尚不能稽留，何况严寒杀厉之气，且藏于皮肤最浅之处，反能容忍至春，更历春至夏发耶？"

③发散药物，治疗不效。杨璿还指出，温病用发散类药治疗，不但没有疗效，反致病情加重，证明温病并非寒毒藏于肌肤所致。他指出："若夫温病，果系寒毒藏于肌肤，延至春夏犹发于表，用药不离辛温，邪气还从汗解，令后世治温病者，仍执肌肤在表之寒毒，一投发散，非徒无益而又害之。"

杨璿的以上论述，是对郭雍、汪机等医家新感温病观点的补充和进一步发挥。但与前辈不同的是，他否认伏气温病的存在，明确否定了王叔和、朱肱、张璧、汪机等人的伏气温病理论。

（3）瘟疫处方用药特点　在处方用药上，杨璿的学术特点主要包括：

①针对瘟疫热毒炽盛的特点，提出攻逐解毒的治疗大法。杨璿针对感受杂气这一病因，治疗瘟疫以逐秽为第一要义，采用非泻则清、非清则泻之法，尤重解毒。由于"阳热是本"，怫郁是标，故杨璿认为"热者寒之"，组方往往采用大剂黄芩、黄连、黄柏、石膏等清热解毒之品；由于邪热易致"怫郁"，而大剂寒凉药物又有冰伏凉遏加重怫郁之弊，故杨璿除强调"热者寒之"外，在组方时常配伍轻清透解、攻下逐邪、通利小便等品，具有清、透、通、利诸法并施的特点。其对解毒之法的运用思路与喻昌相近。

②重视体内气机的升降，强调升清降浊，以升降散为总方。疫邪直入中焦后，上下流布，弥漫三焦，必然引起气机升降失调，需沟通上下，协调气机，使三焦畅通，津液得复而不绝。杨璿指出："温病总计十五方。轻则清之，神解散、清化汤、芳香饮、大小清凉散、大小复苏饮、增损三黄石膏汤八方；重则泻之，增损大柴胡汤、增损双解散、加味凉膈散、加味六一顺气汤、增损普济消毒饮、解毒承气汤六方；而升降散，其总方也，轻重皆可酌用。"（《伤寒瘟疫条辨·卷四·升降散》）"升降散"首载于明代张凤逵《伤暑全书》，用于治疗瘟疫，又名太极丸，有双解之义。杨璿善以僵蚕、蝉蜕升阳中之清阳，姜黄、大黄降阴中之浊阴，宣透风热，清热解毒。一方之内，升降浮沉悉备，与李东垣补中益气之法有异曲同工之妙。

③杨璿治温的选方用药，还体现出其崇尚古方的态度。杨璿挑选《伤寒明理论》《医方考》《古今名医方论》等收录的经典处方，通过增损化裁，使之与温病病机丝丝入扣。

3. 余霖重清热解毒　余霖，字师愚，江苏常州桐溪人，曾旅居安徽桐城，生活于清雍正、乾隆年间。乾隆二十九年（1764年），余父染时疫，为医所误。

余霖悲痛之余，乃致力于疫病的研究。他深究《素问》《灵枢》，并采纳刘完素火热论，精读吴有性《温疫论》，对温疫病进行了深入系统的研究。余霖针对当时温热炽盛的疫病，结合三十年临证之丰富经验，本"千虑一得"之意，著《疫疹一得》两卷（1794 年），论述了疫疹与伤寒的鉴别、疫疹的源流，以及疫疹的病因、病机、脉证、治法，深入探究热毒疫邪证治，提出了热毒内淫的致病说、由胃布散经脉的传变观、清瘟败毒的施治法等，与吴有性注重湿热疫、倡导疏利分消法略有不同，丰富和发展了温疫病的治法，充实了温疫学说，成为温疫派的重要医家。

余霖明辨疫疹与伤寒，辨证析理皆以火毒为本；治疗强调以清为主，多用清热解毒、凉血滋阴，少用表解、攻下；采用大剂石膏清胃火，创制清瘟败毒饮，融清热、解毒、护阴三法于一炉。其主要学术思想：

（1）参合运气，明辨疫病病因　余霖认为瘟疫、疫疹的发生与运气关系极为密切，经运气推演，认为甲申、壬子、戊子、癸丑、甲寅年所流行之疫，为火热淫气当令，疫证发于此时，均为热疫，病因责之火毒，提出"火者疹之根，疹者火之苗"的观点。

（2）辨证析理，皆以火毒为本　余霖指出："火之为病，其害甚大，土遇之而赤，金遇之而熔，木遇之而燃，水不胜火则涸。故《易》曰：燥万物者，莫熯乎火。"故非清热解毒、降火滋阴而莫能治。《疫疹一得·卷上·疫疹之症》中共列 52 证，包括头痛倾侧、骨节烦痛、静躁不常、筋抽脉惕、大渴不已、胃热不食、昏闷无声、满口如霜、咽喉肿痛、大头、痄腮、舌衄、大便下血、狐惑、战汗等。余霖在分析疫疹病机时，多从火毒入手。如头痛倾侧"总因毒火达于两经，毒参阳位"；骨节烦痛、腰如被杖"是淫热之气，已流于肾经"；静躁不常，"总为毒火内扰，以至坐卧不安"；筋抽脉惕，"筋属肝，赖血以养。热毒流于肝经，疹毒困不能寻窍而出，筋脉受其冲激，故抽惕若惊也"，等等。其特别强调疫病病程中也会出现一些寒证表现，如"周身如冰""四肢逆冷""冷气上升"等。这些证候实为真热假寒证，真正的病因病机是"阳极似阴，毒之隐伏者也"，"烈毒壅遏脾经，邪火莫透"，"火极水化，热极之征，阳亢阴微"。火毒入内，以胃为"窝巢"。

（3）治疗温疫，强调以清为主　在治法上，疫疹既不适合解表，亦不可妄下。如《疫疹一得·卷上·疫疹案》云："如欲其苗之外透，非滋润其根，何能畅茂？一经表散，燔灼火焰，如火得风，其焰不愈炽乎？焰愈炽，苗愈遏矣，疹之因表而死者，比比然也。"《疫疹一得·卷上·论疫疹之脉不宜表下》云："疫症者，四时不正之疠气。夫疠气乃无形之毒，胃虚者感而受之，病形颇似大实，而脉象细数无力。若以无形之疠气，而当硝、黄之猛烈，邪毒焉有不乘虚而入耶？弱怯之人，不为阳脱，即为阴脱。气血稍能驾御者，必至脉转沉伏，变证蜂起；或四肢逆冷，或神昏谵语，或郁冒直视，或遗尿旁流；甚至舌卷囊缩、循衣摸床，种种恶症，颇类伤寒。医者不悟，引邪入内，阳极似阴，而曰变成阴症，妄投参、桂，死如服毒，遍身青紫，鼻口流血。如未服热药者，即用大剂败毒饮，重加石膏，或可挽回。"余霖选用集辛寒、甘寒于一体的石膏，以其大寒之性大清胃热，味淡而薄，能解肌热，体沉而降，能泄实热，大剂投之，每能奏效，认为"非石膏不足以治热疫"。余霖使用石膏清解的代表方剂是清瘟败毒饮，该方除石膏外，尚有生地、犀角、黄连等几味药物，皆大寒解毒之品，可治一切火热，表里俱甚，狂躁烦心，口干咽痛，大热干呕等。《备急千金要方》用气营两清法，如"丹毒方"以犀角、芍药清营分之热，石膏、寒水石、知母、黄芩等清气分之热；又如痛疽重症方，采用犀角、升麻、地黄以清营凉血解毒，大黄通腑泻热，栀子、黄柏、黄芩、黄连苦寒直折清气分火热，与余霖清瘟败毒饮创方原则相类。余霖还融会了前贤的苦寒清热、甘寒清热、清热凉血等诸种清热之法。

（4）避免药伤，重视顾护阴津　余霖强调治疗时不可再损阴津，反对妄用芒硝、大黄损耗津液，并避免过用苦寒化燥伤阴；使用清热淡渗法时，常用滑石、竹叶、通草等利水不伤阴之属，或用泽泻之类利水保阴；同时注意敛汗救阴，如对于疫疹瘥后自汗盗汗者，选用归脾汤，加麻黄根、牡蛎、浮小麦等敛汗止汗，惟恐汗出伤津耗液。余霖还擅用甘寒生津、酸甘化阴、养血滋阴等法。

（5）疫毒斑疹，需加活血之药　余霖认为温疫斑疹多为血分热毒外迫肌肤所致，在治疗中强调清热解毒与活血化瘀相结合。凡见斑疹多加活血药，如丹皮、赤芍、紫草等，常获良效。清瘟败毒饮中，也配伍丹皮、赤芍以凉血活血，使全方性虽大寒却不致阻碍血行畅通，也更有利于药效敷布经脉。

关于疫病的传入，余霖不同意吴有性疫气传于膜原之说，指出"奈何以瘟毒从鼻口而入，不传于胃而传于膜原，此论似有语病"（《疫疹一得·卷上·疫疹穷源》）。余霖认为，瘟毒从口鼻而入之后，先传于肺胃，"毒既入胃，势必亦敷布于十二经，残害百骸"（《疫疹一得·卷上·疫疹案》）。故其重用石膏，直入肺胃，先捣其窝巢之害；而十二经热疫无形之毒，自易平息；根据病情使用清瘟败毒饮，须分大剂、中剂和小剂的不同。

关于疫气传入之后的侵犯部位，历代医家有较大争议。如万全认为"邪气之中人者，入脑之后，一日在皮毛，则肺受之；二日在血脉，则心受之"，即先入脑，入肺，再心。这与叶桂"温邪上受，首先犯肺，逆传心包"之论较为相似，但不完全一致。吴瑭则与余霖一样，也认为疫气从口鼻而入之后传于肺胃，但他进一步指出肺病逆传心包、中焦不治下传肝肾。《温病条辨·中焦篇》云："温病由口鼻而入，鼻气通于肺，口气通于胃。肺病逆传，则为心包；上焦病不治，则传中焦，胃与脾也；中焦病不治，则传下焦，肝与肾也。始上焦，终下焦。"其三焦辨证的思路，与余霖不同。而喻昌虽然也以三焦分论，但他认为"从口从鼻所入之邪，必先注中焦，以次分布上下"，与吴瑭也不尽相同。袁班认为"取清轻之味清肃肺卫；若失治久延，渐入荣分，有逆传、顺传之候"；"又有热投旁流，名为顺传胃府，法宜急下以存阴液"，观点与吴瑭有相似处。

归结起来，明清医家普遍认为，疫病之邪自口鼻而入。但在邪犯部位上提出了不同观点：戾气（疫气、瘟毒）入肺是诸家的共识，认为其入心的为万全，入心包的有叶桂、吴瑭等，入脑的有万全及张介宾，入胃的有袁班、喻昌、余霖和吴瑭，入下焦的有喻昌和吴瑭，认为邪伏膜原的为吴有性。其中袁班、喻昌、余霖、吴瑭四家观点较为接近，而吴瑭可以说综合了诸家观点。

从邪犯次序来看：多数医家认为疫邪首先犯肺，只有喻昌认为先注中焦；犯肺之后，万全认为传心，袁班有传血脉的观点，叶桂、吴瑭认为逆传心包；入胃之后，喻昌、吴瑭认为疫邪会继续入下焦。这些观点需要从理论和临床角度进一步深入探讨，还要注意各种不同疫病在侵犯人体时的具体情况，弄清其差异。

4. 熊立品养生避疫　熊立品，字圣臣，号松园老人，清乾隆年间江西新建人，对瘟疫的治疗尤有心得。熊立品撰有《瘟疫传症汇编》，系《治疫全书》《痢疟纂要》《痘麻绀珠》三种著作的合刊本（1776 年）。《治疫全书》系熊立品取《温疫论》，兼采喻昌有关春温、疫病的论述，以及其他疫病著作编成；《痢疟纂要》阐析诸疟诸痢，并附泄泻，对于疟病治法，总结了发表、和中、攻逐、堵截、升提、温补等法；《痘麻绀珠》介绍痘、麻诸证的治法。

熊立品之学术主要源自《黄帝内经》，治疫宗吴有性《温疫论》、喻昌《尚论篇》。其疫病学术思想：

（1）阐明四时正气、不正之气、杂气、疠气等的关联与区别　《治疫全书·卷六·瘟疫客难》云："春温夏热，秋凉冬寒者，四时之正气也。如春应温而反寒，夏应热而反凉，秋应凉而反热，冬应寒而反温，此非其时而有其气，即谓之为不正之气也。""既有不正之气，而或杂之以黄砂毒雾、岚瘴污秽等气，凝聚纷结，是之谓杂气也。""杂之极至，而郁为至毒，发为至猛，散为至暴，而弥漫充斥之不可御者，是则所谓疠气者也。"《治疫全书·卷六·辩孔琐言》云："四时不正之气，感之者初不名疫，因病致死，病气尸气混合不正之气，斯为疫矣。"

（2）明辨伤寒、瘟疫，各施其治　熊立品认为，治疗瘟疫切不可照搬伤寒之法，依照吴有性的思路，从症状与传变上对伤寒与瘟疫进行区分。《治疫全书·卷二·辨明伤寒时疫》指出"恶风恶寒，头疼身痛，发热恶寒，脉浮而数。脉浮紧无汗为伤寒，脉缓有汗为伤风"；时疫只"忽觉凛凛以后，但热而不恶寒"。《治疫全书·卷一·温疫初起》云："伤寒邪从皮毛而入，由皮毛而渐入肌肉、脏腑，脉或浮紧、浮缓，一二日间未曾入里，口中不渴，舌上无苔，尚知食味，通身翕翕发热，昼夜如常。"温疫"初觉凛凛憎寒、蒸蒸发热，日后但热而不恶寒，日晡益甚，其脉不浮不沉而数，甚或头疼如劈、身痛若鞭、面红眼赤、咽干口渴、舌苔芒刺、人事恹恹、胸胁苦满、烦躁不宁。"从传变上看，"伤寒感邪在经，以经传经"；疫邪为病，有从战汗而解者，有从自汗、盗汗、狂汗而解者，有无汗传入胃者等。感邪在内，内溢于经，经不自传，传变不常。伤寒与瘟疫的相同点，只在于皆能传胃。

（3）春温为冬不藏精，非邪藏肌肤　《治疫全书·卷四·〈尚论〉春三月温证大意》指出："冬气严寒，正是万物收藏之候，乃施泄无度，则肾脏空虚，寒邪乘虚而入，杳无出路；及大地阳回，生机萌动，略感微寒，隐隐吸引伏匿之邪，乘春窃发，是冬伤于寒者，原因冬不藏精，而寒邪才得直入肾脏以伤之，并非叔和所称，温病在春，悉本冬月皮肤触寒，邪在肌肤，而竟久藏于肌肤，遇春而发之谓矣。"

（4）确立养生避疫法则　熊立品认为预防胜于治疗，在精神、饮食和起居等的谨慎防范下，可以达到有效预防疫病的目的。其指出"惟有当阖境沿门时气大发，瘟疫盛行递相传染之际，内则养定精神，外则加谨防范"。若其人元气壮盛，精神强健，则正气充实，疠气无从侵入。熊立品在《治疫全书·卷六·瘟疫客难》中对劳复、食复等进行讨论，其指出："劳复者，疫退脉平，但元气未复耳，而或因梳洗沐浴，或因笑哭多言，或因作劳妄动，致真气受亏而复作者，故曰劳复。曰食复者，病甫愈而纵饵，饮食油荤不正之味，停积脾胃，感触外邪，因而复作者，故曰食复也。治劳复之轻者，令其静养可痊，重者须补血气，血气和而真元乃足，真元足而余火自消也。治食复之轻者，节调饮食，清戒油荤，渐次可愈；重者先为消导，次则理气扶脾，气足运脾，脾能统胃而后病可除也。"熊立品提出一系列防疫禁忌，包括"毋犯房劳，毋妄动作，毋忍饥饿，毋伤饮食，毋啖生冷，毋餍肥甘，毋肆骂詈，毋鸣锣鼓，毋食凉坐卧湿地，毋冒雨感受风寒，毋近病人床榻染其秽污，毋凭死者尸棺触其臭恶，毋食病家时菜，毋拾死人衣物"。此外，还提倡"常以苍术、雄黄避秽，大蒜、火酒驱邪"。

（5）治疗瘟疫不按运气，而应按人身之形证　熊立品在《治疫全书·卷六·瘟疫客难》指出："夫病不可以年岁四时为拘，并非五运六气所印定者，经曰天行时疫，亦不必过拘运气。盖天地之气胜复靡常，但当以形症察之。""虽皆不外运气以立言，而实未尝专主运气以为治也。且不观火运之年，疫当盛行而反见稀少，水运之年，疫应稀少而反见盛行，四五六月火运主之，若拘运气，患疫者宜重，而病或稍轻，九十一月金水司令，疫宜轻而反重乎？"凡治疗瘟疫，但按其人现在所患形证，选择对证之药。因"凡病之生，皆有形症。形症者，即人身运气之显见者也"。医者临证应当"既细察其脉理，复详审其形症；因脏者治脏，因腑者治腑……则不必侈言五运六气之何如"。

5. 周魁辨析温疫　周魁，字杓元（一作芍园），别号澹然子，江苏江宁人，长于温病，亦精痘科，宗《广瘟疫论》，著成《温证指归》四卷（1799 年），探讨温疫病原，辨析温证治法，以保元为要。

周魁认为，温病发病之原为温疠之气，其由口鼻而入，伏于三焦，通于脏腑；之后邪热自内发而外达，其清者发于中上焦，浊者发于中下焦；或人以已损之体，遇造化温热之时令，虚热由内发出。其论述源自《素问·金匮真言论》"藏于精者，春不病温"之说；亦采纳了喻昌"温病热自内出，经气先虚"之论；以及张璐"时疫之邪，皆从湿土郁蒸而发……不异瘴雾之毒，或发于山川原陆，或发于河井沟渠"，"伤寒自气分传入血分，温病由血分发出气分，伏邪自内达外"等论述。

周魁论温病，常以伤寒为对照，辨明伤寒与温病为寒、温两种不同性质的病证，有外入、内发两种不同方向的发病途径。在发病机理上，重点突出温病是独立于伤寒之外，与伤寒并列的一类病证。周魁指出，温热之邪为阳邪，弥漫熏蒸，炎上走窜，易成燎原之势，故变化迅速；温邪伏于三焦，自内而发，三焦包罗甚广，发于某处，即有某证，故症状繁多；温证兼有表邪时，表邪尚未成患，内热之势已甚，即成由表入里极为迅速之象。总的来看，温病其发不循经次，变化不可测度。

关于温病的治法，周魁总以体内炎炎火势为中心，于温病初起，推崇以双解法平其内热，赞同"下不厌早"之说；病后或屡经汗下之后，又注重恢复人体正气，特别是补充阴液之亏损。

6. 刘奎祛邪扶正治疫　刘奎，字文甫，号松峰，山东诸城人，约生于雍正末年，卒于嘉庆初年，曾学医于名医黄玉路、臧应詹、郭志邃等，长于疫疠防治。刘奎撰《松峰说疫》，推崇《黄帝内经》"人与天地相参"之思想，分析疫病的发生规律，论述了"五运天时民病""六气天时民病""五运五郁天时民病"等，对自然气候变化与疫病的关系，做了较为深入的探究；详论瘟疫名义、立方用药、瘟疫统治八法、瘟疫六经治法、瘟疫杂症治略等。

刘奎的学术思想，多宗吴有性之说。《松峰说疫·卷之二·论治·瘟疫统治八法·解毒》对疫病的病因和发病进行了探讨。其云："凡自古饥馑之后，或兵氛师旅之余，及五运之害制、六气之乖违，两间厉气与人事交并而瘟疫始成焉。人触之辄病，证候相同，而饥寒辛苦之辈感者居多，年高虚怯之人感之偏重。"刘奎指出，当时多用伤寒法治疗疫病，疗效不佳。《松峰说疫·自序》云："伤寒自仲景而下，承承继继，各有专家。著书立说者，无虑数十种。独至瘟疫，则略而不讲焉。间有谈及者，不过寥寥数语。核焉而不精，语焉而不详。遂至瘟疫一症，靡所指归，往往以治伤寒法治之。非大用温散，即过投苦寒，欲病之愈也难矣。"他指出疫病病势急骤，不可缓治。其云："因念瘟疫一门，非他症可比，不能迟之岁月，缓为调理。其见效在一二剂之内，其痊愈在三五日之间。不可不亟为讲究。"

（1）疫病分类　刘奎强调，治疫当先明瘟疫之名义，凡某时某地众人同患一种疾病，皆可曰疫，并进而将疫病分为三种，即瘟疫、寒疫和杂疫。《松峰说疫·卷之二·论治·疫病有三种论》云："传曰，疫者民皆疾也。又曰，疫，疠也，中人如磨砺伤物也。夫曰民皆疾而不言何疾，则疾之所该也广矣。盖受天地之疠气，城市、乡井及山陬海澨所患皆同，如徭役之役，故以疫名耳。其病千变万化，约言之则有三焉。"刘奎对这三种疫病的命名、发病、症状、传变、治法等进行了系统论述。

其一为瘟疫。《松峰说疫·卷之二·论治·疫病有三种论》曰："夫瘟者，热之始；热者，温之终，始终属热证。初得之即发热，自汗而渴，不恶寒。其表里分传也，在表则现三阳经证，入里则现三阴经证，入腑则有应下之症。其愈也，总以汗解，而患者多在热时。其与伤寒不同者，初不因感寒而得，疠气自口鼻入，始终一于为热。热者，温之终，故名之曰瘟疫耳。"《松峰说疫·卷之四·辨疑·辨吴又可偏用大黄》云："瘟疫一症，感邪疠之毒十之六，感温热之毒十之四，故用黄连解毒等汤。"瘟疫始终为热证，多以汗解，可用清热解毒治法。

其二为寒疫。刘奎云："不论春夏秋冬，天气忽热，众人毛窍方开，倏而暴寒，被冷气所逼即头痛、身热、脊强。感于风者有汗，感于寒者无汗，此病亦与太阳伤寒伤风相似，但系天作之孽，众人所病皆同，且间有冬月而发疹者，故亦得以疫称焉。其治法则有发散、解肌之殊。其轻者或喘嗽气壅，或鼻塞声重，虽不治，亦自愈。又有病发于夏秋之间，其症亦与瘟疫相似，而不受凉药，未能一汗即解，缠绵多日而始愈者，此皆所谓寒疫也。"寒疫的传变与伤寒六经传变相似，当用发散、解肌治法。对于寒疫，吴谦、吴瑭、陆懋修等人也有讨论。清代吴谦《医宗金鉴·伤寒心法要诀·同伤寒十二证》云："春应温反寒而病伤寒者，名曰寒疫。"吴瑭《温病条辨·卷四·杂说·寒疫论》指出："世多言寒疫者，究其病状，则憎寒壮热，头痛骨节烦痛，虽发热而不甚渴；时行则里巷之中，病俱相类，若役使者然，非若温病之不甚头痛骨痛而渴甚，故名曰寒疫耳。盖六气寒水司天在泉，或五运寒水太过之岁，或六气中加临之客气为寒水，不论四时，或有是证。其未化热而恶寒之时，则用辛温解肌；既化热之后，如风温证者，则用辛凉清热，无二理也。"陆懋修《世补斋医书·瘟疫病》曰："不得以治寒疫者治温疫，更不得以治寒疫者治温病也。"

其三为杂疫。刘奎指出："其症则千奇百怪，其病则寒热皆有，除诸瘟、诸挣、诸痧瘴等暴怪之病外，如疟痢、泄泻、胀满、呕吐、喘嗽、厥痉、诸痛、诸见血、诸痈肿、淋浊、霍乱等疾，众人所患皆同者，皆有疠气以行乎其间，故往往有以平素治法治之不应，必洞悉三才之蕴而深究脉症之微者，细心入理，一一体察，方能奏效，较之瘟疫更难揣摩。盖治瘟疫尚有一定之法，而治杂疫竟无一定之方也。且其病有寒者，有热者；有上寒而下热者，有上热而下寒者；有表寒而里热者，有表热而里寒者。种种变态，不可枚举。世有瘟疫之名，而未解其义；亦知寒疫之说，而未得其情；至于杂疫，往往皆视为本病，而不知为疫者多矣。故特表而出之。"

（2）疫病治法　刘奎根据自己治疫之经验，提出"治疫症最宜变通"，"治瘟疫慎用古方大寒剂"等，首倡"瘟疫统治八法"，认为"能发瘟疫之汗者，莫过于浮萍"等。他提出的疫病辨治的主要原则有：

①开门逐邪，给邪出路。刘奎将瘟疫之治法分为解毒、针刮、涌吐、罨熨、助汗、除秽等八法，以"祛逐疫毒"为要。如《松峰说疫·卷之二·论治·瘟疫统治八法·涌吐》云："吐法近今多不讲，而抑知实有奇效也。吴又可止言邪在胸膈，欲吐不吐者方用此方，而抑知瘟疫不论日数，忽得大吐，甚是吉兆，将欲汗解也。"又如《松峰说疫·卷之二·论治·瘟疫统治八法·罨熨》云："《景岳全书》中有罨法，止治伤寒结胸一症。而抑知此法不第治结胸为然。凡瘟疫用药后，弗即汗解，俟六七日，应汗不汗，觉心腹中稍有闷痛等症，用罨熨之法，往往大汗而愈，是亦一瘟疫取汗之良方也。盖内通而外未有不解者。且不特此也，举凡瘟疫伤寒，诸结胸痞气，支结脏结，其有中气虚弱不任用药攻击者，以此法治之，则滞行邪散，其效如神。并治杂症，不论寒热，胸胁心

腹硬痛、板闷皆效。"刘奎论及"助汗"时说:"瘟疫虽不宜强发其汗,但有时伏邪中溃,欲作汗解;或其人秉赋充盛,阳气冲激,不能顿开者,得取汗之方以接济之,则汗易出,而邪易散矣。"其还提出"汗无太速,下无太迟"之说。

②疏利表里,调畅气机。《松峰说疫·卷二·论治·瘟症杂症治略·瘟疫兼湿》指出:"瘟疫始终不宜发汗,虽兼之中湿,而尚有瘟疫作祟,是又当以瘟疫为重,而中湿为轻,自不宜发汗,当用和解疏利之法,先治其瘟,俟其自然汗出,则湿随其汗,而与瘟并解矣。"其自定新方除湿达原饮,以调理气机,疏通表里。除湿达原饮,方用"槟榔二钱,草果仁五分(研),厚朴一钱(姜汁炒),白芍一钱,甘草一钱,栀子五分(研),黄柏五分(酒炒),茯苓三钱。如兼三阳经证,仍酌加柴、葛、羌活。瘟而兼湿,故去知母,而换黄柏,以燥湿且能救水而利膀胱;去黄芩换栀子,泻三焦火而下行利水;加茯苓,利小便而兼益脾胃。三者备而湿热除矣。再加羌活等药,风药亦能胜湿,湿除温散,一举两得"。

③注意调养,病后防复。刘奎在《松峰说疫·卷之二·论治·瘟疫统治八法·善后》篇中,论述疫病后期调养之法:"瘟疫愈后,调养之方往往不讲,而抑知此乃后一段工夫,所关甚巨也。"其指出"过饱者曰'食复',恼怒者曰'气复',疲于筋力者曰'劳复',伤于色欲者曰'女劳复'",将疫病复发的因素总结为淫欲、劳顿、饮食不调、情志不畅等。《松峰说疫·卷之二·论治·瘟疫统治八法·解毒》云:"未病之先,已中毒气,第伏而不觉;即病之时,毒气勃发,故有变现诸恶候。汗下之后,余毒往往未尽,故有自复之患,是毒气与瘟疫相为终始者也。"治疗疫病,需顾护正气,如《松峰说疫·卷之一·述古》云:"疫邪自外而入,唯虚人感之必深,如用祛邪药汗下,必先顾元气,则温散、温补、反治、从治诸法,何可不知。"

关于疫病的治疗用药,刘奎提出慎用大寒之剂,但又不排斥用大黄、石膏、芒硝。他说:"或曰:大苦大寒之剂既在禁例,而治瘟疫顾用三承气、白虎何也?答曰:石膏虽大寒,但阴中有阳,其性虽凉而能散,辛能出汗解肌,最逐温暑烦热,生津止渴,甘能缓脾,善祛肺与三焦之火,而尤为阳明经之要药……大黄虽大寒有毒,然能推陈致新,走而不守,瘟疫阳狂、斑黄、谵语、燥结、血郁,非此不除。生恐峻猛,熟用为佳。至于芒硝,虽属劫剂,但《本草》尚称其有却热疫之长,而软坚破结非此不可……此治瘟疫者之所不可阙也欤。"(《松峰说疫·卷之二·论治·用大黄石膏芒硝论》)

7. 李炳辨析温瘟 李炳(1729—1805),字振声,号西垣,江苏仪征县人,著有《金匮要略注》等。《辨疫琐言》书成于1800年,对吴有性《温疫论》的观点进行了探讨，辨析了温病与瘟疫，论述了疫病的病因、发病、病机，提出轻清开肺、芳香逐秽的治疗主张，创制清气饮，推崇用大黄治疫。

李炳分辨"温"与"瘟"，指出二者病因、病机、治法不同。其云："瘟指邪气言为实邪，温指正气言为虚邪。经言冬伤于寒，春必病温。又云冬不藏精，至春发为温病。藏于精者，春不病温。精者，精明之阳气也。冬令阳气潜藏于肾水之中，是其常也。伤其肾水，阳不能藏，阳无水气涵养，是谓亢阳。至春亢阳发动，是谓温病。"而瘟疫则邪自外来，从口鼻而入。温病只宜滋阴壮水，而瘟疫需用轻清开肺、芳香避秽之法。

对于疫病的病因，李炳认为并非是天气，而是地气。其云"伤寒与时疫，一是天气，一是地气，其原不同，治法亦异"；"疫为地气，岁不常有，此气一行，病则少长率皆相似，沿门阖户，互相传染"。李炳探讨疫病流行的原因，指出："大荒之后，必有大疫……水荒为偏灾，虽荒不得为大，惟三时三伏无雨，亢燥之气，郁遏土中。至秋冬虽雨，所遏之气，已经凝结，水土不相和，地之阴阳二气俱偏，阴闭于外，阳郁于内。交春雨水节后，地气上升，阴郁先起，多为寒证，阳郁后起，多为热症，其疫初起人受之多。三阴证用四逆、理中等汤，二三剂即愈，一月后渐有热症，继后热症多而寒症少，显属地气。《温疫论》云，天地之戾气。天气清纯，决不为疫，亦不入于口鼻也。"其探讨了疫病的病机和主要症状，认为："疫为地所蕴郁之气，其中人也，亦发热恶寒，头疼身痛；其邪从口鼻而入，肺胃之所司也。"因疫邪从口鼻传入，治疗时需加开肺之品。李炳云："六气为天气，天气轻清，但中皮毛，不入口鼻。瘟疫为地气，地气重浊，但入口鼻，不中皮毛。""疫为地气，自口鼻而入。《温疫论》只言口入，忘其鼻入，故用方绝无一味开肺之品；不知鼻入较口入尤多，人有时不言，未有一刻不呼吸者。"

李炳解释疫病中脏腑受邪之机理，指出："确乎是疫者，不过地之偏气，由其人正气偶伤，为地气所触，口鼻受之，亦谓之疫。口气通于脾，邪从口入，必先于胃，胃者脾之表也。胃喜清通，以下行为顺；胃受其浊，胸膈必闷；甚则两胁亦胀，不能下行，势必上逆，不为恶心，则为呕哕。鼻气通于肺，肺主气，以气干气，尤易受邪……疫症才起，诸里证与寒热齐见，盖疫从口鼻而入，本属里邪，无关于表……人之胃属于头，胃壅故头疼；上中二焦被遏，则周身之经气皆遏，故身痛……疫则邪壅于内而致经气阻遏，虽疼不甚疼也。"此外，李炳还对战汗、发斑等症状的机理进行了探讨。

从脉象来看，"邪从口鼻而入，壅闭肺胃，上中二焦被壅，则寸关之脉未有不壅者。壅则凝滞而有力矣。"李炳对疫病之后一二日、三四日、五六日的脉象进行了具体分析。疫病初得一二日，寸、关脉沉弦有力，往来凝滞，重按微数；温疫三四日，脉弦大有力，甚则弦数、弦大，病在肝胆；温疫五六日，邪传愈深，脉难预料，往来凝滞之脉始终自在。李炳还讨论了疫病的舌象变化，指出疫病发作二三日后，舌上可见白苔或如积粉、湿腐等，但也指出"勿尽据舌，仍当以脉为据也"。

在瘟疫的治法方面，李炳认为应当"轻清以开肺舒气，芳香以醒胃辟邪。地气浑浊，为汗秽之气，为不正之气，治以轻清芳香，祛浊邪而复清阳，方名清气饮"。此方"开之、醒之，与正气略无所损"，方用"杏霜二三钱，桔梗一二钱，蝉蜕（去头足）二三钱，银花二三钱，广藿香二三钱，苏叶一钱或一钱五分，神曲二三钱，谷芽三四钱，广皮五七分，半夏一钱，赤茯苓二三钱"。此方中杏霜、桔梗苦以开肺，蝉蜕轻清上升散上焦之壅；金银花、藿香、苏叶芳香辟秽，散胸中不正之气；神曲、谷芽能舒脾胃之郁遏；广皮辛香通阳，半夏滑利通阴，赤茯苓利水，可令三焦通畅。

李炳认为"邪乘虚入"，应当在逐邪的同时，注意"顾惜正气"；而达原饮中"槟榔、厚朴、草果皆破气峻烈之品"，而黄芩、知母又"无热可清，必致伤其阳气"，所以在运用达原饮时必须考虑患者的体质与病程、病势。三消饮中的羌活、葛根、柴胡是表散之药，"无表可散，必致散及正气，正气一伤，变可立待，不可不慎也"，"不思邪从口鼻而入，断无从皮毛而出之理"。李炳还认为《温疫论》引用张仲景五苓散、桃仁承气汤、抵当汤，皆属治疗足太阳膀胱经之方，不适合瘟疫治疗。三种承气汤"为阳明胃实而设"，"今疫症气结于上，肠结于下，加大黄以通其肠胃，气得下行为顺；而后正气得升，疫邪自解，无承制之义，不过取通而已。枳、朴、芒硝，切宜斟酌"。

在药物的使用方面，李炳认为：大黄为"疫症良药，何也？曰通是也。肺主气，肺气壅闭则一身之气皆闭；大肠为肺之标，大肠气闭，胃气何从下行？清气饮三五剂不愈，如见胸满、胁胀，不恶寒，反恶热等症，于方中加大黄三五钱，大肠得通，胃气斯得下行为顺，往往大便通后，汗出而愈。盖胃气先得降而后能升，升斯化汗，汗生于谷精也。"但用大黄时，需要考虑患者的体质强弱。李炳认为："疫从口鼻而入，本非表邪，亦不恶寒，故下之不厌早也。"这一认识，与吴有性相近。疫邪"熏蒸膈膜，久则膈膜气结，邪不易散。故药取芳香透膜为多，如青荷叶、醒头草等类"；或上等芽茶如阳羡龙井、银针松萝等，皆可透膜逐邪。

总的来看，李炳对疫病的病因、发病、病机、证候、治法的探讨，对《温疫论》立论处方的讨论，以及对大黄、槟榔、厚朴、草果、黄芩、知母等药物的分析，有自己的独到见解，促进了疫病学术的发展。

二、温疫派的专病研究

疫病中的专病研究，在这一时期得到了较大发展，形成了多部颇有见地的单病种著作。现简要介绍吴澄《不居集》、郑梅涧父子《重楼玉钥》、李纪方《白喉全生集》和罗文杰《肺痨病自疗法》等的治疫学术思想如下。

1. 吴澄论虚损痨瘵　吴澄，字鉴泉，号师朗，安徽歙县人，康乾间名医。吴澄随其父客居江浙之间，幼承家学，精研《易经》，认为万物只有不断变化，才能生生不息调顺谐适；人体内的气血阴阳也在不断变化，五脏六腑的生理活动正是由于体内水谷精微气血运行才能正常。其书名为《不居集》，正是取《易经》"变动不居，周流六虚"之意。《不居集》为虚损专著，上集论治内损，下集论外损，即风、寒、暑、湿、燥、火六淫之邪，以风劳最多，以及痰积、食郁、失血、酒伤、外虫等所致的虚损证。

吴澄宗《黄帝内经》《难经》《金匮要略》，兼搜历代诸家如刘完素、李东垣、朱丹溪、葛可久、张介宾等医家学术，不囿于一家之言；指出"治虚损者少，做虚损者多；死于病者寡，死于药者众"（《不居集·自序》）。认为"历代治法，首宗秦越人，次张仲景，次葛真人，此二圣一仙者，乃治虚损之祖也"。"虽出自管见，然非历治有效者，不敢录入"（《不居集·上集·卷之首·例言》）。

吴澄作"虚劳虚损虚怯痨瘵辨证""虚劳痨瘵论""劳极传尸论""虚损痨瘵论"等篇，对痨瘵等病证进行了深入探究。《不居集·上集·卷第四》收录了葛可久治疗肺痨的专著《十药神书》;《不居集·上集·卷第十一》收载了"水丘道人紫庭治传尸痨瘵法"；收录了五痨麝香散、杀虫神丹、救痨杀虫丸等治痨专方。吴澄指出痨瘵具有传染性，危害极大。其云："传尸痨瘵，恶候也。有鬼邪以生灾，有怪虫以为害，日积月深，渐至于死。传及傍人，连及宗族，甚至灭门，何其惨欤！"《不居集·上集·卷第十一·开关把胃论》云："夫传尸痨者……或连及亲族，至于灭门。其源皆由房室、饮食过度，冷热不时，忧思悲伤，有欲不遂，惊悸喜惧，或大病后行房，或临尸哭泣，尸气所感。"由于"精血内耗，邪气外乘"，内虚而邪入，出现骨蒸、瘵病等，用阳病开关散、阴病开关散等治疗。

吴澄与吴有性的疫病学术思想有相似之处，其指出瘟疫病因"乃天地间别有一种异气所感"，认为六淫之邪由表入，四时之疫气从口鼻而入，四时之风气从皮毛而入等。温疫派学者大多持此类观点。吴澄强调保护正气的重要性。《不居集·上集·卷第十一·传尸痨》指出："人能平时爱护元气，保养精血，瘵不可得而传。""然而气虚腹馁，最不可入痨瘵之门，吊丧问丧，衣服器用中，皆能趁虚而染触。"若"久虚久热变为骨蒸，久则成劳，久劳成疰……内有劳疰、尸疰、鬼疰、食疰、虫疰、毒疰。此六者，为传尸之痨患，灭门绝户，医难治之。""治疗之法，大抵以保养精血为上，去虫次之。"吴澄对内损以真阴真阳五脏内亏立论，外损皆由六淫外入，立解托、补托二法，自制 13 方，羽翼李东垣之论，补前人之未备。吴澄提出理脾阴法，用药力避寒凉，详述芳香甘平之法，善用血肉填精，升清阳以轻清之品取代升、柴，提倡药补不如食补，发展了中医脾阴学说。吴澄指出："察气血之亏盈，审病源之要道，补益温平，无不效验。"其自创理脾阴九首方剂，包括中和理阴汤、理脾阴正方、资成汤、升补和中汤、培土养阴汤等，多采用人参、山药、玉竹、扁豆、莲肉、茯苓等中正和平之品。吴澄系统整理了前人对虚劳、虚损、痨瘵等的论述，治疗上将《难经》的治损原则具体化，且在病因学说上有一定建树。

2. 郑宏纲父子治喉疫　郑宏纲（1727—1787），字纪原，号梅涧，晚号雪萼山人，安徽歙县人，专精喉科。郑梅涧作《重楼玉钥》，创立治疗白喉的基本法则，后由其长子郑承瀚等补入养阴清肺汤等，倡托散法治外感等。

郑梅涧治疫，强调分析疾病邪伏部位和传变途径，认为疫病初起就有虚证；治疗虚证坚持养阴，养阴即可祛邪；治疗注重通便，通便选用润通法。郑梅涧在医疗实践基础上，创白喉之"邪伏少阴，盗其母气"的病因病机学说，确立养阴清润为基本治疗法则。后郑梅涧长子郑承瀚与三子郑承洛认为，白喉为伤燥与疫气所感，创制养阴清肺汤。养阴清润法具有润下通便的功效，下法不用峻猛之将军大黄、芒硝，而用润下之生地，恐峻下伤津耗液，体现了治疗热性疫病刻刻顾护津液的思想，存得一分阴液、便得一分生机。郑梅涧还提出气血并治，拦截风热，治疗急性热病；内服外治，洗敷吹噙，刀针灸熏，相辅并用；以及"开风路针""破皮针""气针"的三针学说等。

此外，郑承瀚还著成了《喉白阐微》，对白喉的辨治独具创见，指出白喉为伤燥及感受疫气所致，应采用养阴清润法，选用导赤散、养阴清燥汤、两富汤、两仪膏、甘露饮等方治疗，且采用吹喉方神功丹、圣功丹、真功丹等局部给药，吹药用人中白、黄柏、儿茶、青黛、薄荷、冰片等，列出白喉宜忌之品。

3. 陈耕道治疫痧　陈耕道，字继宣，江苏常熟人，于嘉庆辛酉年（1801 年）著《疫痧草》，对疫痧的病名、病因、发病、病位、诊法、辨证均有明确论述。《疫痧草·辨论章卷上·辨论疫邪所干脏腑》指出："烂喉疫痧，疫毒自口鼻吸入，干于肺胃，甚者，直陷心包。"《疫痧草·辨论章卷上·辨论疫毒感染》云：

"疫痧之毒，有感发，有传染。天有郁蒸之气，霾雾之施，其人正气适亏，口鼻吸受其毒而发者，为感发；家有疫痧人，吸受病人之毒而发者，为传染。所自虽殊，其毒则一也。"陈耕道详细分析了疫痧的各种临床表现及病机，并列举了治疗疫痧不同阶段的疏利、清散、清化、下夺、救液五类方剂，尤重以清法截断病势。

陈耕道认为救治疫痧必须注意保护津液。《疫痧草·汤药章卷下·救液之剂》云："疫痧之症，不离乎火，火甚者液必亏；疫痧之症，全赖乎液，液亏者病必危。而救液之品，化其毒于恬淡之中，养其阴于未涸之候。佐疏达之品，不嫌其寒凝；佐清化之剂，无忧乎液涸。"陈耕道重视清法，《疫痧草·汤药章卷下·清化之剂》云："疫痧之火，迅而且猛，清化之剂不可缓，更不可轻也。表邪未解，内火已炽，见机者在疫火未肆之前而先化其毒，故散必兼清，恐疫毒已炽，治之无益也。若表邪已解，火炽已盛，痧透脉弦，喉烂舌绛，口渴神烦，此时清化不重用，正如一杯水救一车薪之火，焉能有效乎？"《疫痧草·汤药章卷下·疏达之剂》云："邪在表者，疏而达之……达透后清，是常理也。""疏散之剂、清化之剂、救液之剂，正中之正也。"此外，陈耕道还作"辨论避疫气""辨论疫痧愈后宜谨慎调摄"等篇，提出了隔离预防之法，注意顾护正气，指出病情轻重，主要看痧透、痧隐情况和神气清爽与否。

4. 李纪方治白喉 李纪方（1828—1885），字伦青，湖南衡山县人。李纪方学兼内、外、喉诸科，尤精于喉科。道光中叶，白喉广泛流行，湖南患病者众，医者束手无策，"偏寒偏热，不独不为济世资，且适贻为杀人刃"。《白喉全生集》成书于1882年，为李纪方集家传白喉经验方，以及自己二十余年临证经验所得。书中所论，涵盖了白喉的病因、发病、传染性、辨证法、辨脉法、用药法、各证内服方、吹药方，以及白喉误治坏证治法、白喉愈后调理法、妇人白喉与小儿白喉与平人白喉之异同，还记录了针灸治疗白喉的取穴、典型医案等。

李纪方以寒热为总纲领，将白喉分为寒证、热证和寒热错杂证三类，寒热之中又以表里轻重等分为九类，反对当时认为白喉皆为热证的观点。其指出："不知白喉少寒证，非无寒证。"（《白喉全生集·凡例》）"寒热二证，判若冰炭，此之不审，杀人反掌，可不慎与？"（《白喉全生集·用药法》）在白喉的诊断方面，李纪方认为望、闻、问诊居于切诊之前，辨证要详，辨脉从略。如其所言，"寒热之分，必先凭证，证既认清，复参之以脉，自无遁情矣。盖言脉尚可含糊，而言证无可迁就也"（《白喉全生集·凡例》）。如李纪方对咽喉部的诊察细致入微，认为白喉之白点在外关多属热，在内关多属寒；注意观察白点的干涩、多少、大小、颜色；肿与不肿，痛与不痛，有无风涎等；并注意舌苔颜色，舌之润燥，身体有汗无汗，大小便燥赤诸方面（《白喉全生集·辨证法》）。在白喉的治疗方面，轻者服药，重者吹药，急者先吹药后服药，牙关紧闭者针刺合谷，强调吹药与服药并用，亦重视针刺疗法。其云："盖寒热伏于内，非服药不能治其本；而毒气壅于喉，非吹药不能解其标也"，"若危险之证，必先吹药，扫去痰涎，而后可以服药"（《白喉全生集·用药法》）。

5. 罗文杰分期论治温病 罗文杰（1879—1953），字亦才，号未若，晚号止园，山东德县人；撰有《止园医话》《止园医话续集》《新伤寒症治庸言》《肺痨病自疗法》《麻疹须知》《结核证治发凡》等。

罗文杰在论治温病中，虽以一病总言之，但在具体治疗时仍分而治之，且往往引入西医疗法，中西结合，取长补短，形成了具有特色的疗法。

（1）引入西药，中西结合 罗文杰借鉴西医学病原菌学说，提出温病为西医肠窒扶斯（肠伤寒），治疗上亦参用西医疗法。

（2）以症状分期 罗文杰认为，按三焦分期不尽贴切，盖疾病发作，三焦皆病，绝少只见一处症状也。如在温病第二期往往伴发肺炎，若只言此为中焦病，而不治上焦则危矣。故罗文杰以病情程度而将温病分为三期：第一期为初发期，病情较轻，多见表证而里证不彰；至第二期，里证已出，热势更胜，故此期表证反轻；第三期多为前两期失治误治而致，温邪或结于下焦，或逆传膻中，为危症。罗文杰以此为一般规律，认为温病并非一定经过此三期。

（3）重用芳香化秽之品 罗文杰认为温病发病与感受不正秽浊之气相关，故重用芳香化秽之药。罗文杰认为，秽浊之气不可理解为味臭之气，芳香之气亦可为秽浊之气；至于芳香化秽之药，亦非单芳香之药也，还需有轻扬宣散之功也。如鲜菖蒲、鲜佩兰叶等品，而像独活之辈虽亦芳香，但其性味厚浊，用之反为害。重用亦非大剂之用，只言其常用，每用芳香之品则三四钱即可。

（4）慎用解表，善用解肌 罗文杰认为，温病初期虽多见表证，但此时之表证之为副证，本证为内热。治疗应以治内热为主，不可妄用解表，如桂枝、麻黄之类，更增热势也。此时之内热多为肺热，肺主皮毛，治肺之法，重在解肌，故罗文杰又善用解肌之品治疗温病。

（5）注意大便，慎用下法 罗文杰治疗疾病一贯注重表里上下之宣通。《止园医话·温病》指出："此时有一紧要秘诀，无论患者有若何虚象，只要时时热度高升，必须注意病者之大便，倘有三五日不大便，必须酌与以缓下之品，中医用麻仁、郁李仁等；或稍稍与以西药之缓下剂，以清肠之余热。"但在运用下法时亦需照顾脾胃之气；若脾胃气虚者当先固其脾胃，乃可攻之。

（6）慎用补药 罗文杰认为，温病不可妄用补药，人参一味足以杀人。盖体健之人，若劳倦过度，亦可感染温邪。若此时见虚弱之征象便加人参，是害人也。其云："即于治温病方中加入人参一味，全身毛孔必致立时关闭，可使温邪逆传，内闭危症致人死命。"但若患者久病阴阳损伤，气津不足，不得不用补元气之品时，人参亦可用之，但需再三辨别，准确无误方可。另外，罗文杰还对湿温伤寒与肺痨病、痢疾、痧疹等证，做了较为详实的诊治论述。

6. 其他疫病专病研究著作　　此外，清代还有多部疫病专病研究著作，依刊行时间先后，略举其中有代表性者于下。

清代郭志邃（字右陶）《痧胀玉衡》（1675 年），论述了疫气时行引起的多种痧证的辨治方法，如遍身肿胀痧、闷痧、落弓痧、噤口痧、角弓痧、痘前痧胀等。其所述痧证，包括了多种急性热病，治疗痧证以刮痧、放血、药物相结合的方法。

孔毓礼（字以立）《痢疾论》（1751 年），痢疾专著，指出"人生疾病之最险恶者，一曰瘟疫，一曰痢疾"，收集前人有关论述，参以个人经验，分述痢疾诸症二十九门，对痢疾的病因、病证和辨证治疗论述颇详，收录治痢方剂百余首，详其主治及用法。

清代隋霖（字万宁）《羊毛瘟论》（1795 年），对羊毛瘟的各种证候及兼夹证的治疗、挑治法所用针具、除羊毛法、方剂、药物，均有详细论述。

徐子默《吊脚痧方论》（约撰于 1839 年），系统阐释吊脚痧病因、诊断、治法、方药、预防、宜忌等，指出吊脚痧为寒闭，好发于夏秋之际，创温经通阳法，倡用鲜藿香叶等煎汤防治，提出急病急治、重症重药、药味宜辣、热药冷服、注意饮食卫生等。

张绍修（字善吾）《时疫白喉捷要》（1864 年），阐释白喉证候、传变、治法、方药，沿袭郑梅涧父子思路，主张治宜清凉解毒、滋润养阴，创制除瘟化毒散、神功辟邪散、神仙活命汤及吹药等。

曹心怡《喉痧正的》（1890 年），认为疠邪不能出表，以致上窜咽喉而成喉痧，治疗必须"洞开毛窍"，解秽、开表、疏风、疏肺，用麻黄畅发其表，若表证已解、里证方急，则釜底抽薪以急下存阴，用枳实、元明粉之类，后期则存阴清化，必待余热除尽，方可培养。

孙淦（字丽泉，号耐修子）《白喉治法忌表抉微》（1891 年），强调"养阴忌表"，选用养阴清肺汤、神仙活命汤、除瘟化毒汤等，分别用镇药、润药、消药、导药，以厚重之药镇上层，以清凉之药润次层，极盛者扫除中宫，釜底抽薪，开通下道。

罗汝兰（字芝园）《鼠疫汇编》（1891 年），系统论述了鼠疫证治，指出鼠疫

"无非热毒迫血成瘀所致"，化裁王清任解毒活血汤，改枳实为川朴，命名为加减解毒活血汤，用治鼠疫，颇有效验。

韩善徵（字止轩）《疟疾论》（1897年），指出不可"执正疟之治，以疗时感疟"，对疟疾病因、病机的归纳较为全面，认为"疟非专属少阳"，提出三日疟不能概投温补。

陈葆善《白喉条辨》（1897年），认为白喉之病由燥所发，或手太阴独病，或少阳少阴兼病，临证当详别经络，在治疗上提出"忌升提并吐，忌散温发汗，忌大泻亡津，忌刀针，忌病重药轻，忌苦寒助燥"，不可泥守"忌表"，创制三气降龙丹以救误。

余伯陶（字德埙）《鼠疫抉微》（1910年），乃辑《鼠疫治法》《鼠疫汇编》《鼠疫约编》三书内容，并加入余伯陶本人之见解而成，其推究鼠疫之病名、传染情况及病因，并与《诸病源候论》中的"恶核"病等相对照。

杨熙龄（字铸园，一作著园）《白喉喉痧辨正》（1919年），认为养阴清肺汤不可通治白喉、喉痧，指出治疗喉痧当分三期，以驱秽、解毒、清热为要，初起忌用养阴清肺汤，分别立清宣、清化、清滋三方治之，并创制新养阴清肺汤。

丁泽周（字甘仁）《喉痧症治概要》（1927年），辨证喉痧、白喉，强调需分清气、营，分初、中、末三期，施以表、清、下诸法，先后分治，议论准确，用药审慎。

李健颐（字孝仁）《鼠疫治疗全书》（1935年），介绍了鼠疫传染途径、蔓延原因，详细论述了鼠疫的病因、症状、诊断及鉴别诊断、辨证、预后、预防等情况，创制了二一解毒汤及注射液，并汇选32首古今治疗鼠疫良方。

三、温疫派治疗思想

温疫派继承和发展了前人对疫病的基本治疗原则，如祛邪、清热、解毒、养阴等，并在实践中积极创用新方，尤其强调以专方治疫。

1. 祛邪外出 开门逐邪，给邪出路，是明清温疫学者治疗疫病的首要原则，他们重视清除邪气，祛邪外出，或从汗而解，或从二便而去。

如戴天章在《广瘟疫论·卷之四·汗法》中指出："时疫贵解其邪热，而邪热必有着落。方着落在肌表时，非汗则邪无出路，故汗法为治时疫之一大法也。"戴天章总结温疫下法特点，并指出其与伤寒下法的区别。他认为伤寒下不厌迟，温疫下不厌早；伤寒在下其燥结，温疫在下其郁热；伤寒必待表证罢始下，温疫不论表罢否见里证即下；伤寒一下即已，时疫下法至少3剂，多则10至20剂，可谓要言不烦。戴天章细分了六种下法，根据结邪在胸上、结邪在胸

213

及心下、结邪在胸胁连心下、结邪在脐上、结邪在当脐及脐下、三焦俱结的不同，拟定了不同的方剂。

再如刘奎《松峰说疫·卷之二·论治·瘟疫统治八法》论及"助汗"时说："瘟疫虽不宜强发其汗，但有时伏邪中溃，欲作汗解；或其人禀赋充盛，阳气冲激，不能顿开者，得取汗之方以接济之，则汗易出，而邪易散矣。"他还探讨了"汗无太速，下无太迟"之说，以及采用针刮、罨熨之法，无不促邪排毒，给邪以开门之便。刘奎指出吐法使用较少，但往往有奇效，"盖吐中即有发散之意，彼触动沉疴而吐者，尚能发瘟疫之汗，则涌吐之功又安可没也耶！"

2. 清热解毒　余霖认为火毒为疫病病机的核心。其指出："伤寒无汗，而疫则下身无汗，上身有汗，惟头汗更盛。头为诸阳之首，火性炎上，毒火盘踞于内，五液受其煎熬，热气上腾，如笼上熏蒸之露，故头汗独多……疫症之呕，胁不痛，耳不聋。因内有伏毒，邪火干胃，毒气上冲，频频而作。"（《疫疹一得·卷上·论疫与伤寒似同而异》）因此，其在治法上强调清热解毒、降火滋阴，认为"至河间清热解毒之论出，有高人之见，异人之识，其旨既微，其意甚远"。余霖认为，吴有性治疫专事攻下，不重视清热解毒，因此创制了大寒解毒之剂清瘟败毒饮，丰富了温疫治法。余霖指出："以疫乃无形之毒，难以当其猛烈，重用石膏，直入戊己，乃捣其窝巢之害，而十二经之患，自易平矣。"（《疫疹一得·卷上·疫疹穷源》）

杨璿亦重视清热解毒，认为温疫轻者宜清之，常用神解散、清化汤、芳香饮、大小清凉饮、大小复苏饮、增损三黄石膏汤等。上述诸方多以黄芩、黄连、黄柏、栀子为主，加入龙胆草、银花、知母等以增解毒泄热之力。温疫重者可泻之，投增损双解散、加味凉隔散、加味六一顺气汤、增损普济消毒饮、解毒承气汤等，每以清热解毒药配伍苦寒攻下之品。

从广义来说，清热可以解毒，祛风可以解毒，渗湿可以解毒，活血可以解毒，化痰同样可以解毒，凡对毒邪升而散之、疏而通之、导而泻之、决而达之者，皆可理解为解毒法。杨璿治瘟疫火毒，重视攻下逐秽，清热解毒，亦常将辛凉宣透、清热解毒、攻下逐秽三者结合使用。《伤寒瘟疫条辨》引述喻昌观点指出："上焦如雾，升而逐之，兼以解毒；中焦如沤，疏以逐之，兼以解毒；下焦如渎，决而逐之，兼以解毒。"解毒承气汤，是解毒汤合大承气汤加味；加味六一承气汤，是解毒汤合三承气汤加味；增损双解散，是解毒汤合六一散、升降散、调胃承气汤加味，辛凉宣透、解毒逐秽并用。清法诸方，多配以银花、黄芩、黄连、黄柏、栀子等药物，以行清热解毒之功。泻法诸方，常以黄芩、黄连、栀子等药与大黄、芒硝并用，以攻里泻下、清热解毒。

3. 调畅气机 吴有性认为，邪气侵犯人体，在表可汗，在里可下，而疫邪居于不表不里时，则汗之徒伤表气，下之徒伤胃气，因此创达原饮，提出槟榔、厚朴、草果三药合力，可直击邪巢，其中槟榔与厚朴均为行气药。戴天章《广瘟疫论·卷之一·辨传经·兼风》也指出："疫邪内郁，郁一分，病势增痼一分；风主游扬，则疫邪外疏，疏一分，病势解散一分。"即所谓"使无形者令其旋转，有形者令其流畅"。刘奎《松峰说疫·卷之二·论治·瘟症杂症治略·瘟疫兼湿》于治疗湿温时指出："瘟疫始终不宜发汗，虽兼之中湿，而尚有瘟疫作祟，是又当以瘟疫为重，而中湿为轻，自不宜发汗，当用和解疏利之法，先治其瘟，俟其自然汗出，则湿随其汗，而与瘟并解矣。"其所创制的除湿达原饮，药用槟榔、草果、厚朴、白芍、甘草、栀子、黄柏、茯苓，以调理气机，疏通表里。

4. 养阴补阳 吴有性治疫重养阴，提出温疫邪热"解后宜养阴，忌投参术"的论治原则。其认为邪热"暴解之后，余焰尚在，阴血未复"，因此宜养阴以退余热，并创制清燥养荣汤、柴胡养荣汤等，作为善后之治，对后世治疗温病重视养阴有较大影响。余霖在解毒之余也不忘养阴，如清瘟败毒饮就聚集了甘寒、辛凉、咸寒之品，如生地、知母、玄参等以养阴保液。吴澄强调理脾阴，而郑梅涧等倡导养肺阴。

吴有性《温疫论·卷上·解后宜养阴忌投参术》指出："夫疫乃热病也，邪气内郁，阳气不得宣布，积阳为火，阴血每为热搏。暴解之后，余焰尚在，阴血未复，大忌参、芪、白术，得之反助其壅郁，余邪留伏；不惟目下掩缠，日后必变生异证。"其主张以滋阴生津、养血润燥为主，"凡有阴枯血燥者，宜清燥养营汤"。针对吴有性之论，清代医家龚绍林指出，温病后期虽以阴虚血燥为多见，但不能排除亦兼有气虚不足者，治疗应当辨证用药，不可太过拘执。其云："疫本热病，多伤血分，参术不可妄投，本是至理。仆见气虚之人，头晕不举，右寸无力，不拘甚方，必加参方效。盖正气不足，邪不易去，大抵用药，总要以脉症为凭，不可执见，以致误人。"（《医门普度温疫论》）认为疫病常有气阴两虚，可以在滋阴养血之时，加入补中益气之品。

由于医家多以疫为热邪，故而叶霖言"治热病知补阴，是最为扼要处"。戴天章论补法重在养阴，亦不忘补阳。《广瘟疫论·卷之四·补法》指出，时疫"此为病药所伤，当消息所伤在阴、在阳，以施补阴、补阳之法。疫邪狂热证，伤阴者多，然亦有用药太过而伤阳者，则补阴、补阳又当酌其轻重，不可偏废"；补阴宜六味地黄丸、四物汤、生脉散、柴胡养荣汤诸方，补阳宜四君子汤、异功散、理中汤诸方。

5. 后期调养 刘奎在《松峰说疫·卷之二·论治·瘟疫统治八法·善后》

篇中，论及疫病后期调养。其指出"瘟疫愈后，调养之方往往不讲，而抑知此乃后一段工夫，所关甚巨也"，并总结疫病复发的因素为淫欲、劳顿、忍饥。其云："一曰淫欲，凡入房事，必撮周身之精华以泄，气血未充，七日未能来复，欲事频数，势必积损成劳，尪赢损寿。一曰劳顿，或远行或作苦，疲弊筋力，当时不觉，将来肢体解㑊，未老先衰，其苦有莫可名言者。一曰忍饥，愈后凡有觉饿，必得稍食，万毋强耐；过时反不欲食，强食亦不能化；是饥时既伤于前，强食又伤于后，中州败而肺金损，则劳嗽、脾胃之病成矣。三者人多忽之，故不可不谨。"此外，杨璿为醒众人之目，还强调："慎勿便与粥食，只宜先进稀糊，次进浓者，须少与之，不可任意过食，过食则复。此一着最为紧要，世多忽之。"（《伤寒瘟疫条辨·卷三·复病》）

6. 专病专方 综合分析明清温疫学家的治疗方法，有一个明显的特征，即制定专方治疗温疫。如吴有性之达原饮，余霖之清瘟败毒饮，杨璿之升降散等。专方治疫体现了温疫学对病原、病机、病位等的基本认识，反映了吴有性"以物制气"的观点，以及"一病只一药，药到病已"的学术主张。但是，《松峰说疫·卷之二·论治·治疫症最宜变通论》也指出："瘟疫不可先定方，瘟疫之来无方也。"可见，推陈出新、圆机活法，是明清医家防治疫病的主导思想。自吴有性创杂气致病说，明清温疫学家对疫病理论的发展、临床的诊治，无不蕴含着开拓创新意识和灵活变通思维。正如刘奎"治疫症最宜变通论"中所言："惟至于疫，变化莫测，为症多端，如神龙不可方物，临证施治者，最不宜忽也。"这种突破创新的精神，成为温疫派的学术灵魂，也给后世以很大启发。

总之，自吴有性《温疫论》问世之后，疫病学专著相继刊出，尤其是清代中叶以后，蔚为壮观，治疗方法也丰富多样，对温疫的防治起到了巨大作用。但是也应当看到，由于温疫病种繁多，每一病种均有其特殊性，难以总结出普遍适用于多种温疫的辨证与治疗方法，因而论温疫的专著多为一书专论一病，这也可能是温疫派难以形成完整的、切于临床实用的辨证理论体系的原因之一。清代中叶，叶桂创立卫气营血辨证，从而形成了温病学的辨证论治体系，推动了温病学的整体发展。

第二节 温热派与湿热派的形成与发展

一、叶桂创卫气营血辨证

叶桂（1667—1746），字天士，号香岩，晚年又号上津老人，祖籍安徽歙县，出生于江苏吴县（今江苏苏州市）。叶氏世代业医，叶桂祖父叶紫帆、父叶朝采均为名医，处方以轻、清、灵、巧见长，少时昼从师学儒、夜从父学医，十四岁父殁，乃从学于父之门人朱某，先后从师十七人，吸取各家之长，学成后悬壶苏州五十余年。叶桂治病多奇中，每遇疑难重病，均能洞悉原委，辄起沉疴，医名盛极于当时，数百年来一直被奉为宗师。叶桂著作流传于世者，主要有《温热论》《临证指南医案》《叶案存真》《未刻本叶氏医案》等，多由其门人抄录整理而成。其中《温热论》集中反映了叶桂治疗温病的学术思想，为温病学的代表著作之一。

叶桂长于治疗时疫和痧痘，倡卫气营血辨证，对温热证的传染途径、致病部位及辨证论治等均有独到论述，使温病彻底从伤寒中独立出来，形成完整的理法方药辨证体系，为温病学奠基人之一。其于温病，以张仲景之说为体，而以刘完素之论为用。

《临证指南医案·卷五·疫》收载了数则疫病医案。叶桂指出："疫疠秽邪，从口鼻吸受，分布三焦，弥漫神识。不是风寒客邪，亦非停滞里证。故发散消导，即犯劫津之戒，与伤寒六经大不相同。"患者"喉痛丹疹，舌如朱，神躁暮昏"，乃"上受秽邪，逆走膻中"；治法"当清血络，以防结闭。然必大用解毒，以驱其秽"；药用犀角、连翘、生地、玄参、菖蒲、郁金、银花、金汁。邹滋九按语指出："疫疠一症，都从口鼻而入，直行中道，流布三焦，非比伤寒六经，可表可下。"叶桂的治疗思路，为"清解之中，必佐芳香宣窍逐秽，如犀角、菖蒲、银花、郁金等类；兼进至宝丹，从表透里，以有灵之物，内通心窍，搜剔幽隐，通者通，镇者镇"。此类"疫毒传染之症"，最怕窍闭神昏之象。吸入疫疠，三焦皆受，久则血分渐瘀，愈结愈热，故"当以咸苦之制"；但仍恐疫邪性速直走于下，故用玄参、金银花露、金汁、瓜蒌皮，"轻扬理上"。

《临证指南医案·卷十·幼科要略》记录了叶桂治疗痧疹和痘的理法方药及医案。叶桂指出，治疗痧疹"须分三焦受邪孰多，或兼别病累瘁，须细体认。上焦药用辛凉，中焦药用苦辛寒，下焦药用咸寒"。痧疹可由疠邪引起，"温邪时疠触自口鼻，秽逆游行三焦，而为麻疹"；治疗"当与辛苦寒，刘河间法。世俗不知，金曰发瘀，但以荆、防、蝉壳升提，火得风扬，焰烈莫遏，津劫至变矣。凉膈去硝、黄，加石膏、牛蒡、赤芍"。叶桂区别伤寒与痘，指出："伤寒邪由外入，痘子热从内起，但时邪引动而出，与伤寒两途。""痘毒痈疡，热症十有七八，虚寒十有二三。""总以神气安静，颜色日换，形象渐长便吉。"

叶桂的温病学术成就，可概括为四个方面：

其一，阐明了温病的发生发展机理，指出其与伤寒的区别；明确提出温邪是温病的病因，突出了温病病因的温热性质。叶桂接受吴有性邪从口鼻而入的观点，将新感温病的受邪途径概括为"温邪上受，首先犯肺，逆传心包"。他指出："伤寒之邪留恋在表，然后化热入里，温病则热变最速。"阐明了温病与伤寒的本质区别，并对瘟疫、疫疹、湿热、暑湿等多种代表性温热病，进行了全面系统的论述。

其二，创立了卫气营血的辨证纲领，指出"卫之后方言气，营之后方言血"，表明了卫气营血病机的浅深层次及轻重程度。卫气营血辨证，作为温热病辨治纲领之一，融入中医学辨证理论体系中，成为中医学基本理论的重要组成部分。叶桂指出，新感温病和伏气温病的病因和初起临床表现不同，一则由表入里，由卫而气而营血；一则由里出表，由营血而转透气分。卫分证候，包括发热，微恶风寒，头痛，无汗或少汗，咳嗽，口渴，苔薄白，脉浮数，为温邪犯肺，肺卫失宣。气分证候，包括身热，不恶寒、但恶热，汗多，渴饮冷，舌苔黄燥，脉滑数或洪大等，为邪入气分，里热蒸腾。营分证候，包括身热夜甚，口干，但不欲饮，心烦不寐，时或谵语，斑疹隐隐，舌质红绛，脉细数等，为热灼营阴，心神受扰。血分证候，包括身热躁扰，昏狂谵妄，吐血、衄血、便血、溲血，斑疹透露，舌深绛等，为热盛动血，心神扰乱。

其三，发展温病的诊断方法，在察舌、验齿、辨斑疹、辨白痦等方面有所创见。察舌，包括辨舌质和辨舌苔两方面。辨舌质，主要从舌体的色泽、胖瘦等方面着眼，辨舌苔则从色泽、润燥及厚薄等方面入手。叶桂将舌质色泽分为红、绛、紫，形态分为肿大、短缩、干痿等；将舌苔色泽分为白、黄、黑等，形态分厚、薄、干、润、腻等。如叶桂论舌白如粉，指出："若色白如粉而滑，四边色紫绛者，温疫病初入膜原未归胃腑，急急透解，莫待传陷而入为险恶之病。且见此舌者，病必见凶，须要小心。"又如舌色"纯绛鲜泽者，包络受病也，宜犀角、鲜生地、连翘、郁金、石菖蒲等。延之数日，或平素心虚有痰，外热一陷，里络就闭，非菖蒲、郁金所能开。须用牛黄丸、至宝丹之类，以开其闭，恐其昏厥为痉也"。验齿查龈也是温病诊断的重要方法，主要包括辨齿龈结瓣、齿血、齿燥、啮齿、齿垢等，可以测知胃津与肾液之存亡。斑疹是温热病和疫病常见的证候之一，叶桂提出应从斑之形态、色泽上辨清阴阳虚实寒热，并指出斑与疹的区别。其曰："春夏之间，湿病俱发疹为甚，且其色要辨。如淡红色，四肢清，口不甚渴，脉不洪数，非虚斑即阴斑。""若斑色紫小点者，心包热也。点大而紫，胃中热也。黑斑而光亮者，热胜毒盛……若黑而晦者必死。若黑而隐隐四边赤色，火郁内伏，大用清凉透发，间有转红成可救者。若夹斑带疹，皆是邪之不一，各随其部而泄。然斑属血者恒多，疹属气者不少。斑疹皆是邪气外露之象，发出宜神情清爽，为外解里和之意。如斑疹出而昏者，正不胜邪，内陷为患，或胃津内涸之故。"白㾦是一种细小的内含浆液的白色疱疹，多见于湿热性质的温病，如湿温、暑温挟湿、伏暑等。叶桂指出："白㾦，小粒如水晶色者，此湿热伤肺，邪虽出而气液枯也，必得甘药补之。或未至久延伤及气液，乃湿郁卫分，汗出不彻之故，当理气分之邪。或白枯如骨者多凶，为气液竭也。"

其四，阐明温病治疗大法，处方以轻清灵巧见长。叶桂指出："辨卫气营血虽与伤寒同，若论治法，则与伤寒大异也。"叶桂重视清法，兼风者透风，兼湿者祛湿，不使风、湿之邪与热相抟。他继承了前辈辛凉解表、养阴清热、滋肾泻火、固护胃阴等寒凉为主的治疗法则，指出"在卫汗之可也"，治宜辛凉透解；"到气才可清气"，治宜辛寒清气；"入营犹可透热转气"，治宜清营泄热，药用"犀角、玄参、羚羊角等物"；"入血就恐耗血动血，直须凉血散血"，药用"生地、丹皮、阿胶、赤芍等物"。叶桂指出保养津液是温病治疗的重要法则，即所谓留得一分津液、便有一分生机。《温热论》对养阴和护阴有独创性的论述，指出"救阴不在血，而在津与汗"，如温邪留连气分，在清温的基础上，重视助益胃津，促其战汗而解。叶桂还完善了开窍、息风诸法，他认为温病神昏的病变机理，以热闭心窍为多，因而创"逆传心包"之说，为应用清心开窍法提供了新的理论依据。后世的温病学家多依叶桂理论，对湿热痰蒙闭心包而神昏者，用菖蒲郁金汤、苏合香丸芳香清热，化痰开窍。吴瑭多以清宫汤送服安宫牛黄丸、至宝丹、紫雪。对热盛动风者，主以羚角钩藤汤之类凉肝息风；阴虚动风者，主以大定风珠养阴息风。同时，药物质地、味数及剂量上的轻清灵巧，是叶桂的处方特点之一。其医案所载之方大多 6～8 味药，每味药在 3～10 克。

叶桂善于继承前人的医学成就。其《温热论》云："在表初用辛凉轻剂。"此辛凉解表法由来已久。晋代葛洪《肘后备急方》中有用葱豉汤的记载。宋代朱肱《南阳活人书》用石膏、黄芩、栀子等寒凉药佐辛温热药发表，创制桂枝石膏汤、栀子升麻汤等方剂治疗外感温热病。刘完素则提出"伤寒六经传受，由浅至深，皆是热证"，力倡"火热论"，创制双解散、防风通圣散等辛凉表里双解剂。叶桂在前人成就基础上，总结出温邪"在表初用辛凉轻剂，挟风则加入薄荷、牛蒡之属，挟湿加芦根、滑石之流"，确立了辛凉解表为温热病的首要治法。如其《临证指南医案》中治秦某风温证，方用石膏、生甘草、薄荷、桑叶、杏仁、连翘，成为其后吴瑭创制桑菊饮之依据。又如刘完素、朱丹溪等提出养护胃阴之观点，指出胃应"常令润泽"；叶桂承之，而有"知饥少纳，胃阴伤也"之论，并提出养胃阴当用甘寒。

二、薛雪创立湿热学说

薛雪（1681—1770），字生白，自号一瓢，又号槐云道人，晚年自署牧牛老朽，江苏吴县人。薛雪著《湿热论》，对湿热病之辨证论治有进一步发挥，对温病学术发展有较大贡献。此书辗转增补后收入王士雄《温热经纬》，称为《湿热病篇》，原书 35 条增为 46 条，多入的 11 条据考为陈平伯所论。

薛雪认为，"湿热之病不独与伤寒不同，且与温病大异。温病乃太阳、少阴同病；湿热乃阳明、太阴同病也"。薛雪指出："湿热病属阳明、太阴经者居多。中气实则病在阳明，中气虚则病属太阴。病在二经之表者，多兼少阳三焦；病在二经之里者，每兼厥阴风木……故是症最易耳聋干呕，发痉发厥。"

从传入途径看，"风寒必自表入，故属太阳。湿热不尽从表入，故不必由太阳"；从而提出"湿热之邪，从表伤者，十之一二；由口鼻入者，十之八九"；湿热"邪由上受，直趋中道"，膜原"外近肌肉，内近胃腑，即三焦之门户"，"故病亦多归膜原"。

在湿热病的发病问题上，薛雪体察到"此皆先有内伤，再感客邪"，认为湿热病发病源由"太阴内伤，湿饮停聚，客邪再至，内外相引，故病湿热"。薛雪明确湿热病的病变中心在脾胃，十分重视脾胃盛衰在湿热病程中的作用，指出脾虚湿盛是湿热病产生的内因条件。

从病机看，薛雪认为，"夫热为天之气，湿为地之气，热得湿而热愈炽，湿得热而湿愈横。湿热两分，其病轻而缓；湿热两合，其病重而速"。基于对湿热病邪的上述认识，薛雪进一步提出，湿热病在病机演变上有"蒙""流""壅""闭""阻"的特点。

薛雪所论"湿热提纲"的证候表现为"始恶寒，后但热不寒，汗出，胸痞，舌白或黄，口渴不引饮"。薛雪把握了湿热证的病机实质和传变规律，突出了湿邪与热邪相合为病的特点，抓住了湿、热二邪轻重不同的关键，融六经辨证、脏腑辨证、三焦辨证、表里辨证等多种辨证方法于一炉，便于临床应用。薛雪着重指出："所云表者，乃阳明、太阴之表，而非太阳之表。太阴之表四肢也，阳明也；阳明之表肌肉也，胸中也。"

在治疗上，薛雪强调须辨析湿与热的轻重。其指出："湿热之邪，不自表而入，故无表里可分，而未尝无三焦可辨……湿多热少，则蒙上流下，当三焦分治；湿热俱多，则下闭上壅，而三焦俱困矣。"其细察人体正气的盛衰以决定立法遣方，指出"若湿热之症，不挟内伤，中气实者，其病必微。或有先因于湿，再因饥饱劳役而病者，亦属内伤挟湿，标本同病……所以内伤外感，孰多孰少，孰实孰虚，又在治病者之临证时权衡矣"。《湿热论》不拘泥于固定成方，所立透、化、渗、清、微汗、攻下、破滞通瘀、养阴护虚等法，成为后世治疗湿热病的规矩，影响深远。薛雪不仅擅用化湿法，而且对生津滋阴法的运用亦颇为灵活。其将生津滋阴法与化湿、攻下、息风、凉血、补气、泄胆火、疏胆气等合用，所选用的养阴药，体现了滋而不腻的原则，如生地黄、玄参、女贞子、芦根、鲜稻根、生首乌、麦冬、石斛、金汁、甘蔗汁等。薛雪确立了温化、清泻、清热等法，又配合补阳、益气、养阴、生津诸法，时时注意清热不碍湿、祛湿不助热、扶正不碍祛邪、祛邪注意扶正等方面。

此外，薛雪还善于处理湿热病出现痉厥、湿热夹食、伤营动风、病后余邪等情况，并在湿热病证舌诊、病证结合辨治等方面，阐发了自己的独到见解。

三、吴瑭倡三焦辨证

吴瑭（1758—1836），字配珩，号鞠通，江苏淮阴人。清乾隆五十八年（1793 年），京城大疫流行，时医以伤寒法治之不效，而吴瑭则"进与病谋，退与心谋"，以温病法治疗，活人甚众，一时名噪皇都。吴瑭鉴于当时医者多墨守《伤寒论》成规，治温病不知变通，导致患者"不死于病而死于医"，遂归纳自己治温病之心得，撰成《温病条辨》一书。吴瑭以三焦为纲，论述了温热、湿温两大类病证的证治规律，重点阐述了风温、温热、暑温、伏暑、湿温、秋燥、冬温、温疟及痢疾、痹证、黄疸等病证，论述了上述病证上、中、下三焦的症状表现和治疗方法，进一步发挥了温热病学说。此外，吴瑭还著有《医医病书》和《吴鞠通医案》。

吴瑭进一步阐发了叶桂所论卫气营血病机，集诸家温病辨证论治之大成，创立了温病三焦辨证纲领，分析了四时热病的传变规律，总结了温病大法，创制了许多治疗温病的名方，使温病辨治体系趋于完善。

吴瑭认为伤寒与温病有水火之异、伤阳伤阴之别。伤寒之原，原于水；温病之原，原于火。伤寒是感受寒邪，是水气，膀胱是水腑，寒邪先伤足太阳膀胱经，是以水病水。温病是感受温热之邪，是火之气，肺者金之脏，温热先伤手太阴肺经，是以火乘金。这是伤寒与温病在病机上最根本的区别。《温病条辨·卷一·上焦篇·风温、温热、温疫、温毒、冬温》云："再寒为阴邪，虽《伤寒论》中亦言中风，此风从西北方来，乃臞发之寒风也，最善收引，阴盛必伤阳，故首郁遏太阳经中之阳气……温为阳邪，此论中亦言伤风，此风从东方来，乃解冻之温风也，最善发泄，阳盛必伤阴，故首郁遏太阴经中之阴气。"正因为寒温之气，各具伤阳伤阴的特点，故张仲景治疗伤寒多用辛温、甘温、苦热以救护被伤之阳，而吴瑭治疗温热就多用辛凉、甘寒、甘咸以救护被伤之阴。其论治温病的学术思想，主要有以下几个方面：

其一，创立温病三焦辨治纲领。吴瑭认为温病的发生、发展与三焦所属脏腑的病机变化有密切的关系，而且在温病发病过程中的脏腑传变和治疗的基本规律，可以用三焦进行归纳，从而创立了温病三焦辨证理论。吴瑭以肺与心包为上焦，脾与胃为中焦，肝与肾为下焦。《温病条辨·卷二·中焦篇·风温、温热、温疫、温毒、冬温》云："温病由口鼻而入，鼻气通于肺，口气通于胃。肺病逆传则为心包，上焦病不治，则传中焦，胃与脾也；中焦病不治，即传下焦，肝与肾也。始上焦，终下焦。"上焦、中焦、下焦的病变，基本分别反映了温病初期、中期、后期的病机特点，三焦辨证理论能够基本把握住温病发展变化过程的大体规律。吴瑭在这一基础上提出了三焦的治疗原则，即"治上焦如羽（非轻不举）；治中焦如衡（非平不安）；治下焦如权（非重不沉）"（《温病条辨·卷四·杂说·治病法论》），形成了一整套温病辨证治疗体系。

其二，析温病三因九类，辨病分温热湿热。吴瑭提出伏气、新感、戾气"三因说"，使温病病因学说臻于完善。吴瑭还对温病进行了分类，论述了九种温病的证治。其云："温病者，有风温、有温热、有温疫、有温毒、有暑温、有湿温、有秋燥、有冬温、有温疟。"根据温病的性质，又将其分作两大类：一类是温热类，即温病之不兼湿者，包括风温、温热、温疫、温毒、冬温、温疟及秋燥，在性质上以热盛伤阴为特点，在治疗上，以清热养阴、"忌刚喜柔"为特点。另一类是湿温类，即温病之兼湿者，包括暑温、湿温、伏暑，在性质上当详析湿热之多少而有别；由于湿为阴邪，非温不化，气化则湿化，因此在治疗上，"忌柔喜刚"（《温病条辨·凡例》）。

其三，提出清络、清营、育阴治温三法，所用方剂多化裁自张仲景方和叶桂经验方，并创制银翘散、桑菊饮、清络饮、清营汤、大定风珠、三仁汤等方。吴瑭强调祛邪扶正，一方面强调要祛除病邪，另一方面又处处注意顾护正气；尤其是在祛邪之时提出"预护其虚"，而在护正之时又强调要"逐其余邪"。对湿温初起，用轻清宣化法，取三仁汤轻开上焦肺气；湿温邪入心包，神昏肢逆，用清热辟秽、豁痰开窍法，选清宫汤送服至宝丹或紫雪丹，此治上焦湿热之大法。湿热阻于中焦，用升降中焦法，方取加减正气散；上焦湿热未净而中焦已受连累，用辛温寒苦合法，方选泻心汤加减，此治中焦湿热之大法。下焦湿热，气化不行，用淡渗利湿法，可选茯苓皮汤；湿温久羁，气机闭阻，少腹硬满，大便不下，可用宣清导浊汤等。从用药规律上看，吴瑭治上焦病证，用药力求如羽升浮，如银翘散中多用质地极轻且具芳香之气的花、叶、壳之品，如银花、连翘、竹叶、薄荷等；治中焦病证，注重调理脾胃气机，用药力求适其所宜，使升者自升，降者自降，达于平衡，如热结阳明用承气之剂，湿热中阻用藿香正气散加减；治下焦病证，重用浓浊厚味，或加贝介重镇之品，达于肝肾，以补养精血，潜阳息风，制一甲、二甲、三甲复脉汤、大定风珠等方。《伤寒论》中清解里热的方剂，如麻杏石甘汤、白虎汤、白虎加人参汤、小承气汤、大承气汤、茵陈蒿汤、白头翁汤等，被收录于《温病条辨》中。同时，吴瑭在此基础上又创立了许多名方，如将白虎汤发展为化斑汤，承气汤发展为增液承气汤、宣白承气汤、新加黄龙汤等。《温病条辨》的206首方剂中，引用张仲景原方36首，化裁后应用47方，共占《温病条辨》方剂的40%以上。吴瑭受"急下存阴"思想的影响，根据温病所处不同阶段、不同证候，创立了攻下兼护胃、增液、开窍、泻火、宣肺、化瘀的六个承气汤，即护胃承气汤、增液承气汤、牛黄承气汤、导赤承气汤、宣白承气汤和桃仁承气汤。正如王士雄所指出，温病使用下法，"移其邪由腑出，正是病之去路"。吴瑭继承叶桂之论，在温病的治疗中重视顾护阴液，分别制定了滋养肺胃和填补真阴的治法和方药。如针对下法，《温病条辨·卷二·中焦篇·风温、温热、温疫、温毒、冬温》第十一条注云："本论于阳明下证，峙立三法：热结液干之大实证，则用大承气；偏于热结而液不干者，旁流是也，则用调胃承气；偏于液干多而热结少者，则用增液，所以回护其虚，务存津液之心法也。"在清热之时也处处顾护其津液，使热去而津不伤，或津复而热退，如邪在上焦肺卫、津液未伤时宜加意防护，邪热耗伤津液之时则须及时补益。病在上焦，以甘凉濡润之品为主，如沙参麦冬汤、增液汤等；病在下焦，以咸寒养阳、重镇滋腻之品为主，如加减复脉汤、大小定风珠等；气阴两虚者，又需益气养阴兼顾，如用生脉散等。

其四，明确了温病的治疗禁忌。吴瑭不仅确立了各种温病病证的治疗大法，而且还论述了各种治疗禁忌。如湿温病虽似伤寒而不可发汗，湿热居中虽有腹胀痞闷而禁用下法，湿温热势不扬、午后较甚虽似阴虚但禁用润法。《温病条辨·卷二·上焦篇·湿温、寒湿》指出"汗之则神昏耳聋，甚则目瞑不欲言，下之则洞泄，润之则病深不解"，即"汗下润"三禁。再如，温病发汗之禁："温病忌汗，汗之不惟不解，反生他患。"吴瑭所谓忌汗，是指不可用辛温发汗法，如麻黄、桂枝之类。他还提出了温病淡渗之禁，斑疹用药之禁，温热忌用苦寒，初愈饮食禁忌，以及白虎汤、清营汤、小柴胡汤等方剂应用禁忌，煎法、服药禁忌等。为了防止误伤津液，吴瑭提出温热病三忌，即忌汗、忌利小便、忌苦寒太过。即防止辛温发汗之剂伤津竭液，淡渗利尿之品动阳燥津，苦寒太过反生燥。

其五，吴瑭深入阐述了温病中多种危重病证的病机。上焦病证，肺之化源欲绝和内闭外脱者属危重之证；中焦病证，如邪气太盛而正气大虚亦属危重；下焦病证，若阴精耗尽，阳气失于依附，则可因阴竭阳脱而死亡。

四、王士雄发展温热与湿温学说

王士雄（1808—1868），字孟英，号潜斋，晚号梦隐，别号野云、半痴山人，浙江钱塘人，温病学派代表人物。王士雄一生著述极富，代表作有《温热经纬》《霍乱论》等。其中《温热经纬》（1852年）"以轩岐、仲景之文为经，叶、薛诸家之辩为纬"，辑各家医论，阐发自己的见解，集中反映了王士雄的温病学思想。

王士雄一生多次经历温热、霍乱等病的流行，故对这类疾病的研究较为精深。其治温病宗叶桂、薛雪、吴瑭之法，集温热、湿温两派之长，且对张仲景《伤寒论》亦有心得。其在温病证治上的学术思想，主要有以下几个方面：

其一，温病当辨新感、伏气。王士雄认为，温病由于病因不同，有新感温病、伏气温病之分；二者发病不同，传变不同，证候各异，临床上应注意辨别。王士雄指出，伏气温病自里出表，从血分达气分，故病初舌润无苔垢，脉软或弦，或微数，口未渴而心烦恶热者，宜投以清解营阴之药；及至邪从气分而化，苔始渐布，然后再清其气分之邪；伏邪严重者，初起即舌绛咽干，甚至有肢冷、脉伏的假寒之象，急宜大清阴分伏邪，继而必有厚腻黄浊之苔渐生。更有一种伏邪深沉的病变，病邪不能一齐外出，虽治疗得法，而苔退舌淡之后，过一二日，舌复干绛，苔复黄燥。看似病情反复，实为伏邪逐步外透之象。对于新感温病，王士雄认为，其有顺传、逆传之分，顺传阳明，逆传心包。《温热经纬·卷三·叶香岩外感温热篇》云："夫温热之邪迥异风寒，其感人也，自口鼻入，先犯于肺，不从外解，则里结而顺传于胃。""温邪始从上受，病在卫分，得从外解，则不传矣。""温病之顺传，天士虽未点出……则以邪从气分下行为顺，邪入营分内陷为逆。""由上焦气分以及中下二焦者，为顺传；惟包络上居膻中，邪不外解，又不下行，易于袭入，是以内陷营气者为逆传也。"顺传阳明之说，可与吴瑭的三焦辨证相印证。

其二，辨六气，对暑独有发挥。王士雄认为，六气分阴阳，暑统风、火为阳，寒统燥、湿为阴；言其变化，则阳中唯风无定体，有寒风、热风；阴中有燥、湿二气，有寒、有热。王士雄反对金元医家将暑分为阴暑、阳暑，指出"暑乃天之热气，流金铄石，纯阳无阴"。王士雄还对流行之"暑必兼湿"说做了阐明。《温热经纬·卷三·叶香岩三时伏气外感篇》指出："暑令湿盛，必多兼感，故曰挟，犹之寒邪挟食，湿证兼风，俱是二病相兼，非谓暑中必有湿也。故论暑者，须知为天上烈日之炎威，不可误以湿、热二气并作一气始为暑也。而治暑者，须知其挟湿为多焉。"《温热经纬·薛生白湿热病篇》38 条按云："但东垣之方，虽有清暑之名，而无清暑之实。"故王士雄在李东垣方基础上另制清暑益气汤，用于暑热之邪伤害肺胃气液之证。其云："余每治此等证，辄用西洋参、石斛、麦冬、黄连、竹叶、荷秆、知母、甘草、粳米、西瓜翠衣等，以清暑热而益元气，无不应手取效也。"此方名副其实，清暑之力强。

其三，善用舌诊、按诊辨温病。王士雄精于舌诊，通过舌诊来辨温邪的病位是在气分还是在血分，以指导治疗。如"但看病人舌苔，淡白或厚腻，或干黄者，是暑湿、热疫之邪，尚在气分"，可用甘露消毒丹（一名普济解毒丹）。而温热、暑疫诸病，邪不即解，耗液伤营，逆传内陷，导致痉厥昏狂、谵语发斑等证者，"但看病人舌色，干光，或紫绛，或圆硬，或黑苔"，皆以神犀丹救之。王士雄还指出："凡视温证，必察胸脘，如拒按者，必先开泄……但胸下拒按，即不可率投凉润，必参以辛开之品，始有效也。"

其四，治温病宜用轻质平淡之法，注重顾护阴津。王士雄驳误补之非，处方多以清润、甘寒等取效，其医案中温补案较少。当然，对于确属虚损的病证，其辨证清楚后亦有放手大补之例。王士雄特别注重顾护阴津，认为除温热病邪伤津耗液外，病人吐、利、汗，医者常用的汗、吐、下诸法，均会损耗津液，临床上不可忽视。他强调存胃津、补肾阴，主张甘凉濡润，力戒温燥，指出邪去后应立即更方，以滋阴生津善后。王士雄诊治急症，强调"调气""运枢机，通经络"，有"脉证多怪，皆属于痰"之说；处方常选用瓜蒌薤白汤、小陷胸汤、温胆汤、苇茎汤等，并常与清热、理气、养阴诸法配合使用。其清热多在涤痰基础上配以石膏、羚羊角、黄连、栀子、白薇、银花等品；理气喜用轻苦微辛具有流动性的药物以宣通气滞，如旋覆花、薤白、枳壳、橘皮、厚朴之属；养阴多将开痰药与养阴药合用，如北沙参、芦根、百合、石斛，以及蔗、梨、藕肉等品，多为甘淡或香甘快脾之品，可清痰热，生津液，两擅其长。

其五，王士雄对霍乱进行了系统研究。王士雄结合运气学说，对霍乱的病因、病机进行了探讨。《随息居重订霍乱论·卷上·病情篇第一·总义》云："《素问·六元正纪大论》曰，太阴所至，为中满，霍乱吐下。太阴湿土之气，内应于脾，中满霍乱吐下，多中焦湿邪为病，故太阴所至，不必泥定司天在泉而论也。五运分步，春分后交二运火旺，天乃渐热；芒种后交三运土旺，地乃渐湿，湿热之气上腾，烈日之暑下烁；人在气交之中，受其蒸淫，邪由口鼻皮毛而入，留而不去，则成温热暑疫诸病，霍乱特其一证也。"《随息居重订霍乱论·医案第三·梦影》云："此病之盛行，多在夏秋暑湿之时……暑湿既可伏至深秋而发为霍乱，则冬伤于寒者，至春不为温病，亦可变为霍乱也。虽为温病之变证，而温即热也，故与伏暑为病，不甚悬殊。"霍乱成因较多，"有因饮食所伤者，有因湿邪内蕴者，有因气郁不舒者"，分为热证、寒证。此病发病急骤，"霍乱者，挥霍闷乱，成于顷刻，变动不安之谓也"。《随息居重订霍乱论·卷上·病情篇第一·热证》云："触犯臭秽，而腹痛呕逆，刮其脊背，随发红斑者，俗谓之痧。甚则欲吐不吐，欲泻不泻，干呕疞痛者，曰绞肠痧。更有感恶毒异气而骤发黑痧，俗名番痧。""惟干霍乱，有俗呼绞肠痧者。"王士雄治疗霍乱注重祛邪外出，用清热配合解表、祛湿、温里等，用燃照汤、连朴饮、蚕矢汤等。《随息居重订霍乱论·卷下·药方篇第四·方剂》云："霍乱转筋，既有寒暑之分，亦有寒暑杂感而成者，更有暑伏于内，而寒束于外者，故服药最宜审慎。况利多亡阴，津液大夺，虽可投热药者，亦恐刚烈劫阴，终于不救。""以上诸方，虽分别热证、寒证之治，而和平猛厉，用得其宜，并皆佳妙。"燃照汤"治暑秽挟湿，霍乱吐下，脘痞烦渴，苔色白腻，外显恶寒肢冷者"，方用"飞滑石四钱，香豉（炒）三钱，焦栀二钱，黄芩（酒炒）、省头草各一钱五分，制厚朴、制半夏各一钱"；连朴饮用"制厚朴二钱，川连（姜汁炒）、石菖蒲、制半夏各一钱，香豉（炒）、焦栀各三钱，芦根二两"；蚕矢汤则以晚蚕沙为君，佐以薏苡仁、大豆黄卷等。

此外，王士雄还记录有多种应急救疫之法，包括取嚏、刮法、焠法、刺法、溻洗治热证、熨灸治寒证等。《随息居重订霍乱论·卷上·治法篇第二·取嚏》云："霍乱诸痧，皆由正气为邪气所阻，故浊气不能呼出，清气不能吸入，而气乱于中，遂成闭塞之证。浊气最热，泰西人谓之炭气；炭气不出，人即昏闷而死。然呼出肺主之，肺开窍于鼻，用皂角末或通关散，或痧药吹入鼻中，取嚏以通气道，则邪气外泄，浊气可出，病自松也。"王士雄还指出："凡感受暑热秽疫诸邪者，大忌热汤澡身也。"其提出了多种预防疫病的思路和方法。

五、程国彭论在天在人之疫

程国彭，字钟龄，原字山龄，号恒阳子，天都人，约生活于康熙、雍正年间。自幼家贫多疾，入佛门求生，后"每遇疾则缠绵难愈"，遂离寺学医，终以医术闻名遐迩，"踵门者无虚日"，著有《医学心悟》5卷。

《医学心悟·首卷·论疫》云："时疫之症，来路两条，去路三条，治法五条尽矣。"程国彭认为，以侵袭人体的方式可将疫病分为两种，分别为在天之疫和在人之疫。其云："何谓来路两条？疫有在天者，有在人者。如春应温而反寒，夏应热而反凉，秋应凉而反热，冬应寒而反温，非其时而有其气，自人受之，皆从经络而入，或为头痛、发热、咳嗽，或为颈肿、发颐、大头天行之类，斯在天之疫也。若夫一人之病，染及一室，一室之病，染及一乡，一乡之病，染及阖邑，此乃病气、秽气相传染，其气息俱从口鼻而入，其见症憎寒壮热、胸膈满闷、口吐黄涎，乃在人之疫，以气相感，与天无涉。所谓来路两条者此也。"程国彭认为，在天之疫为非其时而有其气，在人之疫则是人与人之间的传染，与自然环境关系较小；在天之疫从经络而入，在人之疫从口鼻而入。

从治法看，在天之疫和在人之疫也不同，需就近祛邪，有三条出路。其云："夫在天之疫，从经络而入，宜分寒热。用辛温、辛凉之药以散邪，如香苏散、普济消毒饮之类，俾其从经络入者仍从经络出也。在人之疫，从口鼻而入，宜用芳香之药以解秽，如神术散、藿香正气散之类，俾其从口鼻入者仍从口鼻出也。至于经络、口鼻所受之邪，传入脏腑，渐至潮热谵语，腹满胀痛，是为毒气归内，非疏通肠胃无由以解其毒，法当下之。其大便自行者，则清之。下后而余热不尽者，亦清之。须令脏腑之邪从大便出也。所谓去路三条者此也。"具体治法则有发散、解秽、清中、攻下、补法共五种。其对治疗疫病用补法进行了阐释："夫发散、解秽、清中、攻下，共四法耳，而谓治法有五，何也？大抵邪之所凑，其气必虚，体虚受邪，必须以补法驾驭其间，始能收效万全。如气虚补气、血虚补血，古人所用参苏饮、人参白虎汤、人参败毒散、黄龙汤、四顺清凉饮，方内有人参、当归，其意可想而知矣。于前四法中加以补法，乃能左右咸宜，纵横如意，邪气退而元气安。所谓治法五条者此也。熟此五法而融会贯通，其于治疫也，何难之有？"

对治疫方药，程国彭也有自己的心得。《医学心悟·第三卷·疫疠》探讨了扶正治疫的用药，包括人参、白术、当归、麦冬、生地等。其云："复有虚人患疫，或病久变虚，或妄治变虚者，须用人参、白术、当归等药加入清凉药内，以扶助正气。如或病气渐退，正气大虚，更宜补益正气为主。夫发散、解秽、清中、攻下四法外，而以补法驾驭其间，此收效万全之策也。予尝用麦冬、生地各一两，加人参二三钱，以救津液。又尝用人参汤送下加味枳术丸，以治虚人郁热、便闭之症，病气退而元气安。遂特为囊中活法，谨告同志，各自存神。"其又阐释了芳香药与人中黄治疫的区别："香苏散、神术散，芳香药也；人中黄，有秽气者也，而皆以之解疫毒、消秽气，何也？不知邪客上焦，乃清虚之所，故用芳香以解之。邪客中、下二焦，乃浊阴之所，疫毒至此，结而为秽，则非芳香所能解，必须以秽攻秽，而秽气始除，此人中黄之用，所以切当也。"

六、雷丰论治时病

雷丰（约 1833—1888），字松存，号侣菊，又号少逸，祖籍福建浦城，后随父亲迁居浙江衢县。雷丰出生于世医之家，长于治疗温病、时证，认为"甚矣，医道之难也！而其最难者尤莫甚于知时论证，辨体立法。盖时有温、热、凉、寒之别，证有表、里、新、伏之分，体有阴、阳、壮、弱之殊，法有散、补、攻、和之异，设不明辨精确，妄为投剂，鲜不误人"，因此详加辨析，著成《时病论》8 卷（1882 年）。《时病论》以《素问·阴阳应象大论》的"冬伤于寒，春必病温；春伤于风，夏生飧泄；夏伤于暑，秋必痎疟；秋伤于湿，冬生咳嗽"八句经文为纲领，以四时六气之病为目，分述 72 种伏气和新感时病的病因、病机、辨证、立法等，并收录了常用方剂。

雷丰所论时病主要指湿热性质的时行温病，多为季节性常见病、多发病，或为温疫的小规模流行，完善了疫病的理论和治疗。该书治疗疫病多以清热解毒、养阴保津之法，并以脾胃内伤为立论基础，强调健脾化湿、清解少阳，注重调畅气机，因时因人辨证用药。雷丰学本《黄帝内经》，参宗各家，对时病的命名、分类、辨析、治法、方药均有自己的见解：

（1）主张知时论证，按时分病。雷丰对时病的辨认和治疗十分强调知时。《时病论·小序》指出"是为时医必识时令，因时令而治病"，明确提出知时令是识病之关键、论治之前提。知时令，即正确掌握一年四季温热凉寒的变化、二十四节气的更换，以及五运六气的流转运行等，把握流行性疾病随时令变化的基本规律，以四时为纲，六气为目，紧扣二十四节气，明察时令，按时分病。所谓"治时令之病，宜乎先究运气"，"必按四时五运六气而分治之"，这是雷丰学术思想体系的核心和基础。

（2）依从节气划分和命名新感、伏邪病证。雷丰认为，感受时令之邪后，是感而即发，还是延迟发作，在临床证候上有很大差别。他将发病时间用于区分具体的病证，总结不同节气中病证的临床特点和治疗规律，并用于命名外感病。如对于新感病而言，感邪即发，其多以当季时令邪气直接命名。例如，伤风、冒风、中风、风寒、风热、风湿等，即为春伤于风的新感病；伤暑、冒暑、中暑、暑温、暑咳、暑瘵、疰夏等，为夏伤于暑的新感病；伤湿、中湿、冒湿、湿热、寒湿、湿温、秋燥等，是秋伤于湿或燥的新感病；伤寒、中寒、冒寒、冬温等，为冬伤于寒的新感病。又如，伏气发病以发病时间先后来辨别和命名。如："春时之伏气有五：曰春温也，风温也，温病也，温毒也，晚发也。""大寒至惊蛰，乃厥阴风木司权，风邪触之发为风温；初春尚有余寒，寒邪触之发为春温；春分至立夏，少阴君火司令，阳气正升之时，伏气自内而出，发为温病、温毒；晚发仍是温病，不过较诸温晚发一节也。"

（3）区分时病与瘟疫。雷丰专门撰写"温瘟不同论"，强调时气温病与瘟疫不同，指出二者在病因、病位、传变途径、病势缓急、证候特点、治法方药等方面皆存在明显差异。其云："温热本四时之常气，瘟疫乃天地之厉气，岂可同年而语哉！"又云："温病之书，不能治瘟疫；瘟疫之书，不能治温病。"（《时病论·附论·温瘟不同论》）所以，雷丰不赞同吴有性、吴瑭等将瘟疫和温病混称的做法。对于瘟疫，他接受吴有性的观点，认为瘟疫多发生于社会动荡、兵变灾荒之年，具有强烈传染性，沿门阖境，互相传染；瘟疫之邪从口鼻而入，伏舍于半表半里，横连膜原；传变迅速，病情严重，初起便可出现高热、头痛身疼、头面颈项颊腮并肿、胸高胁起、呕汁如血、喉痛、便秘等症状；其病名有大头瘟、疙瘩瘟、瓜瓤瘟、虾蟆瘟、鸬鹚瘟、杨梅瘟、葡萄瘟等；治疗瘟疫可参考吴有性的《温疫论》。而四时之温病，与瘟疫明显不同，如"春令之春温、风温，夏令之温病、热病，长夏之暑温，夏末秋初之湿温，冬令之冬温"。这些温病发病具有一定的季节性，每年都会出现，病情也没有瘟疫严重。

（4）辨证治疗强调区分浅深轻重。雷丰注重从病位的浅深来判断时病病情的轻重，认为发生于同一季节，感受同一时邪的病证，由于邪犯部位的浅深不同而有病情的轻重悬殊，这一特性在新感时病中尤为明显。故将每一类新感时病划分为"冒""伤""中"三级，指出"轻则曰冒，重则曰伤，又重则曰中"。

（5）提倡以法代方，随机立法。雷丰将临床诊疗过程概括为"首先论证，其次立法，其次成方，又其次治案"（《时病论·附论·治时病常变须会通论》）四步。他认为立法尤为重要，反复强调"不可拘于某病用某方，某方治某病"（《时病论·附论·成方须损益论》）。故《时病论》在论述每个病证之后，列有治法，提倡用法而不用方，以法统方。这种以法统方、法中有方的方药组合形式，较之照搬古方，更能体现方与法的统一性。雷丰认为，时病之证有常有变，无论治常证之法抑或治变证之法，都应根据病机变化，灵活运用。他指出"方不在多而在损益"，不可"泥古方，医今病，不知化裁"，损益之法全在于医者"辨病之寒热虚实，表里阴阳"及"浅深轻重虚实新久"等，"谅体之虚实"，临证权衡。其云："譬如二陈汤，即夏、苓、陈、草也，治一切痰饮之病；除去陈皮，乃海藏消暑丸，伏暑烦渴用之"；又如"利湿用五苓，清热用三石；倘湿热并盛之候者，二方合用名甘露饮"。总之，雷丰对时病的论述，从识病归类到分证治疗、立法用药，均有其独到的见解。此外，其还提倡寒温统一之论，对中医外感病学的发展有一定贡献。

七、张锡纯详辨温与疫

张锡纯（1860—1933），字寿甫，中西医汇通学派的代表医家，其所著《医学衷中参西录》虽非温病、疫病专著，但书中涉及温病、疫病的内容颇多，其论点及方药亦有独特之处。

张锡纯对温病、疫病的病因、病机进行了详细辨析。《医学衷中参西录·前三期合编第五卷·治温病方》云："知温病之大纲，当分为三端……一为春温。其证因冬月薄受外感，不至即病。所受之邪，伏于膜原之间，阻塞脉络，不能宣通，暗生内热。迨至春日阳生，内蕴之热，原有萌动之机，而复薄受外感，与之相触，则陡然而发，表里俱热，《内经》所谓'冬伤于寒，春必病温'者是也……一为风温。犹是外感之风寒也，其时令已温，外感之气已转而为温，故不名曰伤寒、伤风，而名风温。即《伤寒论》中所谓风温之为病者是也……一为湿温。其证多得之溽暑。阴雨连旬，湿气随呼吸之气传入上焦，窒塞胸中大气。因致营卫之气不相贯通，其肌表有似外感拘束，而非外感也……至于疫病，乃天地之疠气，流行传染，与温病迥异。""瘟疫之毒，随呼吸之气传入，原可入肺。"张锡纯《医学衷中参西录·医方（二十六）治瘟疫瘟疹方》认为："疫与寒温不同。寒温者，感时序之正气。因其人卫生之道，于时序之冷暖失宜，遂感其气而为病。其病者，偶有一二人，而不相传染。疫者，感岁运之戾气。因其岁运失和，中含毒气，人触之即病。《内经》刺法论所谓无问大小，病状相似者是也。其病者，挨户挨村，若徭役然，故名曰疫，且又互相传染也。《内经》本病论有五疫之名，后世约分为寒疫、温疫。治温疫，世习用东垣普济消毒饮。治寒疫，世习用巢谷世圣散子。然温疫多而寒疫少，拙拟之青盂汤，实专为治温疫设也。"

张锡纯自拟治疗温病的方剂有凉解汤、寒解汤、和解汤、仙露汤、宣解汤等，治瘟疫、瘟疹用青盂汤、清疹汤等。青盂汤"治瘟疫表里俱热，头面肿疼，其肿或连项及胸。亦治阳毒发斑疹"。方中荷叶"其气清郁，更能解毒逐秽，施于疫毒诸证尤宜也"，羚羊角"与石膏之辛凉，荷叶、连翘之清轻升浮者并用，大能透发温疫斑疹之毒火郁热"。

而张锡纯用石膏治疗温病，更独具专长，如其在清疹汤条中云："此证初次投以生石膏、玄参各六钱，其热不但不退而转见增加，则石膏之性原和平，确非大凉可知也。至其证现种种危象，而放胆投以生石膏三两，又立能挽回，则石膏对于有外感实热诸证，直胜金丹可知。"在运用寒凉药物治疗瘟疫时，张锡纯有自己的经验和认识。其曰："瘟疫之证，虽宜重用寒凉，然须谨防其泄泻。若泄泻，则气机内陷，即无力托毒外出矣。是以愚用大剂寒凉，治此等证时，必分三四次徐徐温服下，俾其药力长在上焦，及行至下焦，其寒凉之性已为内热所化，自无泄泻之弊。而始终又须以表散之药辅之，若薄荷、连翘、蝉蜕、僵蚕之类，则火消毒净，疹愈之后亦断无他患矣。至若升麻、羌活之药，概不敢用。"这些方剂的组成和药物的运用，充分体现了张锡纯治疗温病、疫病的学术特色。

第三节　伏气学说的发展

伏气温病学说在清代得到了一定发展。早在《黄帝内经》中，就已经提出四季感受风寒暑湿皆可形成伏邪，伏气学说一直是中医外感病因的主流学说。虽然郭雍、汪机等医家提出新感温病之说，并得到了温疫派和温热派多位医家的发扬，使得伏气学说在一定程度上被新感温病说取代，但包括叶桂、吴瑭、王士雄等在内的医家们仍然是认可伏气学说的，历史上明确质疑伏气学说的仅有杨璿等少数医家。

随着伏气学说的不断发展，清代及民国医家尝试将伏邪的范畴进一步扩展。例如，刘吉人《伏邪新书·伏邪病名解》认为："感六淫而不即病，过后方发者，总谓之曰伏邪。已发者而治不得法，病情隐伏，亦谓之曰伏邪。有初感治不得法，正气内伤，邪气内陷，暂时假愈，后仍复作者，亦谓之伏邪。有已发治愈而未能尽除病根，遗邪内伏，后又复发，亦谓之伏邪。"又云："夫伏气有伏燥，有伏寒，有伏风，有伏湿，有伏暑，有伏热。"这样就扩大了伏气学说的范围。诸家之中，笔者以为雷丰、柳宝诒、叶霖对伏邪学说创见较多。

一、雷丰论六淫伏气病

雷丰是清代研究六淫伏邪的医家中比较有特色的一位，《时病论》对风、寒、暑、湿、燥等的伏气病皆有论述。如春温、风温、温病、温毒、晚发，为冬之伏寒化温；飧泄、洞泄、风痢，为春之伏风发于夏秋之际；伏暑、暑疟、风疟、寒疟、湿疟、温疟、瘅疟、牝疟等病，乃因夏之暑邪伏留，至秋复感凉风，暑与风凉合邪为病；秋之伏气至冬季发为咳嗽，雷丰称为"伏气咳嗽"，分燥、湿二种，干咳因体内有伏燥，痰嗽因体内有伏湿。

关于伏邪的部位，历代医家观点并不一致。王叔和提出"寒毒藏于肌肤"。吴有性在《温疫论》中，提出"邪伏膜原"。雷丰则认为，六淫邪气侵犯人体的部位有特定倾向性：伏寒多"伏藏于肌肤，或伏藏于少阴"，伏风之气"内通于肝，肝木乘脾"，伏暑"内舍于营"，牝疟见于"真阳素虚之体"则"邪气伏藏于肾"，痰疟则"痰据于太阴脾脏"，伏湿之气"内应乎脾，脾土受湿，不司运化，内湿酿成痰饮，上袭于肺"，伏燥之气"内侵乎肺"。雷丰对伏气部位的论述，涉及脏腑、经脉、肌肤、营血等不同层次。此外，同一邪气伏留的部位，也会由于患者体质的差异而不同。如雷丰认为寒邪伏藏，"其藏肌肤者，都是冬令劳苦动作汗出之人；其藏少阴者，都是冬不藏精肾脏内亏之辈"（《时病论·卷之一·冬伤于寒春必病温大意》）。

至于邪气伏藏的原因，雷丰认为有内、外两方面因素：感邪轻微，机体内虚。从外邪来说，是由于感邪轻浅，所感受的六淫之邪不太强烈，不足以立即发病。例如，"夏令伤于暑邪，甚者即患暑病，微者则舍于营"（《时病论·卷之五·夏伤于暑秋必痎疟大意》）；又如"夫冬伤于寒，甚者即病，则为伤寒，微者不即病，其气伏藏于肌肤，或伏藏于少阴"（《时病论·卷之一·冬伤于寒春必病温大意》）。另一方面，从人体内因而言，是因为局部或整体的正气虚弱。雷丰认为，"此即古人所谓最虚之处，便是容邪之处"（《时病论·卷之一·冬伤于寒春必病温大意》）。如上文提到的劳苦汗出，则肌腠疏松，气随汗泄，卫气不充；冬不藏精，则肾脏亏虚。由于机体内在正气的虚损，为邪气潜伏创造了条件。

雷丰指出伏气的发病形式主要有三种：第一种是"得邪"而发，新感外邪引发伏邪，新邪与旧邪相兼发病。如秋之伏湿，至冬稍感寒气，即会引发痰嗽（《时病论·卷之七·痰嗽》）；"冬受微寒"，至春"感寒而触发"者为春温，"感风而触发"者为风温；"冬受乖戾之气"，"至春夏之交，更感温热，伏毒自内而发"（《时病论·卷之一·冬伤于寒春必病温大意》）。第二种情况，是由于邪气潜伏后性质转变，重阴必阳，随自然界阴阳消长，"得时"而发。例如，春季的温病，因"冬受微寒，寒酿为热，至来春阳气弛张之候，不因风寒触动，伏气自内而发"。第三种情况，也是伏邪自发，未经新邪引动。对于第三种情况的病机，雷丰未做太多解释，仅说"不因外邪而触发者，偶亦有之"（《时病论·卷之一·冬伤于寒春必病温大意》）。但细考其医论和医案可以发现，其实雷丰揭示如下发病规律：伏邪在体内传变转化，邪势渐盛，正气渐衰，伏邪"得虚"而发病。例如，夏季之飧泄，是由于"春伤于风，风气通于肝，肝木之邪，不能条达，郁伏于脾土之中，中土虚寒，则风木更胜，而脾土更不主升，反下陷而为泄也"（《时病论·卷之三·飧泄》）。正是由于风气内伏，邪势渐胜，木郁土虚，正不胜邪而发病。这就是得"虚"而发，"虚"指人体的正气虚损；同时"虚"又是相对的，是与邪气相比较而言。与之类似，有劳疟"每遇小劳即发"（《时病论·卷之五·劳疟》）。而温疟为"冬令感受风寒"之邪，既可以"伏藏于骨髓之中，至春不发，交夏阳气大泄，腠理不致"，随时令而发病，也可以"或有所用力，伏邪与汗并出，此邪藏于肾，自内而达于外"（《时病论·卷之五·温疟》），得虚而发。

伏气病证与新感病证相比，也有其特殊的临床表现：

其一，初起便见里证。因伏气内藏，邪自内而发，所以初起必见里证。如伏气温病，乃伏寒化温，内热为本，新邪为标，或因内热伤津，或因热伤营血，或因热扰心神，发病初起便可出现口渴、咳嗽、心烦、自汗、咽喉肿痛、发颐、脉滑或数等症状、体征，甚至出现神昏、谵语、手足瘛疭、发斑、发疹等临床表现。又如，夏季之飧泄、洞泄、风痢，开始便有腹痛、腹泻等里证。

其二，感邪轻发病重，传变迅速。雷丰认为，伏气病因为有伏邪先伤于内，邪势渐盛，仅需稍感新邪，即可里应外合，快速传变。因此，伏气病比新感时病病情严重，邪气伏藏越久，发病症状越重；伏邪越强大，其传变越迅速。对此，南宋郭雍也有过类似论述。如雷丰认为，春季的伏气病"温毒"，由于人感暖冬之气，当时未发病，至春夏之交，邪气伏藏日久化为火毒，此时又新感温热时邪，伏毒自内而出，表里皆热，病证初起便表现为脉象实大、心烦热渴、咳嗽喉痛、舌绛苔黄，甚至出现发斑、发疹、发颐、喉肿等证。又如，冬季之痰嗽、干咳，稍感微寒便咳嗽剧烈，顽固难治。

其三，所患病证与新感邪气性质不一定相符。由于是伏邪发病，伏邪的性质与新感外邪往往并不相同，所以会出现感此邪而发彼病的情况。例如，冬感寒邪，却发为干咳、痰嗽，内现燥象、湿象；秋感凉气，却发为温疟，内现暑象；春感微寒，却发为春温，内现热象等。

最后，发病初期便出现虚象。由于伏气盘踞于体内，耗伤正气在先，所以起病便可显现虚象。例如，春季的伏气温病，起病便有口渴、心烦、脉数等津液损伤的临床表现；夏季的伏气飧泄、洞泄，起病便有中气虚寒下陷的临床特征。

由于伏气病的临床证候有上述规律，在制定治则治法时，雷丰也有所考虑。纵观雷丰之论，不外乎"标本"二字。

（1）治疗伏气病，注重里证。伏气病的病机特点是里证为本、表证为标，所以治疗重点在里证。例如春季温毒，初期治疗便要用清热解毒之法方能奏效。又如秋季的各种疟疾，治疗时应当依据辨证结果，采用清暑、化湿、理气、化痰、消食等法，铲除伏邪盘踞之根，利于伏邪外达和正气恢复。再如冬季痰嗽或干咳，虽由微寒引发，治疗之时仍以燥湿化痰或清润肺金为主。雷丰还指出，如果伏气病表现出的里证性质相同，即使新感外邪不同，也可采用相同的治法。他举春温、风温为例，两种病证"新感之邪虽殊，伏藏之气则一。是故种种变证，可同一治"（《时病论·卷之一·风温》）。

（2）治疗伏气病，要给伏邪以出路。伏气发病之时，无论是新感外邪引动，还是伏邪自发于内，其出路皆是自内向外。此时新邪欲入，旧邪欲出，形成交争之势；或是伏邪自发，由内发于外。治疗时当因势利导，给伏气以出路；若误用收敛、补固之法，则会闭门留寇；若祛邪药力不足，则伏邪之根难尽。例如"春温甫解几乎误补"与"风温入肺胃误作阴虚腻补增剧"两则医案，皆因误用补法，固闭伏邪，使病情加重。又如"风痢病一误再误"医案，因更医调治，误用止涩之药，便血虽减少，而腹痛加剧，甚至出现四肢厥冷等危重之候。再如"截疟太早变成肿胀"医案，原是暑疟夹湿之证，伏邪本有外达的趋势，因误用截法，阻伏邪出路，结果体内伏藏之暑邪不得表散，湿邪不能下行，湿热交阻于中，气机郁滞而成肿胀。

（3）辨明伏气性质，切忌火上浇油。由于伏气病常由新感外邪引发，容易出现多种邪气夹杂、表里病性不符等特点。因而，临床对于伏气病的辨治颇为复杂，若辨不清伏气的性质，治法选用不当，容易延误病情。例如"春温过汗变症"一案，前医未辨清患者体内有伏热，但见外寒表证，便用荆芥、防风、羌活、独活等辛温解表药；虽然患者服药一剂得汗之后热退，但再服二剂又助长内热，于是病情加重，出现身热如火、大渴饮冷、其势如狂的临床表现。又如谈到春季"温病"时，雷丰说："是病表无寒风，所以忌乎辛散；若误散之，则变证蜂起矣。"（《时病论·卷之一·温病》）再如"伏暑过服辛温改用清凉而愈"一案，因为是秋季发病，天气转凉又兼阴雨，前医见患者发寒发热，就当作外感风寒，用辛散风寒之药，患者得大汗而热退尽，但到第二日中午，热势复燃，汗多口渴，患者痰喘旧病复发，脉象滑数有力，舌苔黄黑无津；经雷丰辨证后，发现此为伏暑病，理当先用微辛以透其表，而患者所服荆芥、防风、羌活、白芷等药过于辛温，越发劫津夺液，使得伏邪化火，金脏被刑，从而引发痰喘。

（4）治疗伏气病，必须兼顾正气的亏损。许多伏气病，由于邪气内伏日久，起病就有正气亏耗的临床表现，因此在祛邪外出的同时，还必须固护正气；还有的伏气病，因病程日久转为虚证，更应该用扶正祛邪之法。例如伏气温病未发病时，已因为内热而耗损津液。所以，雷丰指出"凡有一切温热，总宜刻刻顾其津液；在阴虚者，更兼滋补为要耳"（《时病论·卷之一·风温》）。又如"飧泄"，因风木偏胜，克伐脾土，导致中土虚寒，脾气下陷而为泄；雷丰制定的治法，就注意固护脾气，用"培中泻木法""补火生土法""暖培卑监法""补中收脱法"等。再如"洞泄"的治疗，雷丰提出"脾虚以补中为先，肾虚以固下为亟，风胜佐之疏透，湿胜佐之渗利，临证之顷，神而明之，则旋踵之祸，庶几免焉"（《时病论·卷之三·洞泄》）。

从邪正关系来看，雷丰指出"初起多实，宜以祛邪为先；患久多虚，宜以养正为主"（《时病论·卷之五·暑疟》）。如对伏气温病，初起无汗者，雷丰立清凉透邪法；有汗者，用清热保津法；热在三焦者，用清凉荡热法；热在胃腑，用润下救津法；温热不解，劫液动风者，用却热息风法等，总不离乎清热、养阴二法，当清则清，当补则补。又如"产后三疟久缠"案，雷丰的治法是选疟疾未发之日，用阴阳双补之法，大补奇经八脉，使正气充足复故，正胜而邪气自退。

总之，雷丰对伏气病是非常重视的。他全面对比了伏气与新感病证，对伏气学说的阐释，在继承前人观点的基础上又有了新的认识，区分表里、虚实，关注标本、正邪，系统阐述了伏气病的发病规律和治则治法，留下了较多的临床医案。

二、柳宝诒论伏温

柳宝诒（1841—1901），字谷孙，号冠群，晚清名医，江苏江阴周庄人，祖籍宁波。柳宝诒的代表作为《温热逢源》，详注《黄帝内经》《难经》《伤寒论》中关于伏气化温的原文；其对疫病学术的主要贡献在于，阐发伏邪温病的理法方药，改变了有清以来温病学说多尚新感、临床处方专崇轻清的学术氛围，进一步补充了温病学说的病因认识。柳宝诒的学术思想，主要有以下几个方面：

其一，辨明温病、伤寒。《温热逢源·卷下·论温病与伤寒病情不同治法各异》认为："若夫温病，乃冬时寒邪，伏于少阴。迨春夏阳气内动，伏邪化而为热，由少阴而外出。如邪出太阳，亦见太阳经证，其头项强痛等象，亦与伤寒同。但伤寒里无郁热，故恶寒不渴，溲清无内热。温邪则标见于外而热郁于内，虽外有表证，而里热先盛。口渴溲黄、尺肤热、骨节疼，种种内热之象，皆非伤寒所有。其见阳明、少阳，见证亦然。初起治法，即以清泄里热，导邪外达为主。与伤寒用药，一温一凉，恰为对待。"

其二，辨析伏气温病的基本概念、形成原因与病位。柳宝诒认为，温病就其形成原因而言，可以分为暴感与伏气两类。暴感温病，就是叶桂、吴瑭等医家论述的感而即病，初期多见手太阴证候。伏气温病则是感受寒邪，由内而发，其一是冬季伤于寒邪，至春天自然界阳气生发，邪气也随之外达；其二，冬季过于耗散人体精气，造成寒邪内伏少阴。《温热逢源·卷下·伏温外挟风寒暑湿各新邪为病》云："伏温之邪，由春夏温热之气，蒸动而出，此其常也。亦有当春夏间，感冒风寒，邪郁营卫而为寒热，因寒热而引动伏气……此新邪引动伏邪之证。"冬寒伏邪藏匿之地在少阴，伏气温病的发病规律与肾气的盛衰强弱有关。这种观点与雷丰有相似之处，只是对于伏邪部位，雷丰辨析得更为复杂。

其三，伏气温病的诊断，当分辨阴阳顺逆、标本缓急。柳宝诒认为，伏邪由内外达，病势为顺；内溃阴分，无法透达于三阳，病势为逆。伏气温病，外证复杂，变化多端，或从阳化，或从阴化，或兼夹他邪而发，不一而定。因此《温热逢源·卷下·伏温阴阳淆乱见证错杂》指出："临病者，须将正气邪气，表病里病，新邪旧邪，孰本孰标，孰缓孰急，孰轻孰重，一一衡量得宜。"其关注标本、表里、正邪的基本思路与雷丰相近。

其四，力推六经辨证为主的多法融合。《温热逢源·卷下·论伏邪外发须辨六经形证》指出："凡外感病，无论暴感、伏气，或由外而入内，则由三阳而传入三阴；或由内而达外，则由三阴而外出三阳。"伤寒、温热为病不同，而六经之见证则同；用药不同，而六经之立法则同。治温病者，亦不可舍经而不用。柳宝诒主张伏温辨证当从六经着手，赞同张璐等医家观点，将经络循行与脏腑相关联，兼与卫气营血辨证和脏腑辨证结合，但反对三焦辨证。

其五，养阴补托是扶正基础，泄热透邪是祛邪防变。温为阳邪，最易灼伤津液；阴液一伤，变证蜂起。故治疗伏气温病，当"步步顾其阴液"，"用药宜助阴气，以托邪外达"。《温热逢源·卷下·伏温从少阴初发证治》云："愚意不若用黄芩汤加豆豉、元参……故豆豉为宣发少阴伏邪的对之药。再加元参以补肾阴，一面泄热，一面透邪。"其临床治疗体现以下原则：慎用温散解表药以护阴，清热、养阴并用，缓下、养阴并用，助阴以托邪。同时，柳宝诒治疗伏温善用助邪外达，助阳托邪；强调"但寒伤人之阳，温病烁人之阴，而其为正虚邪陷则一也"（《柳宝诒医案·卷一·伏温》）。《温热逢源·卷下·伏温从少阴初发证治》指出："寒邪潜伏少阴，寒必伤阳。肾阳既弱，则不能蒸化而鼓动之。每见有温邪初发，而肾阳先馁，因之邪机冰伏，欲达不达，辗转之间，邪即内陷，不可挽救，此最难着手之危证。"

三、叶霖详解伏气

叶霖，字子雨，号石林旧隐，江苏扬州人，清同治、光绪间著名医家。叶霖参考西医学说，互相发明，为早期中西汇通医家之一。叶霖著有《伏气解》一卷（1897年），专论伏气病，依据《素问·生气通天论》等有关伏气致病的理论，阐析各种伏气病的病因、病机、证候和治法，强调运气与发病的关系。叶霖的温病、疫病学术思想，有以下几个方面：

（1）论述伏气病因病机。《伏气解》一书指出："伏气之为病，六淫皆有，岂仅一端。"叶霖还指出，冬伤于寒，伏寒化热，先夏至发为温病，后夏至发为暑病，这是对《素问·热论》的错误诠释。叶霖认同前半段伏寒化温的理解，但认为暑病是夏至阴生，与冬日伏热之气无关；乃"人身所伏者阴气，遇天日之阳热，蒸地气以上腾，人在气交中，感之为暑病"。

（2）描述伏邪脉象。《素问·疟论》言温疟先热后寒，瘅疟但热不寒。叶霖认为不可拘泥于文字，如有身无寒但热者，属暑热引动伏气之为病，其辨别的关键在于脉象："邪伏于内，郁而未发，其脉如平人，及热甚之时，脉必大数。"

（3）阐述暑病证治。叶霖宗张仲景论暑证之总纲，较全面地阐述了各种暑病，包括暑风、暑厥、暑瘵、绞肠痧、暑疟、暑斑等，以及伤暑相关病证的病因、脉、证、治法、方剂，区分温病、暑病治法，认为"温暑之治，其清热虽同，而一宜兼益阴，一宜兼渗湿"。

（4）提出服药总纲。伤暑、伤寒，温凉诸证，皆邪气欺正气也，用药如对敌，药入则邪渐退，药力尽而邪复炽，必一服周时，诊脉审证，药对则连进，日夜三五服，以邪退病安为止。此外，叶霖对痧疹、痘疹、霍乱等有所论述。

第四节　伤寒治疫学术的发展

有一批伤寒学者，在明末清初，掀起了《伤寒论》研究的第三次高潮。1600—1800年的两百年间，《伤寒论》研究的专著现存约89种，仅康熙年间就有30余种。各家开始摆脱宋代伤寒学的束缚，注重从条文中探讨辨证论治的思想方法，《伤寒论》不再被认为仅是治疗伤寒病的专书，而被看作治疗百病的基础与轨范，其在临床上的普遍指导意义被突出。

一、以伤寒辨治疫病

宋代伤寒学者，以研究各种外感热病的临床表现、治疗原则及具体方药为主。而清代伤寒学者，则注重于《伤寒论》中有关辨证论治理论的研究，诸如六经的实质与临床意义，脉证阴阳及寒热虚实表里等概念的应用，《伤寒论》的治则与治法、方证及病机传变、合病并病等。其中，在六经实质的探讨方面尤为活跃，产生了柯琴的六经地面说、程应旄的六经定位说、张志聪的六经气化说、舒诏的六经定法说等学术见解，补充和完善了六经为百病立法的理论依据。其中在疫病证治方面有所创见的，有张璐、朱兰台、俞根初等医家。

清初三大医家之一的张璐，在《伤寒缵论·卷下·温热病》中，有所谓"伤寒自气分而传入血分，温热由血分而发出气分"的论述，从元末明初王履之说，进一步阐发了"伏邪"发病机制和证候。

朱兰台撰有《疫证治例》（1891年），辨伤寒、疫病之异同，推崇张仲景六经辨证，辨疫证为太阳疫、阳明疫、少阳疫、太阴疫、少阴疫、厥阴疫，并创制芦根方。其主要治疫学术思想有：①疫病病因方面，朱兰台以疫病为风寒暑湿燥火六气失时而为六沴，六沴乘人体阴阳不衡时入侵口鼻，邪干肺胃，稽留气道，蕴蓄躯壳而发病。②朱兰台认为沴为热邪，从热化者十之八九，从寒化者十之一二，其寒化、热化与元气盛衰虚实关系密切。伤寒与疫病虽然起病不同，但传及六经，两病又相似，都遵循六经传变规律，故治疗上可采用相似的手段。然伤寒为六淫之正气，疫病为六淫之沴气，二者虽传变相似，俱有身痛、发热恶寒、腹痛、耳鸣耳聋之证，终为异病，故仍需鉴别。③疫病治疗方面，朱兰台认为，疫病与伤寒相似，在初期，若不易辨证，亦可用常法；若见沴邪从口鼻而入、邪干肺胃之证，则当用芦根方益胃清热，透发沴毒，不可再用伤寒之法治之。若运用得当，有以下几种转归：表气即通，或汗衄或斑疹或战汗而解；里随表解，或从小便黄赤，或大便溏，或下黑水，或下黑血而解；表随里解，或疹或汗而解。这些表现都是沴毒外出之表现，非为病情加重，医者需用心体会。若服芦根方，沴毒发而未尽，循六经传变，当按六经治法治之。治疗应兼顾病者正气之强弱、沴毒之盛衰辨证选法。

俞根初著《通俗伤寒论》（1916年），以广义伤寒名之，论及春温伤寒、暑湿伤寒、秋燥伤寒、大头伤寒、湿温伤寒、热证伤寒、伏暑伤寒、冬温伤寒、伤寒兼痧等，包括温病，亦包括疫病。俞根初所创的多首方剂，如加减葳蕤汤、蒿芩清胆汤、枳实导滞汤、五仁橘皮汤、羚角钩藤汤、葱豉桔梗汤、柴胡达原饮、柴胡陷胸汤等被后世广泛采用。俞根初立方从地域气候、人体禀赋、饮食风俗等因素考虑，更针对江南之人禀赋嫩弱、恣食生冷油腻、地居潮湿，"故上吸秽气，中停食滞者甚多"的特点，用药着重于芳香宣透，宣通三焦气机。俞根初创"和解三焦"治法，对于邪伏膜原证，通过使用开达气机的药物，使伏于膜原之温热邪气，从三焦外达肌腠；辅以宣透的药物，使邪气从表而解。

二、寒温之辨的延续

寒温之辨由来已久，是中医发展史上一次影响范围广、延续时间长的学术争鸣。魏晋隋唐医家已经通过临床实践，证明寒凉药物的使用在疫病治疗中具有一定价值。北宋庞安时对寒、温理论进行了调和性的综述，而南宋郭雍和元末明初王履则较为明确地区分了伤寒与温病。而且，笔者研究发现，郭雍虽然做的是"伤寒补亡"的工作，实际上更倾向于温病学术的建立和独立。同时，刘完素提出"热病只能作热治，不能从寒医"的观点。寒温之辨，打破了宋之前治疗外感病证时方不离伤寒的传统观念，开百家争鸣之局面。尤其在清代，随着温病学说的逐步发展和成熟，温病学说和伤寒学说之间的论争更加激烈。针对外感热病的学术探讨引起了更为广泛的震动，影响了中医学术的整体发展，至今仍在继续。

《素问·热论》认为"今夫热病者，皆伤寒之类也"，"人之伤于寒也，则为病热"。《难经·五十八难》则认为"伤寒有五，有中风，有伤寒，有湿温，有热病，有温病"，使得"伤寒"概念产生狭义、广义之分。

历代医家对伤寒、热病、温病的概念、病因、病机、传变和治法等进行了深入探讨，其焦点在于伤寒理法体系是否可以涵括温病的概念、治法和方剂，而在温病学独立发展之后，又出现了寒温融合、寒温统一的观点。伤寒学派认为，张仲景《伤寒论》为外感全书，温疫和温病涵括于伤寒学之内；而温病学派则认为，伤寒学不能涵盖温病。

如前所论，张仲景《伤寒论》虽然寒温并论，但详于寒而略于温，其六经辨证对外感病与杂病均有指导意义，但对于温病来说尚不完善。寒温之争，促进了中医外感病理论的创新和临床实践的发展，促成了温病学术的成熟，促进了中医外感热病学的进步。

温疫派代表人物之一的杨璿，认为"世之凶恶大病，死生人在反掌间者，尽属温病，而发于冬月之正伤寒百不一二。仲景著书，独详于彼而略于此"（《伤寒瘟疫条辨·自序》)，而行医者"于病寒、病温两者之辨不明，故处方多误，以至于杀人"（《伤寒瘟疫条辨·卢序》)。温病学派医家也多持此观点，认为伤寒者少，温病者多，伤寒治法和方剂不可尽治温病。明清时期温病学派医家，将宋金时期郭雍、刘完素等人启端的温病研究进一步深入下去；但伤寒辨证方药体系，在疫病证治乃至整个外感热病中，仍然有着重要价值。我们不能忽视明清时期伤寒学者取得的学术成就，不能忽略他们为改进外感热病包括疫病的诊治做出的努力。

三、寒温统一观点

伤寒与温病，都属于中医外感热病范畴。但由于历史条件的限制和历代医家各自经验的不一及认识的局限，外感热病理论未能统一，而是逐步发展成伤寒与温病两个学派，形成了两种不同的学术体系。

伤寒学派的基本论点：①伤寒是包括温病的一切外感热病的总称，温病从属于伤寒。此学说之根源在《黄帝内经》《难经》之中。②《伤寒论》的六经辨证，不仅适用于风寒，也适用于温病。③《伤寒论》中的阳明病就是温病，治阳明病之白虎汤、承气汤诸方，亦可用于温病。

温病学派的基本论点：①温病与伤寒是外感病中不同的两大病类。温病不得混称伤寒，伤寒是新感，温病有新感也有伏邪，伤寒新感是寒邪，温病新感是温邪。温病与伤寒，病因不同，病机不同，治法应有严格的区别，概念亦不容混淆。②《伤寒论》详于寒而略于温，只提出温病之名，未提出温病治法。古代伤寒多而温病少，故《伤寒论》中没有提出温病治法。近时温病多而伤寒少，"古方新病不相能"。张仲景当日可能有治温病的方法，但已亡佚。③《伤寒论》之方统治不了全部温病。阳明篇中白虎汤、承气汤诸方，虽可用于治温病，但不能满足治疗温病的需要。因而，温病学必须跳出伤寒学的体系，创立新论以羽翼伤寒。

伤寒学和后世发展起来的温病学，都是诊治外感热病的理法体系，为何会形成两派论争？有学者认为根源有二：其一，尊古之士认为今不如古，而温病学者因为在医疗实践中发现了一些热性病的新规律和新治法，必须要创立新说，属于新旧思想之间的冲突；其二，医家只能从各自的临床经验去认识疾病、理解疾病，各人经验不同，认识不一，各执其是。事实上，温病学导源于《黄帝内经》《难经》，是在《伤寒论》的基础上发展起来的。历代温病学家在长期临床实践中发现和总结了一些外感热病的新规律、新治法和新方药，因而提出新的学说。它补充了《伤寒论》之不足，充实了《伤寒论》治疗外感热病的理、法、方、药。它与《伤寒论》的关系是继承与发展，而并非对立。

因为寒温两种理论研究的对象都是外感热病，疾病的本质、辨证方法的实质和治则等都具有统一的可能性。所以，清代以来不断有医者，对寒温学说进行融合、统一的尝试。

如俞根初遵《黄帝内经》《伤寒论》之旨，重温热病变之实，结合临床，以形层说解释六经理论，尝试以六经统三焦。俞根初提出"以六经钤百病，为确定之总诀；以三焦赅疫证，为变通之捷诀"（《通俗伤寒论·六经总诀》）。六经形层有二：一是内外形层。俞根初云："太阳经主皮毛，阳明经主肌肉，少阳经主腠理，太阴经主肢末，少阴经主血脉，厥阴经主筋膜。"（《通俗伤寒论·六经形层》）二是上下形层。俞根初云："太阳内部主胸中，少阳内部主膈中，阳明内部主脘中，太阴内部主大腹，少阴内部主小腹，厥阴内部主少腹。"俞根初还以太阳经的桂枝汤证、麻黄汤证为例，指出其不仅有外在恶寒发热的皮毛病状，而且还有胸闷、咳喘的胸部症状。何秀山注云："合而观之，六经为感证传变之路径，三焦为感证传变之归宿也。"何廉臣谓："张长沙治伤寒法，虽分六经，亦不外三焦。言六经者，明邪所从入之门，经行之径，病之所由起所由传也；不外三焦者，以有形之痰涎、水饮、瘀血、渣滓，为邪所搏结，病之所由成所由变也。窃谓病在躯壳，当分六经形层；病入内脏，当辨三焦部分，详审其所夹何邪，分际清析，庶免颟顸之弊。"胡宝书则有"竖读伤寒，横看温病"之说。

雷丰倡导寒温统一，其《时病论》提出一套时病辨证体系，属于寒温并举的一种辨证方法。时病辨证体系，既不以寒统温，亦不舍寒求温；既不单独遵照六经辨证、卫气营血辨证、三焦辨证中的任何一者，又不排斥三者。他平等看待六气，认为外感病的治疗当从分辨六气入手，而不是仅言寒、温二者。他认为张仲景的《伤寒论》中，已经包含治疗风、寒、暑、湿、燥、火六气的方法，并非仅为寒邪而设。对于"伤寒"的概念，雷丰认为不宜用广义伤寒来统称外感病，这样命名容易掩盖六气各自的致病特点。

应该说，《伤寒论》不仅揭示了狭义伤寒的证治，而且也指出了疫病、温病的辨证论治之法。而温病学说，继承与发展了《伤寒论》的辨证论治原则，补充了临床实例和方药，渊源于《伤寒论》而有所创新，与伤寒学说一起推进了中医外感热病学术的发展。

第五节　疫病预防

清代之后的医家，在前代医家防疫实践的基础上，着重从改善卫生条件、使用药物防疫等方面开展疫病预防。他们注意到环境卫生和个体卫生对防疫的重要性，清楚认识到空气、水源的清洁对防疫的价值，强调熏蒸衣物以防止疫病的传染，并对可能造成疫病传播的媒介生物进行了有意识的控制。在防疫药物使用方面，比前代医家更多采用了芳香类药物。此外，更加强调了对患者的隔离，开始对部分疫病进行接种预防，并进一步发展了养生扶正以防疫的思路和方法。

一、改善卫生条件

民国吴瑞甫《中西温热串解·卷六·治温热方法上焦篇·温疫治法》云："温疫者感天地之厉气，厉气必挟时毒。或人烟稠密，居室不慎，饮食不洁；或天时不正，致相传染者多。"清代至民国时期的医家，明确认识到疫病的传染与环境卫生和个人卫生有较大关系，故从清洁空气、水源、衣物及消灭媒介生物等方面着手进行防疫。

1. 清洁空气 对于疫病流行与空气及媒介生物的关系，以及为何熏烧、佩戴药物以防疫，刘奎所论最为详尽。《松峰说疫·卷之二·论治·瘟疫统治八法·除秽》云："凡瘟疫之流行，皆有秽恶之气以鼓铸其间。试观入瘟疫之乡，是处动有青蝇，千百为群。夫青蝇乃喜秽之物，且其鼻最灵，人所不闻，而蝇先闻之，故人粪一抛，而青蝇顿集，以是知青蝇所聚之处，皆疫邪秽气之所钟也。更兼人之秽气，又有与之相济而行者。凡凶年饥岁，僵尸遍野，臭气腾空，人受其熏触，已莫能堪；又兼之扶持病疾，敛埋道殣，则其气之秽，又洋洋而莫可御矣。夫人而日与此二气相习，又焉得不病者乎！使不思所以除之，纵服药亦不灵，即灵矣，幸愈此一二人，而秽气之弥沦布获者，且方兴而未有艾也，可不大畏乎！兹定数方，开列于下，倘瘟疫之乡果能焚烧佩戴，则不觉，秽气之潜消，而沉疴之顿起矣。"《松峰说疫·卷之一·述古》又云："人在气交之中，如鱼在水，一毫渣滓混杂不得，设川泽泼灰，池塘入油，鱼鲜有得生者，人受疫气，何以异此。"清代朱兰台《疫证治例·卷一·疫病论》亦持此论，其曰："人在气交之中，呼吸吐纳，清浊混淆。中其毒者，率由口鼻入。口气通地，鼻气通天，口鼻受邪，直干肺胃，稽留气道，蕴蓄躯壳，病发为疫。"人在天地气交之中，若秽气弥散，口鼻受邪而成疫病，故应清洁空气，可以采用熏烧或佩戴、悬挂防疫药物之法。

（1）熏烧 这一时期，清洁空气较多采取熏烧药物的方式。王士雄《随息居重订霍乱论·治法第二·守险》云："天时潮蒸，室中宜焚大黄、茵陈之类，亦可以解秽气；或以艾搓为绳，点之亦佳。"《松峰说疫·卷之五·诸方·避瘟方》收录了多种熏烧防疫的单味药，其中降香、兜木香、丁香等芳香类药物尤为常用。其云："天行时气，宅舍怪异，并烧降真香有验。""一方，兜木香烧之，去恶气，除病瘟，产兜渠国。""烧香避瘟，枢密王博文，每于正旦四更，烧丁香避瘟。""一方，烧青木香、薰陆、安息胶香，可避瘟疫。"李时珍曾指出，苍术可熏烧以辟邪气；刘奎亦论及焚烧苍术防疫，还用苍术做汤饮、沐浴，来达到不染疫病的目的，如"元日，饮苍术汤并用汤沐浴及焚烧，可避终岁疫"。

清代之后的防疫熏烧复方较之前代有明显增加，包括有避瘟丹、太仓公辟瘟丹、神圣辟瘟丹、李子建杀鬼丸、七物虎头丸、避瘟杀鬼丸、灵宝避瘟丹等。清代吴世昌《奇方类编·下卷·伤寒门》载避瘟丹，此物"烧之瘟疫不能传染。乳香一两，苍术一两，细辛一两，甘松一两，川芎一两，真降香一两，为末，枣肉为丸，如芡实大烧之。"清代沈金鳌《杂病源流犀烛·卷二十·瘟疫源流》载太仓公辟瘟丹，方用："苍术八两，白术、乌药、黄连、羌活各四两，川乌、草乌、细辛、紫草、防风、独活、藁本、白芷、香附、当归、荆芥、肉桂、甘松、三奈、白芍、干姜、麻黄、皂角、甘草各二两，麝香三钱半。枣肉丸，弹子大，每取一丸，烧之。"清代鲍相璈《验方新编·卷之十五·瘟疫·辟瘟诸方》云："苍术、雄黄、丹参、桔梗、白术、川芎、白芷、藜芦、菖蒲、皂角、川乌、甘草、薄荷各五钱，细辛、芜荑各三钱。以上俱用生料，晒干，研末烧熏，可避瘟疫，屡试神验。"《松峰说疫·卷之五·诸方·避瘟方》收载多种避瘟丹方，其中名为避瘟丹的有三种。避瘟丹之一，"烧之能避一切秽恶邪气。苍术、乳香、甘松、细辛、芸香、降真香等分，糊为丸豆大，每用一丸焚之，良久又焚一丸，略有香气即妙"。避瘟丹之二，为"苍术、红枣，和丸烧之"。避瘟丹之三，"烧之避瘟邪气。乳香、苍术、细辛、生草、川芎、降真、白檀，枣肉丸，焚烧"。神圣避瘟丹一方，用"苍术（君，倍）、香附、羌活、独活、甘松、山奈、白芷、赤箭、大黄、雄黄各等分。共为末，糊丸弹子大，黄丹为衣，晒干。正月初一平旦，焚一炷避除一岁瘟疫邪气"。避瘟杀鬼丸，用"雄黄、雌黄各三两，山甲、龙骨、鳖甲、猬皮各二两，川芎二两，禹余粮二两，珍珠酌加，羚羊角七两，虎头骨七两，樗鸡十五枚（如无，以芫青十五枚代），东门上雄鸡头一枚。共为末，蜡溶为丸，弹子大"；用法是"每正旦，病家门口烧一两丸，并每人带一丸，男左女右。避疫杀鬼。并吊丧问疾，皆吉"。太仓公避瘟丹，用于"凡官舍旅馆，久无人到，积湿积邪，容易侵入，焚之可以远此。五六月，终日焚之，可以避瘟"，此方用"苍术一斤，台芎、黄连、白术、羌活各八两，川芎、草乌、细辛、柴胡、防风、独活、甘草、藁本、白芷、香附、当归、荆芥、天麻、官桂、甘松、干姜、山奈、麻黄、牙皂、白芍各四两，麝香三分。共为细末，点之"。此外，"除夜，将家中所余杂药（调和成一处者）。

焚之，并焚苍术，可避瘟疫。"刘奎还记录了李子建杀鬼丸，称此方可以："避瘟疫，杀一切魑魅魍魉。藜芦三两，虎骨头两半，雄黄、鬼臼、天雄、皂荚、芜荑各五钱。共为末，揉入艾绒中，用壮纸二层卷作筒。遇瘟疫时点着，熏病人房中。"七物虎头丸方，用于"避瘟杀鬼。虎头、朱砂、雄黄各两半，鬼臼、皂荚、芜荑、雄黄各一两。为末，熔蜡丸弹子大。红绢袋盛一丸，系男左女右臂上，又悬屋四角，晦望夜半各当户烧一丸，晨起各人吞小豆大一丸，则不传染。"太乙流金散为古方，其效能"大避瘟疫"，方用"雄黄两半，羚羊角一两，雌黄、白矾、鬼箭羽各七钱半。共粗末，三角绛囊盛一两，带心前，并挂户上，又青布包少许，中庭烧之。腊月鼠烧之避瘟气。又于正旦所居处埋之，避瘟疫气"。《松峰说疫·卷之二·论治·瘟疫统治八法·除秽》所载苍降反魂香为刘奎自定方，用"苍术、降真香（各等分），共末，揉入艾叶内，绵纸卷筒烧之，除秽祛疫"。《松峰说疫·卷之五·诸方·除瘟方》收录灵宝辟瘟丹，方用："苍术一斤，降香四两，雄黄二两，硫黄一两，硝石一两，柏叶半斤，丹参二两，桂皮二两，藿香二两，白芷四两，桃头四两（五月五日午时收），雄狐粪二两（尖头者是），菖蒲根四两，升麻一两，商陆根二两，大黄二两，羌活二两，独活二两，雌黄一两，俺叭香（如无，可减），赤小豆二两，仙茅二两，朱砂二两，鬼箭羽二两。以上共二十四味，按二十四气为末，米糊为丸，如弹子大，焚一丸。"清代罗汝兰《鼠疫汇编·辟疫法》云："用硫黄、银朱二味等分（不可用水），以新瓦烧药，放在房内，关闭窗户门熏之，可除疫气及死鼠气味。"清代丁尧臣《奇效简便良方·卷二·杂症·时疫传染》云："又红枣、茵陈、大黄三味，每早常烧室内。或苍术、红枣各一斤，杵膏为丸，如弹子大，每日烧一二丸。"清代陈耕道《疫痧草·附刊各种经验良方并一切拟议》载趋瘟避邪法："生大黄片二两，绵茵陈一两，降香末一两，茅苍术五钱。拌匀，不时烧烟熏之。病人卧室不必用，恐防呛咳，慎之慎之。"《医宗金鉴·幼科种痘心法要旨·禁忌》云"常烧避秽香，以避偶尔不正之气"，辟秽香"南苍术半斤，川大黄四两。上锉细片，炉中烧之，不可间断"。

上述各种熏烧用复方的组成各不相同，但都使用了多种芳香类药物，包括苍术、白芷、菖蒲、白术、降香等，也兼用祛风、解毒之品；亦沿用了部分前代医家习惯使用的雄黄、丹砂、硫黄等辟邪药物。

（2）佩戴悬挂 这一时期用于佩戴和悬挂的药物和方剂也较多。《松峰说疫·卷之二·论治·瘟疫统治八法·除秽》载有除秽靖瘟丹。此方为刘奎自定新方，"将药末装入绛囊，约二三钱，毋太少，阖家分带，时时闻臭，已病易愈，未病不染。苍术、降真香、川芎、大黄各二钱，虎头骨、细辛、斧头木

（系斧柄入斧头之木）、鬼箭羽、桃枭（小桃干在树者）、白檀香、羊踯躅、羌活、甘草、草乌、藁本、白芷、荆芥、干葛、猬皮、山甲、羚羊角、红枣、干姜、桂枝、附子、锻灶灰、川椒、山奈、甘松、排草、桂皮各一钱，共为粗末。明雄二钱，朱砂二钱，乳香一钱，没药一钱（四味另研，共和）"。此方还有一个加减之法，称为杀鬼丹。方用"虎头骨（真者，酥炙）、桃枭（系桃之干在树上者）、斧头木（系斧柄入斧头中之木）、雄黄（明亮者，另研）、桃仁（去皮、尖，麸炒黄）、朱砂（光明者，另研）各一钱五分，犀角屑、木香、白术、鬼箭羽各一钱，麝香七分五厘。共为粗末，带之可避瘟疫"。《松峰说疫·卷之五·诸方·避瘟方》认为，老君神明散只可佩戴，不可口服，"避瘟疫。苍术一钱，桔梗二钱五分，细辛、附子（炮，去黑皮）各一两，乌头四两（去皮、尖）。共为细末，带于身边可免瘟疫。不可服"。藜芦散则既可佩戴，又可纳鼻中，而且分量可随使用者情况而变。此方"一名赤散，避瘟疫。藜芦、踯躅、干姜各一两，丹皮、皂角各一两六钱，细辛十八铢，桂枝（一作桂心）、附子、朱砂（一作珍珠，另研）各六两。共为粗末，绛囊系臂上，男左女右，觉病作，取药末少许纳鼻中。嫌分量多，和时四分之一亦可，后皆仿此"。务成子萤火丸，可用于佩戴和悬挂。此方"主避瘟疾恶气，百鬼虎狼，蛇虺蜂虿诸毒。五兵白刃盗贼凶害，皆避之。萤火虫、鬼箭羽（去皮）、蒺藜、矾石各一两（煅枯），雄黄、雌黄各二两，羚羊角、煅灶灰、锤柄（入斧头木，烧焦）各两半。共为粗末，以鸡子黄、雄鸡冠一具，和之如杏仁大。红绸缝三角囊盛五丸，带左臂上，仍可挂于门户"。此外，"正月上寅日，取女菁草末三合，绛袋盛，挂帐中，能避瘟"；"悬挂马尾松枝，可免瘟疫"；"以绛囊盛马蹄屑佩之，男左女右"。《杂病源流犀烛·卷八·虚损痨瘵源流》载回春辟邪丹，用"虎头骨二两，朱砂、雄黄、鬼臼、芜荑、藜芦、鬼箭羽各一两。蜜丸，弹子大，囊盛一丸，系男左女右臂上，又于病者户内烧之，一切邪鬼不敢近。与鬼交者亦治。兼治瘟疫"。《验方新编·卷十七·咽喉》"辟瘟防护保身良法"云："用明雄黄、朱砂、苍术、北细辛、牙皂、紫红降香、檀香、鬼箭羽、甘松、广木香、公丁香、丹参、排草、山奈，以上各一钱，麝香五厘、冰片三分，合研极细。合时择上吉日于净室中，勿令妇人、鸡、犬及孝服人见。用红绸缝三角袋盛之，佩带身上，并挂门户上方内。或再加入虎头骨，斧头木尤妙。"《鼠疫约编·验方篇·辟疫验方十二则》载避疫香粉，方用"生大黄钱半，甘草五分，皂角一钱，丁香二钱，苍术一钱，檀香二钱，山奈一钱，甘松二钱，细辛一钱，雄黄一钱。共研末，用绸小袋，佩戴身上"。总的来看，上述佩戴悬挂用的防疫方剂，以芳香类药物为主，辅以部分有辟邪功效的药物。

2. 清洁水源　清代余伯陶《疫证集说·卷一·防疫刍言》云："大凡疫气触发，由于水之不洁居多。近今卫生家，恒以汽锅蒸水、沙砾沥水，则水中一切微生物，除之务尽，亦防疫之一法也。"《随息居重订霍乱论·治法第二·守险》中，已明确认识到清洁水源在预防疫病传播中的重要作用。其云："霍乱时行，须守险以杜侵扰，霍乱得愈，尤宜守险以防再来。昧者不知，徒事符箓，以为拥兵自卫之谋，良可慨已。纵恣如常，效彼开门揖盗之愚，尤可笑也。苟欲御乱，略陈守险之法如下。一，人烟稠密之区，疫疠时行，以地气既热，秽气亦盛也。必湖池广而水清，井泉多而甘冽，可借以消弭几分，否则必成燎原之势。故为民上及有心有力之人，平日即宜留意，或疏浚河道，毋使积污，或广凿井泉，毋使饮浊。直可登民寿域，不仅默消疫疠也。"其指出应疏通河道，开凿水井，保证饮用水的清洁，以此可以预防霍乱等疫病。

这一时期清洁水源的基本方法与前代相近，包括使用单味药物和复方。常用的单味药物，有黑豆、苍术、贯众、赤小豆、椒等。《松峰说疫·卷之五·诸方·避瘟方》云"时瘟疫流行，水缸内每早投黑豆一握，全家无恙。五更潜投黑豆大握于井中，勿令人见，饮水，家俱无恙"；"又方，以赤小豆、糯米，浸水缸中，每日取水用"；"又方，以贯众浸水用之，或苍术浸水用"；"纳椒井中：腊日之夜，令人持椒卧井旁，无与人言，纳椒井中，可除瘟病。一方，除夜取椒二十粒行之"。《松峰说疫·卷之一·述古》云："范文正公所居之宅，浚井先必纳青术数斤于中以避瘟。"

用于清洁水源的复方，有屠苏酒方、麻豆投井方等，也常将白矾与其他药物组合使用。《松峰说疫·卷之五·诸方·避瘟方》中，屠苏酒"内外井中，宜悉着药"；麻豆投井方，"除夜四更时，取麻子、赤小豆各二十七粒，并佳人发少许，同投井中，终岁无伤寒瘟疫"；发泥投井，"除夜，以合家头发烧灰，同脚底泥包，投井中"；"元日，用麻子三七粒，赤豆七粒，共撒井中，避瘟"。《验方新编·卷之十五·瘟疫·辟瘟诸方》载："贯众一个，白矾一块，放水缸内亦效。"《鼠疫约编·验方篇·辟疫验方十二则》云："白矾、乌豆宜用夏布小袋装贮，放缸内，三四日取出一换。"《随息居重订霍乱论·治法第二·守险》云："食井中，每交夏令，宜入白矾、雄精之整块者，解水毒而辟蛇虺也。水缸内，宜浸石菖蒲根、降香。"

3. 熏蒸衣物　这一时期，熏蒸衣物防疫之法，得到了更多医家的认同。《松峰说疫·卷之五·诸方·避瘟方》瘟疫不染方："将初病人贴身衣服，甑上蒸过，合家不染。"《奇效简便良方·卷二·杂症·时疫传染》云："或将初起病之人贴肉布衫置蒸笼内蒸一炷香时，举家不染。"《鼠疫约编·避疫》亦云："家有瘟疫，取初病人衣服于甑上蒸过，一家不染。"《疫证集说·卷一·防疫刍言》指出，凡有疫之家，不得以衣服、饮食、器皿送于无疫之家，而无疫之家亦不得受有疫之家之衣服、饮食、器皿，以减少通过这些物品传播疫病的可能性，且凡有疫之家之衣服、器皿，每日须以硫黄熏洗，以免阖家传染。

4.消灭虫害 这一时期，医家发现苍蝇等生物与疫病的传播流行有密切关系。《松峰说疫·卷之二·论治·瘟疫统治八法·除秽》指出"试观入瘟疫之乡，是处动有青蝇，千百为群"，"以是知青蝇所聚之处，皆疫邪秽气之所钟也"。于是，医家强调通过对疫病媒介生物的控制，来达到防疫的目的。《松峰说疫·卷之五·诸方·避瘟方》中，载有逐蝇祛疫法。其云："忆昔年入夏，瘟疫大行，有红头青蝇千百为群，凡入人家，必有患瘟疫而亡者，后传一法，用铁盆不拘大小，纳白矾四两，用滚水倾入盆内，令满，将矾化开，次以口含火酒，连喷三口于盆内，又取桃核一枚，割两头，令通去仁，用纸包枪药少许，塞桃核空壳内……青蝇自当远避，举家即免瘟病。其盆随便安于宅之僻处，经岁莫动，相传极效。"《本草纲目拾遗·卷十·虫部·壁虱》云："昔人谓暑时有五大害，乃蝇、蚊、虱、蚤、臭虫也。然蝇、蚊迭为昼夜，蝇可挥拂，蚊可设帐，虱则暑时裸浴，生者绝少，蚤则因土湿而生，夏时土干，亦不甚患。"此外，南宋《岁时广记》云："都人端午作罩子，以木为骨，用色纱糊之以罩食。"此食物罩可以防蝇虫。上述医家采用药物或器具，在当时的历史条件下，对驱除疫病媒介生物做出了积极尝试。

二、使用药物防疫

1.防疫方药内用法 清代吴坤安《伤寒指掌·卷四·伤寒类症·瘟疫》云"若嘉言所论之疫，乃由于兵荒之后，因病致死，病气、尸气混合天地不正之气，更兼春夏温热暑湿之邪交结互蒸，人在气交中，无隙可避，由是沿门阖境，传染无休"；"其秽恶之气，都从口鼻吸入，直行中道，流布三焦，非表非里，汗之不解，下之仍留。故以芳香逐秽为主，而以解毒兼之"。刘奎指出，此类芳香逐秽之法可以用于预防疫病。《松峰说疫·卷之一·述古》云："治法于未病前预饮芳香正气药则邪不能入，倘邪入，则以逐邪为要。"

（1）防疫用单味药 这一时期，在防疫药物的选择上，前代惯用者如柏树枝、桃、赤小豆等仍在使用，同时，芳香类药物的使用进一步得到增加。《松峰说疫·卷之五·诸方·除瘟方》云："神柏散，治瘟疫。用庙社中西南柏树东南枝（疑用嫩枝带叶者）。晒干研末。新汲水下二钱，日三次。"《松峰说疫·卷之五·诸方·避瘟方》收载多种防疫单味药物："桃汤，元日服桃汤，压邪气，制百鬼。""避瘟方，以桃叶上虫，捣烂，凉水调服，瘟疫不染（一方止用桃虫蠹尿）。""瘟病不染：五月五日午时，多采苍耳嫩叶阴干收之。遇疫时，为末，冷水服二钱。或水煎，举家皆饮，能避邪恶。""避瘟良方，瘟疫盛行，车前子隔纸焙为末，服即不染。""赤豆避瘟法（正月七日），用新布囊盛赤小豆置井中，三日取出。举家皆服，男十粒，女二十粒，瘟则远避。""避瘟方，新布盛大豆纳井中，一宿取出，每服七粒。""一方，元日五更，以红枣祭五瘟毕，合家食之吉。""又方，初伏，采黄花蒿阴干，冬至日研末收存，至元旦蜜调服。""又方，六月六日采马齿苋晒干，元旦煮熟，盐醋调食之。""又方，立春后庚子日，温蔓菁汁，合家并服，不拘多少，可避瘟。萝卜汁亦可（蔓菁亦云芜菁）。""避瘟不染，穄米为末，顿服之。""又方，三月三日，取黍面和菜作羹食。""预解疮疹，茜根煎汁，入少酒服（时行疹子正发时，服此则可无患）。"《松峰说疫·卷之一·述古》云："昔时，山东一家有五百余口，从无伤寒疫症。因每岁三伏日，取莙荙一束，阴干，至冬至日，为末收贮，俟元旦五更，蜜调，人各一匙，黄酒和服。饮时，先从少始。"《随息居重订霍乱论·治法第二·守险》曰："无论老少强弱之人，虚实寒热之体，常以枇杷叶汤代茗，可杜一切外感时邪，此叶天士先生法也（见《医案存真》）。然必慎起居，节饮食，勿谓有叶先生法在，诸可废弛也。"主要采用的防疫单味药物，有苍耳叶、车前子、黄花蒿、茜根、莙荙、枇杷叶等。

井水和雪水也被用于防疫。《验方新编·卷十八·疟疾部·却疟痢百病法》曰："立秋日五更时取井华水，阖家长幼各饮一杯，全家可免疟痢一切病症。"《松峰说疫·卷之五·诸方·除瘟方》云："雪水能解瘟疫（当收贮听用），单饮煎药俱可。"

此外，涌吐法也被用于防疫。《松峰说疫·卷之五·诸方·避瘟方》云："于春分日，用远志去心，水煎。日未出时，东面饮二盅，探吐，则疾疫不生。"该书还记载了"仙传吐法"，"治一切瘟疫，伤寒、伤风、伤酒、伤食（病初得用之更宜）。饮百沸汤半碗，以手揉肚再饮，再揉，直至腹无所容。用鸡翎探吐，吐后煎葱醋汤饮之，覆衣取汗，甚捷。"

（2）防疫用复方　《验方新编·卷十七·咽喉》"辟瘟防护保身良法"云："切莫空腹入瘟病家看病，能饮者须饮雄黄烧酒……丹参（炒）二两，鬼箭羽（炒）二两，小红豆子（炒熟）二两。各研、细筛，合匀炼蜜丸如梧桐子大，飞过朱砂为衣，晒干，每日空心用白滚汤服五丸，五也。辟瘟良法，无过于此，医者、病家，并宜制用，使已病者易愈，未病者不染，不仅患喉症者之受益已也。"该文提出对医生的防护，这一点尤为难得。在诊疗疫病的过程中，医生容易被传染疫病，并随着医疗行为，进一步传播疫病，故医生不能忽略对自身的防护。

《松峰说疫·卷之五·诸方》"避瘟方"和"除瘟方"两节，收录了多种防疫内服复方。其云："雄黄丸治瘟不相染。明雄一两（研），丹参、赤小豆（炒熟）、鬼箭羽各二两。共为末，蜜丸梧子大。每日空心，温水下五丸。"不染瘟方："雄黄五钱，赤小豆一两，苍术一两（泔浸，去皮，壁土炒）。共为细末，水调。每服一钱。"福建香茶饼："能避一切瘴气瘟疫、伤寒秽气，不时噙化。沉香、白檀各一两，儿茶二两，粉草五钱，麝香五分，冰片三分。共为细末，糯米汤调，丸黍米大，噙化。"茵陈乌梅汤："治瘟疫。九九尽日，茵陈连根采，阴干。遇瘟疫起，每一人用茵陈五分，乌梅二个，打碎，水二盅，煎八分，热服汗出即愈。""预防热病（兼治急黄贼风），葛粉二升，生地一升，豉半升。食后，米饮服三钱，日三服，已病则日五服。"神砂避瘟丸："神砂一两，研细，白蜜和丸麻子大。以太岁日或平旦，一家皆向东方，用井花冷水各吞二十一丸，永无疫患。忌荤一日。"神仙祛瘟方："服后已病者即痊，未病者不染。抚芎八钱五分，苍术三钱三分三厘（米泔浸，炒），甘草一钱六分六厘，干葛一钱三分六厘，生姜三片，葱三棵。连根水二碗，煎八分，空心服。病急者即当急服，勿拘空心之说。抚芎用一钱亦效，已试。"《鼠疫约编·验方篇·辟疫验方十二则》避疫常服方云："凡附近处发疫时，而地必有毒气，宜用白菊花、连翘、绿豆、银花、甘草，每味各三文，加净黄土五钱，白矾少许，每日煎汤，合家大小均饮之。体弱者稍少饮，或隔日一饮，以解毒气。"上述方剂的组方思路相近，多使用雄黄、赤小豆等或芳香类药物。

这一时期，酒剂仍在防疫中发挥重要作用，如屠苏酒、椒柏酒、姜酒、松毛酒等。防疫酒剂中最常用的仍为屠苏酒，《松峰说疫·卷之五·诸方·避瘟方》载屠苏酒："大黄十五铢，白术十铢，桔梗十五铢，川椒十五铢（炒出汗），防风六铢，乌头六铢（炒），桂枝十五铢，菝葜六铢（乃今之二钱半，二十四铢为一两）。入红囊中，于腊月晦日悬井中。毋着水，元旦出药入酒中煎数沸，于东向户中饮之。先自小者饮起，饮三朝。若每年饮，可代代无病。内外井中，宜悉着药，忌猪、羊、牛肉、生葱、桃、李、雀肉。"此书还载有多种其他的防疫酒剂。如避疫椒柏酒："除日，用椒三七粒，东向侧柏七枝，浸酒一瓶，元日饮之。"姜酒避瘟法："凡遇瘟疫行时，出门须先饮烧酒一杯，回家时仍再饮一杯，然后食别物，但勿至醉。不能饮者，出入可食姜蒜，或以塞鼻。"又方："姜豉和白术浸酒，举家常服（一方无术）。"又方："元日，吞赤小豆七粒，服椒酒一杯，却病避瘟。"《松峰说疫·卷之五·诸方·除瘟方》载松毛酒："可避五年瘟。松毛（细切，末），酒下二钱，日三服。"逐瘟方："地黄八两，巨胜子一升（研，再同地黄捣烂），牛膝四两，五加皮四两，地骨皮四两，官桂、防风各二两，仙灵脾三两。用牛乳五两，同甘草汤浸三日，以半升同乳拌仙灵脾，放磁瓶内，饭锅中蒸之，待牛乳尽出，方以温水淘切，同前药剉细，袋装，浸于二斗酒中数日，药味全下后去渣，十月朔饮至冬至。"

2. 防疫方药外用法 这一时期，防疫方药外用法，主要包括塞鼻及取嚏、点眼、洗浴、熨法等。

（1）塞鼻及取嚏 《松峰说疫·卷之一·述古》云："岐伯曰，不相染者，正气存内，邪不可干。避其毒气，天牝（天牝，鼻也。老子谓'玄牝之门'。毒气从鼻来，可嚏之从鼻而出）从来，复得其往，气出于脑，即不邪干。"故这一时期的外用防疫之法，也多从口鼻入手。

其中，单味药物主要是用香油、雄黄、川椒等。《松峰说疫·卷之五·诸方·避瘟方》云："又避瘟方，入瘟家，以麻油涂鼻孔，出再取嚏则不染。""入病家不染方：香油和雄黄、苍术末涂鼻孔，既出，纸条探嚏。如无黄、术，即香油亦可。饮雄黄酒一杯，或止抹雄黄于鼻孔即妙。"宋代陈无择《三因极一病证方论·卷之六·料简诸疫证治·入瘟家令不相染着》雄黄条云："上研细，水调，以笔浓蘸，涂鼻窍中，与病人同床，亦不相染。初洗面后，及临卧时点之。凡疫家自生恶气，闻之，即入上元宫，遂散百脉，而成斯病。宜即以纸捻探鼻嚏之为佳；如以雄黄点鼻，则自不闻。"清代沈金鳌在《杂病源流犀烛》中，引用了上述内容。《随息居重订霍乱论·治法第二·守险》曰："用川椒研末，时涂鼻孔，则秽气不吸入矣。如觉稍吸秽恶，即服玉枢丹数分，且宜稍忍饥，俾其即时解散，切勿遽食，尤忌补物，恐其助桀为虐，譬奸细来而得内应也。"

塞鼻、涂鼻或取嚏复方，则以芳香类药物或辟邪药物为主。《松峰说疫·卷之五·诸方·避瘟方》载透顶清凉散。其云："凡遇时令不正，瘟疫流行，人各带之，或嗅鼻，可免侵染。白芷、细辛、当归、明雄、牙皂等分，共为细末，磁瓶贮，勿泄气。用时令病者噙水口内，将药搐鼻，吐水取嚏，不嚏再吹，嚏方止。已患未患者皆宜用。"《验方新编·卷十七·咽喉》载"辟瘟防护保身良法"。其云："不能饮者食大蒜、涂雄黄酒于鼻中。或用人马平安散，或用紫金锭水磨涂鼻孔，一也；每看病毕即浣手，开瓶取搐鼻散搐之取嚏，二也。"其中，人马平安散，也是点眼的常用方。清代田绵淮《援生四书·卷二·护身宝镜·避疫》，亦持类似观点。其云："凡天行时疫，传染邪气，多于鼻孔吸入；若往病家，须用烧酒涂鼻，或用人马平安散涂鼻，要必食饱之后，饮酒数杯，方可出门。"《松峰说疫·卷之五·诸方·除瘟方》载太乙紫金锭，此方一名紫金丹、一名玉枢丹，可治"瘟疫烦乱发狂，喉闭喉风，以及阴阳二毒，伤寒心闷，狂言，胸膈滞寒，邪毒未出，俱薄荷汤下。凡遇天行时疫，沿街阖户传染者，用桃根汤磨浓滴鼻孔，再服少许，任入病家不染"；方用"雄黄（三钱，取明红大块研），朱砂（三钱，大而有神气者，研），麝香（三钱，真者拣净皮毛，研），川五倍子（二两，一名文蛤，捶破去虫屎，研），红芽大戟（一两五钱，去芦根，洗净，焙干为末。杭州紫色者为上，江南土大戟次之。北方绵大戟，色白性烈害人，勿用），千金子仁（一两，白者去油，一名续随子）"。此方制作时"渐加糯米浓汁调和，软硬得中，用杵捣千余下，至极光润为度。每锭一钱"；"病人每服一锭，势重者再服一锭，以通利为度。利后温粥补之"。《松峰说疫》载藜芦散，一名赤散方。此方可以纳鼻，"觉病作，取药末少许纳鼻中。嫌分量多，和时四分之一亦可，后皆仿此"。《杂病源流犀烛·卷二十·瘟疫源流》通气散用药与赤散相近。其曰："延胡索钱半，皂角、川芎各一钱，藜芦五分，踯躅花二分半。用纸捻蘸药，搐于鼻中取嚏，日三五次。"

《随息居重订霍乱论·治法第二·取嚏》解释了取嚏防疫之法的机理，并以此法来预防霍乱等病证。其云："霍乱诸痧，皆由正气为邪气所阻，故浊气不能呼出，清气不能吸入，而气乱于中，遂成闭塞之证。浊气最热，泰西人谓之炭气，炭气不出，人即昏闷而死。然呼出肺主之，肺开窍于鼻，用皂角末或通关散，或痧药吹入鼻中，取嚏以通气道，则邪气外泄，浊气可出，病自松也。"

（2）点眼 《验方新编·卷十七·咽喉》收录人马平安散，指出此方可以"治瘟疫毒气及臭毒痧胀腹痛等证。方用冰片、麝香、飞过明雄、飞过朱砂各五分，牙硝一钱，共为细末，瓷瓶紧收勿泄气，男左女右以少许点目大眦。用此入时疫病家则不沾染。"张璐《张氏医通》将此方命名为点眼砂。此外，《松峰说疫·卷之五·诸方·除瘟方》收录的人马平安行军散，亦为点眼方；用药与上方稍异，用"明雄、朱砂、火硝、枯矾、乳香（去油）、儿茶、冰片、麝香、硼砂、没药（去油）各等分，共为细末。点大眼角，男左女右。冰、麝少加亦可。一点绞肠痧，二点气腰痛，三点重伤风，四点虫蝎伤，五点火眼发，六点走风痛，七点急心痛，八点急头痛，九点火牙痛，十点牛马驴。"

（3）洗浴 《松峰说疫·卷之五·诸方·避瘟方》收录了多种洗浴用的方剂。如通治疫疠方："常以东行桃枝煎汤浴之（未病已病皆治）。"苍术汤："元日，饮苍术汤并用汤沐浴及焚烧，可避终岁疫。""一方，于谷雨以后，用川芎、苍术、白芷、藁本、零陵香各等分，煎水沐浴三次，以泄其汗，汗出臭者无病。"《验方新编》《奇效简便良方》等，所载洗浴防疫方与此类似。

（4）熨法 《验方新编·卷十五·瘟疫·瘟疫诸方》收载了熨法防疫，用单味药芥菜子："凡闻病人汗气入鼻透脑，即散布经络，初觉头痛，即用芥菜子研末，温水稠调，填肚脐中，隔布一二层，上以壶盛热水熨之，至汗出而愈。"此外，还有一种药物涂手心掩脐法："并治大头瘟。苍术、良姜、枯矾各等分，为末。每用一钱，以葱白一大个捣匀涂手心，男左女右，将手掩肚脐，手须窝起，勿使药着脐；又以一手兜住外肾前阴，女子亦如之，煎绿豆汤一碗饮之，点线香半炷久可得汗，如无汗，再饮绿豆汤催之，汗出即愈。"

在防疫方药的选择、使用方法和用量方面，《松峰说疫·卷之四·辨疑·辨用老君神明散东坡圣散子》有较为系统的论述。刘奎指出，在选择防疫方剂和药物时，需考虑运气条件、地理环境、患者体质等多方面因素，不可拘泥于一方。其云："至于用药之权衡，则又不得以漫投者。盖四方之风土不齐，群伦之老少各异；天道之寒暄无定，南北之燥湿顿殊。人在气交之中，或偏于阳，或偏于阴；或有时而壮旺，或有时而虚怯；即一人之身，一日之际，内伤七情，外感六气；其病情之出没隐现，真有若云龙之不可方物者。若必执一方以应无穷之变也，有是理乎？"防疫药物，如老君神明散、圣散子方等，多用辟邪药物或芳香类药物，有燥烈之性，因而内服必须谨慎，要对证施方，而外用则相对较为安全。刘奎曰："《活人》以老君神明散、东坡圣散子为治疫疠之的方，不拘日数之浅深、病症之吐下，亦不问阴阳表里，便率尔妄投，其不杀人如麻者鲜矣！盖二方中用乌、附、吴萸毒热之品，阴寒直中者，服之庶或无过。若伤寒传经热症，以及瘟疫、瘟毒正宜用芩、连、大黄之时，若投此汤，入口必毙。神明散用绢袋盛带，以此外治，不服食尚不能为害，至于圣散子则煎服之药，是断断乎不可用者。"而且，防疫方药，如果内服，用量不宜过大，且要因时、因地、因人制宜："夫古今之元气不同，观汉人之处方，动以两计，宋元而降，不过钱计而已。以汉人之方，治今人之病，吾知其过于峻重；以今人之方，治汉人之病，吾知其不及病情。此处方分两之未可泥也。"刘奎最后总结道："吾愿世之业医者不可拘于一定之方，亦不可执其一偏之见，变动不拘，权衡有准，则于岐黄一道思过半矣。"

虽然历代有多种防疫、治疫的成药成方，但疫病种类繁多，证候不一，而气候、地理、患者体质、病程等因素也需加以综合考虑，故有针对性地预防和辨证施治才是根本。《松峰说疫·卷之一·述古》云："虚实二字，三种疫病皆有之，即瘟中亦有虚实，但热多而无寒耳。瘟疫之来无方，然召之亦有其故，或人事之错乱，天时之乖违，尸气之缠染，毒气之变蒸，皆能成病。症既不同，治难画一。瘟疫多火热之气，蕴蓄于房户，则一家俱病；蕴蓄于村落，则一乡俱病；蕴蓄于市廛，则一城俱病；蕴蓄于道路，则千里皆病。故症虽多，但去其火热之气，而少加祛邪逐秽之品，未有不可奏效者也。"刘奎还引用他人之论，来佐证自己的观点。其云："周翰光曰，与急症急攻，并注意逐邪等论，当合看，务要因时制宜，变通不拘也。"

刘奎等前代医家的论述，给予我们很多启示。每一种疫病的证候和流行，都有其特征，必须明辨其病因、传染途径，因时、因地、因人制宜。《松峰说疫·卷之一·述古》云："凡治瘟疫宜清利者，非只一端。盖火实者宜清，气实者宜行，食滞者宜消，痰甚者宜化，皆所谓清利也。凡此数者，滞去则气行，而表邪自解，然宜用于实邪等证，而本非虚证之所宜。其有虚中挟实者，不妨少为清解。凡瘟疫宜下者，必阳明邪实于腑，而秘结腹满；或元气素强，胃气素实者，方可下。若大便虽数日不行，而腹无胀满，及大便无壅滞不通之状，或连日不食而脐腹坦然，软而无碍，此阳明胃腑本无实邪，切不可妄下以泄中气。盖诸误之害，下为尤甚，不可忽也。"

三、其他防疫方法

1.隔离预防　这一时期医家较之前代医家，对此有了更为深刻的认识，提出要远离发病地区而居，注意清洁居所，保持空气流通和清洁，远离疫病源或媒介生物，进入病家需涂鼻、洗手、闭气，不可食用病家饭菜，不可捡拾病者衣物等。

《随息居重订霍乱论·治法第二·守险》云："人烟稠密之区，疫病时行，以地气既热，秽气亦盛也。"因而，发生疫病之时，要注意避其秽气，远离疫病源："当此流离播越之时，卜居最宜审慎。住房不论大小，必要开爽通气，扫除洁净，设不得已而居市廛湫隘之区，亦可以人工斡旋几分，稍留余地，以为活路，毋使略无退步，甘于霉时受湿，暑令受热，平日受秽，此人人可守之险也。无如贪夫徇财，愚夫忘害，淫嬉泄沓，漫无警省，迨挥霍撩乱，突如其来，手足无措矣。"清代熊立品《治疫全书·瘟疫客难》云："则惟有当阖境沿门时气大发，瘟疫盛行递相传染之际，内则养定精神，外则加谨防范……毋近病人床榻染其秽污，毋凭死者尸棺触其臭恶，毋食病家时菜，毋拾死人衣物……则正气实而疫不能侵，元神旺而邪不敢入……然则人之当斯际者，其必审详，慎重预防未萌于将然，如洞烛其几于先事可也。"《验方新编·卷十五·烟瘴·辟烟瘴法》云："凡云、贵、两广等省地方，忽有一股香味扑鼻，即是瘴气，断不可闻，以免生病。"陈耕道指出，预服防疫药物，不如远离染疫之患者。其《疫痧草·卷上·辨论疫邪迅速一感即发》云："疫之为病，一感即发……亦有兄发痧而预使弟服药，盍若兄发痧而使弟他居之为妙乎？"《疫痧草·辨论避疫气》提醒医者曰："凡入疫家视病，宜饱不宜饥，宜暂不宜久，宜日午不宜早晚，宜远坐不宜近对。即诊病看喉，亦不宜与病者正对，宜存气少言，夜勿宿于病者之家，鼻中可塞辟疫之品。"医者与患者接触时，需做好自我防护，规避被传染的风险。

《鼠疫汇编·鼠疫原起》指出，鼠疫的发生与鼠类和环境有关系。其云："鼠疫者，疫将作则鼠先死，人感疫气，辄起瘰疬，缓者三五日死，急者顷刻。""信哉，此地气非天气也。何者同一邑也，城市者死，山林免焉？同一宅也，泥地黑湿者死，铺砖筑灰者免焉？暗室蔽风者死，居厅居楼者免焉？况一宅中婢女、小儿多死，坐卧贴地，且赤足踏地也。妇人次之，常在室也。男子静坐，又次之，寡出不舒散也。"预防鼠疫之法："顾其死者目必突而赤，顷刻有蛆，气极臭秽，移置他处，转面向风，勿触其气。""埋鼠须择荒僻之地，冢要二尺余深，使其气不能出而感人，此是第一要紧。切勿抛置路上及粪草堆里。"必须掩埋死鼠，避其秽气。《鼠疫汇编·避法第一》指出，要保证居住环境的清洁卫生，尤其注意空气清洁。其云"避之之法，当无事时，庭堂房屋，洒扫光明，厨房沟渠，整理洁净，房间窗户，通风透气，凡黑湿处，切勿居住"；"凡看疫症，切勿对面"；"如误触其气，急取逆风吹散之"；"并宜时常用如意油拭鼻，以避邪气；家中人不可坐卧贴地，奴婢小儿，俱要穿鞋；农人亦宜穿草鞋，以隔地气（分界各村，赤脚者多死，后俱穿鞋，遂平安）"。可以迁徙无疫之处，通风水清尤佳。"疫势稍急，即宜遽避，得大树下阴凉当风处为妙（树下避疫，外夷法也。验之本地，屋在树下俱平安。）。或泛舟水上尤妙，否则居近水当风处亦佳。雷廉十余年，凡船户及蜑家棚（蜑家即渔户也），从无犯此症者，可知也。""倘无处可避，则每日全家男女，俱出屋外有树木处，高坐吹凉。夜间回家，仍要开窗透风，且用极幼细之沙厚铺床底，将房间屋瓦拆开见天，自然平安"；"设避居他宅，必须清凉疏爽，不可众人拥杂一处，反易致病"。

此外，清初设有"查痘章京"的职务，专门检查患天花之人，一经发现，即迁离城中，以避免传染他人，"凡遇民间出痘者，即令驱逐城外四十里"。顺治曾下旨避痘："近日痘疹甚多，朕避处净地……此时奏告之人，概行禁止，如有违旨奏告者，不问事之是非，径行处斩。"同时，官方建立了对外来船只进行检疫的制度，使疫病通过海上贸易传入中国的途径得到了一定限制。

《增订叶评伤暑全书·附刻：喻嘉言〈瘟疫论〉序》为林起龙于康熙十四年七月朔所作，论述了掩埋病死尸体的重要性。其曰：《礼记·月令》云，孟春之月，先王掩骼埋胔，正以是月天气下降，地气上升，诚恐胔骼污秽之气，随天地之气升降，溷合为一，有害人物，故掩埋之。此预补造化，天无功也。盖以人在气交之中，如鱼在水，一毫渣滓，混杂不得。设川泽泼灰，池塘入油，鱼鲜有得生者。人受疫气，何以异此。是以自古圣君贤相，参赞化育，燮理阴阳，消弭疫端于平日，捍患御灾，煮粥施药，救济疫害于临时，人无横夭，世跻雍熙，文人解为泽及枯骨，失其旨矣。"书中还记录了当时有人设立坛厂，以焚烧患痘症而死的小儿。其曰："近有好事之辈，设立坛厂，每于小儿出痘之年，购求夭亡尸骸，虽经埋瘗，亦必刨集如山，架火焚烧，烈焰张炽。"但他反对火化防疫法，认为此法导致了疫病的流行传染。在火化过程中，若触及疫死者的尸骸，即有感染疫邪的可能性。故无论是掩埋死者，还是火化，均需做好防护工作。

2. 接种预防　人们发现，罹患过天花和麻疹之后，便不会再患此病。《医宗金鉴·痘疹心法要诀·卷一·痘原》云："上古无痘性淳朴，中古有痘情欲恣。痘禀胎元出不再，毒之深浅重轻识。天疮之名因天禀，疮形如豆痘名居。塞北不出寒胜热，毒发必自待天时……古人谓痘禀胎毒，此定论也。惟禀于胎元，故一出不再出也。"

人们在长期生活和医疗实践中，发现了接种预防痘疹之法。《医宗金鉴·痘疹心法要诀·卷一·人事顺逆险》曰："险逆时和无病吉，不和有病定然凶。由此故识种痘善，人事能回天命亨……由此观之，可识种痘之善，以得其天时之和；儿素无病，其中即有毒之重者，而人事克尽，亦能挽回天命而致亨也。"

《医宗金鉴·幼科种痘心法要旨》记载："古有种痘一法，起自江右，达于京畿。究其所源，云自宋真宗时，峨眉山有神人出，为丞相王旦之子种痘而愈，遂传于世。其说虽似渺茫，然以理揆之，实有参赞化育之功，因时制宜之妙。盖正痘感于得病之后，而种痘则施于未病之先；正痘治于成病之时，而种痘则调于无病之日。"康熙大力推广种痘之法，其《庭训格言》云："训曰，国初人多畏出痘，至朕得种痘之方，诸子女及尔等子女皆以种痘得无恙。今边外四十九旗及喀尔喀诸藩，俱命种痘，凡所种皆得善愈。尝记初种痘时，年老人尚以为怪，朕坚意为之，遂全此千万人之生者，岂偶然耶？"由此，种痘法得到了广泛传播，并不断改进和完善。

种痘之法涉及种苗的选择、保存，种痘的方法，种痘后的调摄，以及禁忌。"至若痘痂之何以为顺？选苗之何以善藏？天时之何以得正？种期之何以为吉？调摄之何以合宜？禁忌之何以如法？形气之何以可种？与痘衣痘浆之弊，一一条分缕晰，细列于后。"

首先是种苗的选择和保存。《医宗金鉴·幼科种痘心法要旨·选苗》云："苗者，痘之痂也……痘之不顺者，出不尖圆，色不红润，浆不充满，所落之痂，黑暗而薄……此等痘痂，断不可用。痘之顺者，始终无夹杂之证，出则尖圆，色则红润，浆则充满；所落之痂，苍蜡光泽，肥大厚实。"清代朱奕梁《种痘心法》云："痘苗传播愈久，药力提拔愈清，人工选炼愈熟，火毒汰尽，精气独存，所以万全而无患也。"且时苗传种七代之后，变成熟苗，毒力会进一步降低，接种更加安全。《医宗金鉴·幼科种痘心法要旨·蓄苗》曰："若遇热则气泄，日久则气薄，触污秽则气不清，腑不洁则气不正，此蓄苗之法，所以不可不慎也。如遇好苗，须贮新磁瓶内，上以物密覆之，置于洁净之所，清凉之处。其所贮之苗，在春天者，一月之痂可种。冬令严寒，四五十日之痂尚可种。"

其次，《医宗金鉴·幼科种痘心法要旨·种痘要旨》将种痘法分为四种，分别为痘浆法、痘衣法、旱苗法、水苗法。其曰："尝考种痘之法，有谓取痘粒之浆而种之者；有谓服痘儿之衣而种之者；有谓以痘痂屑干吹入鼻中种之，谓之旱苗者；有谓以痘痂屑，湿纳入鼻孔种之，谓之水苗者。"这四种种痘之法，有优劣之别："然即四者而较之，水苗为上，旱苗次之，痘衣多不应验，痘浆太涉残忍。故古法独用水苗，盖取其和平稳当也。近世始用旱苗，法虽捷径，微觉迅烈。若痘衣、痘浆之说，则断不可从。"

种痘法中的水苗法，见《医宗金鉴·幼科种痘心法要旨·水苗》一节。其曰："方可用上好痘痂种之……用新棉些须摊极薄片，裹所调痘屑在内，捏成枣核样，以红线拴定，仍留寸许，长则剪去。将苗纳入鼻孔，分男左、女右，不可离人，时时看守……下苗后必以六个时辰为度，然后取出……至七日始发热，发热三日而苗见，见苗三日而出齐，出齐三日而灌浆，浆足三日而回水结痂，大功成矣！"此法最佳，"夫水苗之所以善者，以其势甚和平，不疾不徐，渐次而入；既种之后，小儿无受伤之处，胎毒有渐发之机，百发百中，捷于影响，尽善尽美，可法可传，为种痘之最优者。"

《医宗金鉴·幼科种痘心法要旨·旱苗》载旱苗法云："旱苗种法，用银管约长五六寸，曲其颈，碾痘痂极细，纳于管端。按男左、女右，对准鼻孔吹入之，至七日而亦发热。"但此法存在一定缺陷，"轻吹之则不骤入，重吹之则迅烈难当。且恐流涕过多，苗随涕去，往往不验"；若"儿体壮盛，犹或可施"。故后来种痘，"独取于水苗也"。

此外，《医宗金鉴·幼科种痘心法要旨》还记载有"痘衣种法"。其云："小儿出痘者，当长浆。浆足之时，则彼痘气充盛，取其贴身里衣，与未出痘之儿女服之；服二三日，夜间亦不脱下；至九日、十一日始发热，此乃衣传。然恐气薄不透，多有不热不出，其法不灵，故不可用。"还有"痘浆种法"。其曰："择小儿出痘之顺者，取其痘浆以棉拭之，分男左、女右，塞入鼻中，亦能发痘。但取痘浆之时，不令本家知觉，捏破痘浆，盗以作种，使彼真气宣泄，毒不能解，此忍心害理不仁之事也。同志者切宜深恶而痛绝之，又岂可尤而效之也哉！"痘衣法接种效果不稳定，痘浆法对患儿有一定损害，而且痘浆毒力偏强，故《医宗金鉴》不建议使用这两种种痘法。

再次，《医宗金鉴·幼科种痘心法要旨》有"可种""不可种"两篇，描述了适合种痘的体质。指出小儿体质较强，无其他疾病者可以种痘；反之，五软、五硬，有其他疾病在身，气血不足，脾胃虚弱，精神倦怠，脉不和平者，不可种痘。

种痘之后，要注意对接种儿童的调摄。《医宗金鉴·幼科种痘心法要旨·调摄》云："种痘之在调摄，最为紧要，自始至终，不可稍忽，如避寒热、慎饮食是也。"该篇指出，要根据天气严寒、温暖的不同情况，对小儿衣着、被褥进行加减，饮食方面不可过甚，还要注意不可过食辛热、肉类、生冷、凉浆等。其云："倘稍有不谨，以致小儿或为寒热所侵，或为饮食所伤，咎将谁诿乎？此不知调摄者，所以断不可与种也。"其实，此类调摄原则，也适用于其他患有疫病之人。此外，还要注意禁忌，"常烧避秽香，以避偶尔不正之气"。

最后是观察种痘的效果，如未能出痘，需补种。《医宗金鉴·幼科种痘心法要旨·补种》云："下苗后，宜令亲切之人左右看守，恐他人用心之不慎也。若视为泛常，看守疏忽，恐小儿恶其苗塞鼻中，不时捏出，使苗气一泄，种多不验。所以种而不发者亦有之也。然或小儿五内壮实，不受苗气，艰于传进不发者亦有之。更有胎毒深邃，潜藏内蓄，虽苗气传至，不能引出不发者亦有之。俱当俟逾十一日为度。过此不发，然后察天时和顺，再为补种之亦可。"如遇痘自出，则需及时救治。《医宗金鉴·幼科种痘心法要旨·自出》曰："种痘以七日为期。五脏传遍始发热者，常也。或有至九日、十一日而发者，此传送迟慢之故，亦无足虑。若发热于五日以前，此时苗气尚未传至，其毒何由而发？必因种后适逢天行时气，小儿感染而成。是乃自出之痘，非关苗气出引者。种痘者不可不知，要当于未种之时，预为申明其说焉。"

3. 养生防疫 《松峰说疫·卷之一·述古》指出，人罹患疫病，多因正气虚衰。其曰："疫如徭役之役，沿门阖户皆病之谓。齐俗谓，小儿生痘为当差，亦即徭役之义。天地以生物为心，寒热温凉，四气递运，万古不易，人生其间，触之而病者，皆因起居无时，饮食不节，气虚体弱，自行犯之，非寒暑之过。"

预防疫病要注意饮食、起居、情志等方面的调摄。《黄帝内经·素问遗篇·刺法论》曰："不相染者，正气存内，邪不可干。"陈耕道《疫痧草·辨论疫邪所由来》亦云："然人气禀厚，正气旺，精神强固，气血充和，呼吸之间，疫毒无自而干。即或气禀薄，正气弱，而寡嗜欲，节饮食，调寒暖以慎起居，使脏气和谐，精神清畅，疫毒虽厉，究亦邪不胜正。否则疫毒之干，诚易易也。"余伯陶《疫证集说·卷一·防疫刍言》云："避疫之法，莫要于自保其身。经云，正气存内，邪不可干。能使吾身不失其固有之健康，则八方之贼风，四时之异气，自无可乘之隙。寝兴失时，饮食愆度，以及逾量之酒，失饪之馔；又若饐餲馁败、一切腐朽之类，一有不慎，病即随之。未病之人，固须恒食新鲜之物，或当枵腹之候，万勿接近病人。每日须向旷地散步，输换两间清明之气。然行动不得过劳，劳则神疲，疲则外邪易触。"

其一，节饮食。《素问·痹论》曰："饮食自倍，肠胃乃伤。"节饮食对于防疫有重要意义。首先需注意控制食量，避免过饱伤及脾胃，亦不可妄服补益之品，以免邪气得补而愈炽。《随息居重订霍乱论·治法第二·守险》云："惟过饱则胃气壅塞，脾运艰迟，偶吸外邪，遂无出路，因而为痧胀成霍乱者最多。故夏令不但膏粱宜屏，虽饭食且然；况无故喜服参药，妄食腻滞之物，如龙眼、莲子以图补益，而窒塞其气机哉！设犯痧秽之邪，多致不救……过饱不可，过饥亦不可。不饱非饥之谓，宜知之。"其次，要多食用清淡的食物。《随息居重订霍乱论·治法第二·守险》云："因近人腹负者多，厚味腊毒，脏腑先已不清，故秽浊之邪，易得而乘之，同气相求，势所必然之事。""无论贫富，夏月宜供馔者，冬腌干菜、芦菔、芹笋、凫茈、丝瓜、冬瓜、瓠芦、豇豆、紫菜、海带、海蚜、大头菜、白菜、甜菜及绿豆、黄豆所造诸物，人人可食，且无流弊。肉食者鄙，焉知此味？呜呼！苟能常咬菜根，则百事可做，岂但性灵不为汩没，足以御挥霍撩乱之灾乎？"再次，要注意饮食的温热寒凉。其云："鳗、鳝性热助阳，鳖性寒滋阴，然或有毒者，夏令更有蛇变者，尤勿轻尝。即无毒者，其质味浓厚，腻滞难消，如吸外邪而误食之，皆难救治。市脯尤觉秽浊，或宜杜绝。""瓜果冰凉等物，虽能涤热，过食骤食，既恐遏伏热邪，不能泄越，又虑过度，而反为所伤，并宜撙节为妙。若口不渴，汗不出，溺不赤者，诸冷食皆在所忌也。"

其二，慎起居。《疫痧草·自序》云："盖今人气禀，不逮古人，抑且起居失调，所以疫疠之毒，乘虚而入肺胃，以致烂喉发痧也。"《随息居重订霍乱论·治法第二·守险》云："冬夏衣被过暖，皆能致病，而夏月为尤甚，既因暖而致病矣。或又因病而反畏寒，以热郁于内，而气不宣达也。再加盖覆，则轻者重，而重者即死矣。竟有死已许久，而旁人未知者，年来闻见甚多。此如开门揖寇城已陷，或有尚在梦中而不觉者，可叹也已！亦勿过于贪凉，迎风沐浴，夜深露坐，雨至开窗，皆自弃其险，而招霍乱之来也，不可不戒。"其指出衣被不可过暖，又不可贪凉。《疫证集说·卷一·防疫刍言》云："每日更宜澡浴，不仅洁身去垢，有裨卫生，且使百脉流通，精神充长。疫之中人，虽四时皆有，而夏秋之交，受疫尤易者。其故有二：一因人之肌肤脉络，得寒常敛，得热常弛，弛则腠理不密，外邪易侵。一因烈日暴暑，大雨忽来，将场圃之蒸毒，阡陌之朽腐，沟浍之臭垢，一洗而流入河渠，波及廛市，则酿疫之媒，所在皆是，可不惧哉！"《疫证集说·卷一·防疫刍言》云："地无论南北，时无论炎凉，人无论中外，得生气则生，得死气则死。死气者卑下，湿郁朽烂沉闷是也；生气者高爽，轩敞精洁雅静是也。天地清明之气，草木畅达之气，山川灵秀之气，皆生气也。西人往往结庐于名山佳岛，以为避暑之处，亦即寓避疫之意焉。"其指出为达到防疫目的，应每日洗浴，并且需注意生活环境的清洁卫生。

其三，调情志。情志失常易伤正气。《松峰说疫·卷之一·述古》云："如家中传染者，缘家有病人，旦夕忧患，饮食少进则气馁，感其病气，从口鼻入。"家中有染疫之人，不仅旦夕共处一室，更因心中忧虑，不思饮食，而正气受损，邪气易趁虚而入。故需调节情志，守心正心以防疫。《疫痧草·辨论避疫气》云："疫邪，厉气也，厉气不胜正气。医者至疫家诊脉定方，殚心竭虑，必求危病得安而后快，是正气也。在我有正气，在外之厉气，何自而干之乎？"《验方新编·卷十七·咽喉》"辟瘟防护保身良法"云："至病家行坐莫离客位，切不可起贪淫念之心。"医生为患者诊病，心存正气，不起邪念，也是一种自我保护。《松峰说疫·卷之五·诸方·避瘟方》云："入病家不染：用舌顶上颚，努力闭气一口，使气充满毛窍则不染。""凡入瘟家，常以鸡鸣时默念四海神名三七遍。百邪不犯。"《松峰说疫·卷之一·述古》还记录有一些心存正气不染疫病的案例。如："一说部载岷俗畏疫，一人病阖家避之，病者多死。刺史辛公义命皆舆置厅事，暑月，病人填廊庑，公义昼夜处其间，省问施治，病者愈，乃召其亲戚，谕遣之归，皆惭谢而去，风俗随变。松峰曰，辛公之不染疫，乃清正仁爱，存心得报，世之作吏者，不可不知也。""晋陵城东遭大疫，传染病者人不敢过问。有熊礼妻钱氏，归宁后闻翁姑疫，欲趋视，父母不许。妇曰：娶妻原为奉事翁姑，今病笃不归，与禽兽何异？随只身就道。既抵舍，其翁姑见鬼相语曰：诸神皆卫孝妇至矣，吾等不速避，被谴不小。自是翁姑皆愈，阖门俱不传染。松峰曰：邪不侵正，孝可格天，真祛疫之良方也。"此类记录尚多，不一一列举，主要是歌颂了医者的高尚品德，强调需及时救治病患，不可弃病者于不顾。当然，亦需对疫病患者采取妥善的隔离与防治措施。

其四，重禁忌。《治疫全书·瘟疫客难》指出，疫病流行之时，当注意调摄，勿犯禁忌，保护正气。其云："则惟有当阖境沿门，时气大发，瘟疫盛行，递相传染之际，内则养定精神，外则加谨防范，而毋犯房劳，毋妄动作，毋忍饥饿，毋伤饮食，毋啖生冷，毋餍肥甘，毋肆骂詈，毋鸣锣鼓，毋贪凉坐卧湿地，毋冒雨感受风寒……常以苍术、雄黄辟秽，大蒜、火酒驱秽，则正气实而疫不能侵，元神旺而邪不敢入。"《鼠疫汇编·避法第一》云："平时不可食煎炒大热物，不可饮冷冻汤水，男子或因房事感起者难救，尤宜戒慎，节欲为是。""四句要诀，居要通风，卧勿粘地，药取清解，食戒热滞。"《随息居重订霍乱论·治法第二·守险》提倡戒酒。其云："若纵饮无节，未有不致病者，又惟夏月为尤甚。宋·刘元城先生云：余初到南方，有一高僧教余，南方地热，而酒性亦热，况岭南烟瘴之地，更加以酒，必大发疾。故余过岭，即阖家断饮，虽遍历水土恶劣，他人必死之地，余阖家十口皆无恙。今北归十年矣，无一患瘴者，此其效也。苏文忠公云：器之酒量无敌，今不复饮矣。观此则妄人所谓酒可以辟瘴疫者，岂非梦呓。夫瘴疫皆是热浊秽毒之气所酿，同气相求，感受甚易。且酒之湿热，久蓄于内，一旦因邪气入之而并为一家，其势必剧，其治较难，其愈不易，纵性耽曲蘖，甘醉死而不辞者，夏令必须戒饮，或不屈死于挥霍撩乱之中也。"

第六节　小结

　　清代至新中国成立前，疫病学术主要从两方面推进：一是蓬勃兴起的温病研究，二是一直在发展的伤寒学术。温病研究方面，首先是温疫派承接明代医家的研究成果，起点较高，发展较快，而且多种单病种专著先后问世，对疫病的诊治有着极为重要的价值，戴天章、杨璿、余霖是其中的代表人物。之后，叶桂、薛雪、吴瑭和王士雄等医家，深入研究了温热、湿热类疾病，创立了卫气营血辨证和三焦辨证，并发展了疫病的诊断和治疗方法。而伏温研究，也由雷丰、柳宝诒、叶霖等向前推进。伤寒学术研究方面，从明代后期开始的伤寒研究热潮一直延续到清代中期，产生了错简重订、维护旧论、辨证论治等派别，他们在伤寒体系内研究疫病，细致探讨了伤寒与温病的区别和联系，对疫病学术发展也起到了一定作用。但应该说，温病学派的创见更多，对疫病学术发展的贡献也更大。

　　温疫派强调祛邪外出、清热解毒、调畅气机、养阴补阳，注重疫病患者的后期调养，创立专方治疫。其中有代表性的，如杨璿的升降散、余霖的清瘟败毒饮等。而专病论治，主要集中于痨瘵、鼠疫、痘疹、疟疾、痢疾、霍乱、喉痧、白喉、霉疮等疫病。其中有较多创见的，有吴澄《不居集》、郑梅涧父子《重楼玉钥》、李纪方《白喉全生集》、雷丰《时病论》，以及熊立品《瘟疫传症汇编》、罗文杰《肺痨病自疗法》等。但是，温疫派一直未能形成完整的、切于临床实用的辨证论治体系，面对病种繁多的疫疠，多是一书一病，其经验未能得到更为系统、全面的总结。

清代中叶，叶桂创立卫气营血辨证，吴瑭创立温病三焦辨证，形成了温病学的辨证论治体系，从而推动了整个温病学的发展。

叶桂阐明了温病的发生发展机理及其与伤寒的区别，明确提出温邪是温病的病因，突出了温病病因的温热性质；叶桂接受吴有性邪从口鼻而入的观点，概括新感温病的受邪途径是"温邪上受，首先犯肺，逆传心包"。叶桂创立了卫气营血的辨证纲领，阐明了卫气营血病机的浅深层次及轻重程度。诊断方面，叶桂发展了温病诊法，在察舌、验齿、辨斑疹、辨白痦等方面成就卓著。治法方面，叶桂继承了前辈辛凉解表、养阴清热、滋肾泻火、固护胃阴等寒凉为主的治疗法则；指出保养津液是温病治疗的重要法则，留得一分津液，便有一分生机，处方以轻清灵巧见长。

吴瑭集诸家温病辨证论治之大成，创立了温病三焦辨证，对四时热病的传变规律条分缕析，提出"清络、清营、育阴"治温三法，化裁张仲景方和叶桂经验方，创制出银翘散、桑菊饮、清络饮、清营汤、大定风珠等方，使温病辨证论治的体系趋于完善。

疫病学术体系，经过清代医家的完善，具备了一定的规范，得到了较多的运用，在应对大疫的过程中不断发展。而到了清代后期至新中国成立前，西医学的传入对中医疫病学的发展产生了不可忽视的影响，对疫病病因病机的认识更加深入、细致，也产生了寒温统一的学术尝试，伏邪说又有了一定发展。这些发展和变化，一直影响到今天。这些，笔者将在后续工作中一一进行研究。

结　语

　　本研究以中医防治疫病的学术源流为考察对象，着重探究历代防治疫病理法体系，包括病因、病机、诊法、治法、方药、预防等方面认识的传承与发展，兼顾"伤寒温病之辨"与"伏邪新感之争"这两条重要线索。笔者以历史时代为纲，以理法方药体系和医家医著为目，分析了疫病相关理法体系在历代的创立、发展、传承和创新情况，并对相关学术流派的形成、发展和影响进行了论述；认为在中医防治疫病理法体系发展的历史进程中，有下述医家及著作有创造性的成果。通过研究其主要学术思想，包括辨证理论、治则治法、方剂药物等，笔者总结如下。

　　1. 疫病概念的历史演化　先秦两汉时期，疫病的概念，涵括于热病、伤寒、温病三种概念之中，这三种概念有部分重合和混用。《黄帝内经》使用热病概念较多，《伤寒论》主要使用广义和狭义伤寒概念，温病概念在这一时期运用较少。这种涵括对后世影响极大，疫病学术始终伴随着伤寒和温病学术的发展而发展。

　　魏晋隋唐时期，疫病概念的争论主要在于三个问题：伤寒与温病的关系，伏邪与新感的关系，伤寒与时行的关系等。王叔和、葛洪、陈延之、孙思邈等，从病因、发病、传变、用药等方面，论述伤寒、温病的实质区别。具有明确流行性的时行病概念被提出，其病因、病机、证候、治法、方药体系逐渐完善，并常与伤寒、温病相提并论，中医防治疫病的学术出现了独立发展的迹象。

　　宋代医家虽然已经在实践中发现伤寒、温病不可混提，但仍较多采用张仲景伤寒方药治疗时病。诸家对《伤寒论》学术的尊崇，对学术视野有一定限制，未能取得突破性的研究成果，仅有郭雍秉承求实精神，以"补亡"伤寒理论为名，行研究、推动温病学术之实，对后世研究者有较大的启发。

　　明初对《伤寒论》的深入研究，推进了疫病学术研究。伤寒学者王履、陶华、刘纯、楼英、李中梓、缪希雍、王肯堂、张介宾等，对伤寒、温病、疫病的概念进行了辨析，并对多种温热病之病因病机、辨证规律、治疗方法等，有较为详细的论述。吴有性明确区别伤寒、温疫，从病因、传染性、感邪途径、发病、病位、初起证候、传变机制、邪解方式、治疗方法、治疗效果等方面，对温疫和伤寒做了较为细致的区别，纠正了当时历史对"温""瘟"概念的模糊认识。

清代至新中国成立前，疫病学术主要从两方面推进：一是蓬勃兴起的温病研究，二是一直在发展的伤寒学术。这一时期，疫病的概念主要包括在温病体系之内，尤其是温疫派对多种疫病进行了研究，形成了相关专著；而伤寒学者细致探讨了伤寒与温病的区别和联系，对疫病学术发展也起到了一定作用。

2.疫病病因病机认识的历史发展 先秦两汉时期，较为科学的疫病病因认识主要为气候反常和外邪入侵，在知识分子群体中，气候反常与疫病直接相关的认识颇为流行；而《黄帝内经》《伤寒论》等医家著作，则认为外邪入侵导致了疫病发生。

魏晋隋唐时期，对疫病病因的主要认识有：气候变化失常、时行之气、疠气（乖戾之气）、寒毒、温毒、邪毒、动物、虫类、社会因素等。对疠气（乖戾之气）的论述，表明此时医家对疫病"多相染易"的传染性有了更为深入的认识。《伤寒例》《小品方》等，提出"温毒"之说，摆脱了疫病全由"寒"邪所致的观点。同时，这一时期对疫病病机的认识较之前代大为丰富，奠定了中医疫病病机理论的基本架构，主要提出热邪伤阴、动风（热极动风、阴虚生风）、热盛狂躁、热毒动血、毒气传心、发斑（烂胃发斑、温毒发斑、热毒发斑）等观点。

金元医家在疫病病因理论方面的创见，主要为刘完素的"秽毒"说、张从正的"邪气"说。此外，张从正、李东垣都强调了药邪、药害对疫病发病的影响。而李东垣认为，脾胃内伤是疫病的主要内因。在病机方面，刘完素提出的火热论对后世影响较大，而李东垣提出了火伏发病之说。这一时期，刘完素、张从正等，对宋及以前提出的伏邪（伏气）说、新感说也有新的阐发。

明代的万全，指出疫病因戾气而生，从火与湿论温病病因，认为疫病主要由口鼻而入，阐述了上受之邪先犯肺卫、次犯心血的传变规律。吴有性创立"戾气致疫"学说，详细阐述了戾气的特点、戾气种属的特异性、戾气的传播途径、戾气与发病的关系，强调其从口鼻而入、具有特异性等。《证治心传》认为，疫病的病因包括戾气、六淫，传入途径为口鼻，提出"取清轻之味清肃肺卫；若失治久延，渐入荣分，有逆传、顺传之候""顺传胃府，法宜急下以存阴液"，以及勿"拘执六经限日"传变等观点。喻昌则认为，疫邪从口鼻而入，"必先注中焦，以次分布上下"。

清代叶桂，阐明了温病的发生发展机理及其与伤寒的区别，明确提出温邪是温病的病因，突出了温病病因的温热性质；叶桂接受了吴有性邪从口鼻而入的观点，提出新感温病的受邪途径，是"温邪上受，首先犯肺，逆传心包"。吴瑭则认为，温病有伏气、新感、戾气三因，并将温病分为九种，具有三焦传变规律。后人多承袭吴有性、叶桂等医家的疫病病因、病机认识。

3. 疫病辨证、辨病论治体系的历史建构过程　先秦两汉时期，更多采用辨证与辨病的结合。《伤寒论》以六经辨证体系，紧扣外感热病所具有的发热、脏损、谵狂等主要特征，把握其发病和传变的一般规律，揭示了外感热病的基本证候特点。张仲景诊治的外感热病，有很大一部分具有流行性或传染性特征、病势危重，属于疫病范畴。《伤寒论》六经辨证可运用于疫病，属于时间辨证，是对疾病进程的判断，与后世卫气营血辨证的精神实质是一致的。这一时期的《黄帝内经》《伤寒论》还描述了一些属于疫病范畴的具体疾病，主要有暑病、疟疾、痢疾、霍乱、麻风、黄疸、阴阳毒等。

魏晋隋唐时期，诸医家在疫病相关病证的框架内，提出了伤寒、温病、寒热、暑病、时行、疫气、冬温、寒疫、温疟、风温、温毒、温疫等概念；辨证模式方面，有时气病六经日期辨治、时气病表里日期辨治、天行病日期辨治和疫疠病脏腑辨治等。另有辨病论治伤寒斑疮、天花、麻风和骨蒸等。

宋代在疫病证治上强调辨别寒温，主张因时、因地、因人对辛温发汗方进行加减，适当使用寒凉药物。现存文献中，对疫病相关证治创见较多的，有韩祗和、庞安时、朱肱、郭雍等医家的著作。金元时期，主要有刘完素提出的火热论及表里寒凉辨治，张从正的攻邪论，以及张元素、李东垣的脏腑辨证治疫和罗天益的三焦辨证治疫等。

明代万全、吴有性等医家，都提出了戾气致疫的观点。其中，吴有性认为邪伏膜原，提出了表里九传的辨证规律；而《证治心传》认为疫病有顺传、逆传之不同；张介宾指出了疫气致病的四个特点，提出"阴不足则阳乘之"；喻昌尝试以三焦分论邪气所犯部位，对后世有一定影响。

清代叶桂、薛雪、吴瑭和王士雄为代表的主流温病派兴起，其主要学术方向为温热、湿热类疾病研究，创立了卫气营血辨证和三焦辨证，比吴有性的表里九传理论更适合疫病的临床辨治，可以与伤寒六经辨证鼎足而立。叶桂卫气营血辨证，阐明了卫气营血病机的浅深层次及轻重程度，在诊断方面发展了察舌、验齿、辨斑疹、辨白痦等。吴瑭集诸家温病辨证论治之大成，创立了温病三焦辨证，对四时热病的传变规律条分缕析。而伏温研究，也由雷丰、柳宝诒、叶霖等向前推进。

4. 疫病治法方药在历史上的丰富和演化　先秦两汉时期，治疗疫病的基本原则，如《素问·至真要大论》所言："治寒以热，治热以寒。"《灵枢·热病》曰："以泻其热而出其汗，实其阴以补其不足者。"《伤寒论》提出泻热、解表、存阴等原则，具体治法有汗、清、下等，总的思路为扶正祛邪，奠定了治疗疫病的理法基础。

魏晋隋唐时期医家，受到先秦两汉时期清热、实阴的原则影响，采用的治法也以辛温解表为主，以下法为辅。但随着对疫疠、时行、温病等研究的开展，清热解毒、清热凉血、气营两清、苦酢清热、养阴解表、养阴清热、辛凉解表、表里双解、增液攻下等治法，得到了一定的发展和运用。同时，这些医家也较多地采用了针灸、摩治、熏蒸等外治法。魏晋隋唐医家创立了大量方剂，针对性地解决温病、时行、疫疠等的典型症状；同时，提出了天行病依日期遣方等法。在用药方面，寒凉、苦酸类药物的使用明显增加，而专病专药的认识得到了一定的累积，如疟病用蜀漆等。

金元医家开始较多地使用寒凉治法，如刘完素寒凉法、张从正汗吐下三法、朱丹溪养阴保精法等。此外，还有张从正的三因制宜思路、李东垣的甘温除热法及朱丹溪瘟疫补、散、降三法，各具特色，对后世产生了极大的影响。

明代万全总结了多种防疫之法，强调逐邪、解毒，提出"以物制气"的治疗理念；灵活运用解表、和解、清气、通下、清营、凉血、滋阴、祛湿、开窍等法；结合六经分论证候、治法和方药。吴有性在治法上，强调逐邪为要，随机立法处方，反对妄补；指出邪伏膜原，直捣其穴；邪毒传胃，攻下逐邪；泻下不忘养阴，攻补兼施；反对麻桂强汗，主张白虎清消；注重顾护胃气。袁班在治法上以大剂泻下为主，注重清热、养阴。张介宾在治疗方面提倡急证急治、宜专宜狠、内外同治、针药并施。喻昌治疫则以逐邪为主，兼以解毒。

清代的温疫派学者，强调治疗疫病需祛邪外出、清热解毒、调畅气机、养阴补阳，注重疫病患者的后期调养，创立专方治疫。其中，代表性方剂有杨璿的升降散、余霖的清瘟败毒饮等。而专病论治，主要集中于痨瘵、鼠疫、痘疹、疟疾、痢疾、霍乱、喉痧、白喉、霉疮等疫病。温热派的叶桂，则继承了前辈辛凉解表、养阴清热、滋肾泻火、固护胃阴等寒凉为主的治疗法则，指出保养津液是温病治疗的重要法则，处方以轻清灵巧见长。吴瑭提出"清络、清营、育阴"治温三法，化裁张仲景方和叶桂经验方，创制出银翘散、桑菊饮、清络饮、清营汤、大定风珠等方，使温病辨证论治的体系趋于完善。疫病学术体系，经过清代医家的完善，已经具备了一定的规模，得到了较多的运用，在应对大疫的过程中不断发展。

5. 疫病预防、调摄理论和方法的丰富和完善 对疫病预后的判断，先秦两汉时期认为，首要是考察患者脉象，其次是观察热病汗后情况，再次是对阴液的判断，最后是对神志状态的判断。在疫病预防方面，魏晋隋唐医家主要注重环境消毒、个人卫生，创制了多种预防疫病的方药，采用熏烧、悬挂、佩戴、口服、鼻吸、敷擦、洗浴等方式，基本上奠定了后世防疫的基础。而在疫病调摄方面，历代都强调谨遵禁忌、病后防复，要求谨慎食饮、避免疲劳、节制欲望；从脏腑而言，主要注意调养胃气、养心宁神、滋补肾阴。

自《伤寒论》以来的疫病学术，偏重于寒、风二因，所论疾病以冬月伤寒、中风为主，对其他病证论述相对不足，辛温类治法居于主流；金元之后，尤其是明清温病学创立之后，对温热、湿热病邪的探讨有了较大发展，火、热、湿、暑等邪受到了较多重视，寒凉类的治法和方药在疫病治疗中的运用也逐渐增多；而喻昌、郑宏纲等医家着重论述了燥邪，形成了养阴清润的治疗思想。但历代医家始终认为，疫病的辨证要点是发热、脏损、谵狂，治法为泻热、解表、存阴、解毒等，强调扶正祛邪。无论后世提出了怎样丰富细致的诊法、灵活多变的治法，使用了更多的治疫方剂和药物，但在整个中医防治疫病学术史上，疫病的辨证要点和治疗原则是一以贯之的。

有学者指出，《伤寒论》是一部广义的外感热病学，张仲景六经辨证、辨证求因的学术思想，奠定了温病卫气营血、三焦辨证之基础，从而推进了温病病因学的演化发展。应该说，伤寒与温病之间在学术上更多是继承、发展和互补的关系。

任何理法体系，都不能只构建在理念上，而必须经受实践的检验。毫无疑问，无论是张仲景的伤寒学术，还是叶桂等医家的温病学术，都是经受住了实践检验，才脱颖而出的，并且在后世得到不断的发展和完善；其各自的优势和局限，也在临床中显现。我们现在要做的，就是要弄清这些学术的真正内涵，首先是继承，然后才是融合、发展及创新。

同时，我们可以发现，疫病学术在整个中医发展史的每一个关键节点，都扮演了重要角色，甚至在多数时候产生了决定性的影响。伤寒温病之辨，不只是中医防治疫病史的主流，也是整个中医学术发展史的主流。

中医学的发展壮大，正是由于一代代医者充分汲取前人智慧，尊古而不泥古，继承之并发扬之的结果。而我们今天研究疫病史，也正是抱着同样的目的，只有清楚中医防治疫病的学术源流，完整继承前辈留下的疫病证治经验，我们才能更好地发展中医疫病学术，更好地在临床上进行运用。故笔者不揣浅陋，系统梳理历代医家防治疫病学术之精华，以求教诸方家。

后 记

这部拙著是由我的博士后出站报告修订完善而成，前后历经 12 年，9 次大规模修订。

从在中国科学技术大学硕博连读开始，我一直选择的是中医疾病学术史的研究方向，博士后期间有幸在中国中医科学院合作导师潘桂娟研究员指导下，完成了"中医疫病学术源流研究"。

法国诗人波德莱尔说过："无数珍宝被岁月深埋，沉睡在被人遗忘的角落，无论何种探器都无法将之触及。"我选择做医学史研究，就是期望可以通过自己的努力，去发掘前人留给我们的智慧珍宝。

而疾病学术源流的研究，又不同于一般的医学史研究。除了对历史史实的准确再现，更重要的是对其中蕴涵的中医防治疾病学术思想的挖掘，深入探寻前辈们思想和实践的轨迹，抓住他们防治方法的核心，最终的目的是为我们今天治疗疾病提供借鉴。

书山路长，登攀不易。历史研究，尤其是医学史研究，首要的就是尊重历史。众多医学典籍需要研读，需要分析，需要思考其中蕴含的深意。"莫道秋浓情趣淡，满园红叶好题诗。"辨章学术，考镜源流，批隙导窾，切中肯綮。这是需要下功夫的。只有抓住第一手资料，自己分析，才能知其况味，得其精髓。

"子规一夜啼不住，唱断人间疾苦声。"在研读古籍资料的时候，从字里行间，我看到的是一个个医者伟大的灵魂，真正以民众的疾苦为痛、以救治黎民苍生为己任的医家之魂。尤其是在面对灭绝性的灾难——瘟疫的时候。

瘟疫，是人类历史上三大灾难之一，与饥荒和战争一起，极大威胁着人民的生命。

瘟疫，来势汹汹，"病无长少，率皆相似，如有鬼疠之气"，"疠气流行，家家有僵尸之痛，室室有号泣之哀。或阖门而殪，或覆族而丧"。当我们看到这样的文字时，那一幕幕人间惨剧如在面前，令人不由战栗！

"一场新凉一场雨，卷挟贫病入寒门。秋风吹老梧桐木，叶落纷纷世上人。"
这时，绝望的人们可以依靠谁？

只有医家挺身而出！

一代代医家前赴后继，在疫病肆虐的第一线，全力救治民众。他们努力去认识疫病，并且希望能以医学的方法治疗疫病，救助那些患病的人。

因为在他们的眼中，那是一条条鲜活的生命，那是一位位骨肉同胞。

"先发大慈恻隐之心，誓愿普救含灵之苦"，"凡皆如至亲之想"。"不得瞻前顾后，自虑吉凶，护惜身命"，"一心赴救"。

"双双燕子入愁眸，花不重开泪自流。寄与东风无限恨，人间一梦到白头。"从凝刻在竹简书卷上，那一行行文字中，我真切感受到一种艰辛，甚而是一种惨烈，但同时也为他们的坚持感动。他们去观察并尝试救助那些患者的时候，是要冒着生命危险的！这需要怎样的勇气？！

春风别后叶，细雨旧时花。无论环境多么恶劣，我们都不能放弃自己思想土地的耕种，灵魂花园的培育。面对疫病治疗中《局方》被滥用时，刘完素挺身而出，朱丹溪大声疾呼；面对辛温解表之法治疗温疫无效时，吴有性另辟蹊径，叶、薛、吴、王继之而行。前辈们筚路蓝缕、披荆斩棘，为我们开辟了广阔的天地。

除了勇气，他们还有智慧。无论是《黄帝内经》《伤寒论》确立疫病概念和清热、养阴基本治则，还是魏晋隋唐诸家对疫病传染性的发现和应对，以及郭雍以"毒"立论，金元医家应对大疫的寒凉治法、甘温除热，直至明清时期温疫派学者倡导戾气说和温病派医家建立清热、养阴、解毒治法方药体系，最终创立疫病学。前辈医家给我们留下了太多宝贵的财富，我们有责任将他们最好的东西挖掘出来，为了他们，也为了我们自己。

"江山万里一杯酒，上下千年两句诗。"古人做学问，要读万卷书、行万里路。笔者有幸，2010年初来到北京，师从合作导师潘桂娟研究员，系统学习中医基础理论并开展研究工作。

这十余年的时间里，在老师的指导下，我参与了中医药防治传染病、中医养生、中医理论体系框架结构和中医原创思维等课题研究，时时得到老师的悉心教诲，确立了以问题为中心的研究思路，对中医基础理论的整体框架也有了初步认识。老师不断进取的追求精神，积极乐观的生活态度，真诚大方的处人之道，都是学生学习的榜样，是我终身受用的财富。中医基础理论研究是困难的，也是艰苦的。是老师一直鼓励我们，让我们树立最坚定的中医信念，坚持做中医本体研究，扎扎实实地走自己的中医学术道路。"乱樱缤纷花胜雪，驻看不觉白了头。他园人满我不去，此地一枝足解愁。"最让我感动的是老师对我生活上无微不至的照顾，慈母一样的关爱，让我可以一直安心读经典、做学问，让我学会做事、做人。感谢我最敬爱的老师。

年华一瞬间，白发未得闲。且忘功名利，归来看旧山。做中医学术研究是要能耐得住寂寞的。日复一日，年复一年，在汗牛充栋的中医典籍中探得骊珠，在浩如烟海的中医概念、治法、方药中攫取精华，"如轮日月不知倦，辗转心情过四更。帘内秋风帘外雨，隔帘犹透旧虫声。"这是一个艰苦的工作、孤独的工作，甚而令人感觉枯槁。

"细雪笼烟竹，松香暖火炉。一杯醇酎酒，半卷旧医书。"中医学术的研究也是一件闲淡惬意的事。忘却纷繁变化的时事，钻研济世救人的学问。读一本好书，就是与有智慧的人对话。而与千百年来这么多智慧的大医对话，更是人生的一大乐事。多情最是樱花雨，信手拈来都是诗。他们的睿智，他们的才学，他们对人生的达观、对医道的谨慎、对病者的关切，一一诉诸笔端，流韵千年，入我心田。他们不需要什么伏虎救猿的传说，什么医圣药王的虚名，历史会记住他们，人民会记住他们。

研究疾病学术源流，就是用我们自己的生命，去解读他们的生命，解读他们伟大的人生历程和不灭的智慧光芒。

"晓踏薄霜陌上行，松涛相伴风云轻。草芽新绿随山涧，春燕初啼一两声。"在我的博士后研究工作中，得到了烟建华教授、郑洪新教授、宋乃光教授、翟双庆教授、陈明教授、王新佩教授、谷晓红教授、陶晓华教授、柳长华研究员、苏庆民研究员、盖国忠研究员，和本所的徐世杰研究员、鞠大宏研究员、于智敏研究员等老师的专业指导，在此表示感谢。也特别感谢刘长林研究员、蒋力生教授、马晓彤老师和邢玉瑞教授等，对我的亲切关怀和专业指导。

中国中医科学院中医基础理论研究所中医经典与学术流派研究室主任陈曦博士，在这十二年多时间里，在生活上给予了我极大的关怀，在专业上给了我悉心的指导，在工作中给了我最大的支持，在此表示最诚挚的谢意。

这部拙著得以出版，还需感谢国家科技重大专项课题（NO：2008ZX10005—013）的经费资助！

感谢出版社领导和编辑张晨、钱月老师等对于拙著付之梨枣的支持与帮助！

感谢在我本项研究工作中给予大力支持的中国中医科学院中医基础理论研究所中医经典与学术流派研究室，和安徽中医药大学中医学院诸位同仁、诸位师兄弟姐妹，特别感谢杜松姐的专业指导和真心关怀，感谢桑希生教授的指导和兄长般的照顾，感谢黄玉燕博士和汤尔群博士的真诚帮助，感谢郑齐博士、张立平博士、王国为博士的支持，感谢傅好娟老师！

后记

"露重月光冷，秋虫零乱飞。披衣遥望月，此夜盼君归。"感谢我的父亲、母亲和兄弟朋友们，对我的殷切期望和无限关怀！是你们，给了我亲情、力量和爱，支撑着我一路走下来，并一步一个脚印，一直坚持走下去。

"春气何须急，吹得樱满衣。莫说花事尽，来年尚可期。"我相信，在你们的支持下，我会在中医基础理论研究的道路上越走越自如，越走越坚实。

"黄叶霜蝶翼下风，浮生若梦已觉空。江湖渐远烟波淼，归去伽蓝听晚钟。"是为记。

李董男

壬寅岁首于古庐州求意斋

附　录

基金项目

本课题研究得到国家科技重大专项课题：重大传染病中医药应急救治能力建设（NO：2008ZX10005—013），以及安徽省教育厅人文社科重点项目：明清时期中医疫病防治学术史研究（SK2020A0243）资助，特此致谢。

参考书目

［1］（汉）董仲舒. 春秋繁露［M］. 济南：山东友谊出版社，2001：卷14，治乱·五行.

［2］（汉）司马迁. 史记·扁鹊仓公列传第四十五［M］. 杭州：浙江古籍出版社，2004：847.

［3］（汉）班固. 汉书［M］. 北京：中华书局，1962：卷64上，严助传.

［4］（汉）许慎撰，（清）段玉裁注. 说文解字注［M］. 第2版. 北京：上海古籍出版社，1988：352页上，350页下，213页上.

［5］（南朝宋）范晔. 后汉书［M］. 北京：中华书局，1965：卷30上，杨厚传，卷107，五行志五.

［6］（晋）葛洪. 补阙肘后百一方［M］// 严世芸，李其忠. 三国两晋南北朝医学总集. 北京：人民卫生出版社，2009：454—458，501—502.

［7］（南北朝）陈延之. 小品方［M］// 严世芸，李其忠. 三国两晋南北朝医学总集. 北京：人民卫生出版社，2009：815.

［8］（隋）巢元方，等. 诸病源候论校释［M］. 南京中医学院校释，第二版. 北京：人民卫生出版社，2009.

［9］（唐）孙思邈. 备急千金要方［M］// 张印生，韩学杰. 唐宋金元名医全书大成：孙思邈医学全书. 北京：中国中医药出版社，2009.

［10］（唐）王焘. 外台秘要［M］//张登本. 唐宋金元名医全书大成：王焘医学全书. 北京：中国中医药出版社，2006.

［11］（宋）刘温舒. 黄帝内经素问遗篇［M］//曹洪欣. 温病大成：第六部. 福州：福建科学技术出版社，2008：107.

［12］（宋）陈言. 三因极一病证方论［M］//曹洪欣. 温病大成：第六部. 福州：福建科学技术出版社，2008：186—188.

［13］（宋）韩祗和. 伤寒微旨论［M］. 北京：中华书局，1985：1，7，9—10.

［14］（宋）庞安时. 伤寒总病论［M］//田思胜. 朱肱庞安时医学全书. 北京：中国中医药出版社，2006：151，153，183—190，193—194，199—202.

［15］（宋）朱肱. 南阳活人书［M］//田思胜. 朱肱庞安时医学全书. 北京：中国中医药出版社，2006：51，53—55，59，72，105.

［16］（宋）许叔微. 伤寒九十论［M］//刘景超，李具双. 许叔微医学全书. 北京：中国中医药出版社，2006：64.

［17］（宋）许叔微. 伤寒百证歌［M］//刘景超，李具双. 许叔微医学全书. 北京：中国中医药出版社，2006：13.

［18］（宋）许叔微. 普济本事方［M］. 上海：商务印书馆，1978：104.

［19］（宋）郭雍. 伤寒补亡论［M］. 聂惠民点校. 北京：人民卫生出版社，1994：1—2，35，105，131，229—230，240，288—296，325—326，334—335.

［20］（金）刘完素. 伤寒标本心法类萃［M］//宋乃光. 唐宋金元名医全书大成：刘完素医学全书. 北京：中国中医药出版社，2006：175—176，178.

［21］（金）刘完素. 黄帝素问宣明论方［M］//宋乃光. 唐宋金元名医全书大成：刘完素医学全书. 北京：中国中医药出版社，2006：29，35.

［22］（金）刘完素. 素问玄机原病式［M］//宋乃光. 唐宋金元名医全书大成：刘完素医学全书. 北京：中国中医药出版社，2006：92—95，103.

［23］（金）刘完素. 素问病机气宜保命集［M］//宋乃光. 唐宋金元名医全书大成：刘完素医学全书. 北京：中国中医药出版社，2006：119.

［24］（金）刘完素. 新刊图解素问要旨论［M］//宋乃光. 唐宋金元名医全书大成：刘完素医学全书. 北京：中国中医药出版社，2006：216—217.

［25］（金）刘完素. 伤寒直格［M］//曹炳章. 中国医学大成续集（十七）. 上海：上海科学技术出版社，2000：1，43，60，72，177—178.

［26］（元）马宗素. 刘河间伤寒医鉴［M］. 北京：中华书局，1985：2.

［27］（金）张子和. 儒门事亲［M］//徐江雁，许振国. 唐宋金元名医全书大成：张子和医学全书. 北京：中国中医药出版社，2006：21—25，30，34—36，42—43，49，63—64，67，69，125.

［28］（金）李东垣. 医学发明［M］//张年顺，吴少祯，张海凌. 唐宋金元名医全书大成：李东垣医学全书. 北京：中国中医药出版社，2006：6—7，190.

［29］（金）李东垣. 内外伤辨惑论［M］//张年顺，吴少祯，张海凌. 唐宋金元名医全书大成：李东垣医学全书. 北京：中国中医药出版社，2006：6，7，11，20.

［30］（金）李东垣. 脾胃论［M］//张年顺，吴少祯，张海凌. 唐宋金元名医全书大成：李东垣医学全书. 北京：中国中医药出版社，2006：32，34.

［31］（金）李东垣. 东垣试效方［M］//张年顺，吴少祯，张海凌. 唐宋金元名医全书大成：李东垣医学全书. 北京：中国中医药出版社，2006：270.

［32］（元）王好古. 此事难知［M］//盛增秀. 唐宋金元名医全书大成：王好古医学全书. 北京：中国中医药出版社，2004：122.

［33］（元）罗天益. 卫生宝鉴［M］//许敬生. 唐宋金元名医全书大成：罗天益医学全书. 北京：中国中医药出版社，2006：34.

［34］（元）朱丹溪. 格致余论［M］//田思胜，高巧林，刘建青. 唐宋金元名医全书大成：朱丹溪医学全书. 北京：中国中医药出版社，2006：27.

［35］（元）朱丹溪. 局方发挥［M］//田思胜，高巧林，刘建青. 唐宋金元名医全书大成：朱丹溪医学全书. 北京：中国中医药出版社，2006：37，44.

［36］（元）朱丹溪. 丹溪心法［M］//田思胜，高巧林，刘建青. 唐宋金元名医全书大成：朱丹溪医学全书. 北京：中国中医药出版社，2006：94，97—98，153—155.

［37］（元）朱丹溪. 脉因证治［M］//田思胜，高巧林，刘建青. 唐宋金元名医全书大成：朱丹溪医学全书. 北京：中国中医药出版社，2006：475.

［38］（元）朱丹溪. 丹溪治法心要［M］//田思胜，高巧林，刘建青. 唐宋金元名医全书大成：朱丹溪医学全书. 北京：中国中医药出版社，2006：343，358.

［39］（元）佚名. 丹溪手镜［M］//曹洪欣. 温病大成：第六部. 福州：福建科学技术出版社，2008：290.

［40］（元）曾世荣. 活幼心书［M］. 田代华，林爱民，田丽莉点校. 天津：天津科学技术出版社，1999：30.

［41］（元明）王履. 医经溯洄集［M］//曹洪欣. 温病大成：第六部. 福州：福建科学技术出版社，2008：283—289.

［42］（明）王纶. 明医杂著［M］.（明）薛已注，王新华点校. 南京市：江苏科学技术出版社，1985：15—16.

［43］（明）楼英. 医学纲目［M］. 北京：人民卫生出版社，1987：143.

［44］（明）刘纯. 伤寒治例［M］//姜典华. 明清名医全书大成：刘纯医学全书. 北京：中国中医药出版社，1999：526.

［45］（明）陶华. 伤寒六书［M］. 北京：人民卫生出版社，1990：35，116，195.

［46］（明）李时珍. 本草纲目［M］. 北京：人民卫生出版社，1979：395，2186.

［47］（明）张鹤腾原本，（清）叶霖增订. 增订伤暑全书［M］//曹洪欣. 温病大成：第三部. 福州：福建科学技术出版社，2007：391.

［48］（明）万全. 保命歌括［M］//傅沛藩，姚昌绶，王晓萍. 明清名医全书大成：万密斋医学全书. 北京：中国中医药出版社，1999：92—94.

［49］（明）万全. 幼科发挥［M］//傅沛藩，姚昌绶，王晓萍. 明清名医全书大成：万密斋医学全书. 北京：中国中医药出版社，1999：609.

［50］（明）王肯堂. 证治准绳·杂病［M］//陆拯. 明清名医全书大成：王肯堂医学全书. 北京：中国中医药出版社，1999：127.

［51］（明）王肯堂. 证治准绳·伤寒［M］//陆拯. 明清名医全书大成：王肯堂医学全书. 北京：中国中医药出版社，1999：804，978.

［52］（明）李中梓. 伤寒括要［M］//包来发. 明清名医全书大成：李中梓医学全书. 北京：中国中医药出版社，1999：303，306—307，319.

［53］（明）缪希雍. 先醒斋医学广笔记［M］//任春荣. 明清名医全书大成：缪希雍医学全书. 北京：中国中医药出版社，1999：669，671，673，713.

［54］（明）缪希雍. 神农本草经疏［M］//任春荣. 明清名医全书大成：缪希雍医学全书. 北京：中国中医药出版社，1999：87，180，184.

［55］（明）张景岳. 景岳全书［M］//李志庸. 明清名医全书大成：张景岳医学全书. 北京：中国中医药出版社，1999：890，945，965，1022，1027—1029，1056，1854.

［56］（明）吴有性. 温疫论［M］. 张志斌整理. 北京：人民卫生出版社，2007：1—83.

［57］（明）袁班. 证治心传［M］//裘庆元. 三三医书：第二辑. 北京：中国中医药出版社，1998：605—613.

［58］（明）汪绮石. 理虚元鉴［M］. 谭克陶点校. 北京：人民卫生出版社，1988：23，39.

［59］（明）龚居中. 红炉点雪［M］. 上海：上海科学技术出版社，1959：5，121.

［60］（明）胡慎柔. 慎柔五书［M］//曹炳章. 中国医学大成（一九）. 上海：上海科学技术出版社，1990：卷一，5，卷三，1，5.

［61］（明清）喻嘉言. 尚论篇［M］//陈熠. 明清名医全书大成：喻嘉言医学全书. 北京：中国中医药出版社，1999：16—17.

［62］（清）戴天章. 广瘟疫论［M］刘祖贻，唐承安点校. 北京：人民卫生出版社，1992：前言，1—5，54—58，195，197.

［63］（清）程国彭. 医学心悟［M］. 北京：人民卫生出版社，2006：46—47，135—137.

［64］（清）纪昀，劳树棠，夏孙桐，等. 四库全书总目提要·医家类及续编［M］. 李经纬，孙学威编校. 上海：上海科学技术出版社，1992：43，46，75—76.

［65］（清）叶天士. 温热论［M］. 张志斌整理. 北京：人民卫生出版社，2007：15—24.

［66］（清）薛雪. 湿热论［M］//曹洪欣. 温病大成：第二部. 福州：福建科学技术出版社，2007：117，120.

［67］（清）杨璿. 伤寒瘟疫条辨［M］. 徐国千，张鸿彩，董锡玑点校. 北京：人民卫生出版社，1986：8—52.

［68］（清）余霖. 疫疹一得［M］. 南京：江苏科学技术出版社，1985：21—25，30，32.

［69］（清）熊立品. 治疫全书［M］//曹洪欣. 温病大成：第一部. 福州：福建科学技术出版社，2007：265，296—298.

［70］（清）刘松峰. 松峰说疫［M］//曹洪欣. 温病大成：第一部. 福州：福建科学技术出版社，2007：535—538，542—543，547，563.

［71］（清）吴鞠通. 温病条辨［M］//李刘坤. 明清名医全书大成：吴鞠通医学全书. 北京：中国中医药出版社，1999：19—21，34，45—46，48，

附
录

106.

［72］（清）王孟英. 温热经纬［M］//曹洪欣. 温病大成：第二部. 福州：福建科学技术出版社，2007：555，590—592，596—597，609，616，633，676.

［73］（清）程杏轩. 杏轩医案［M］. 储全根，李董男校注. 北京：中国中医药出版社，2009：17—18.

［74］（清）吴坤安著，邵仙根评. 伤寒指掌［M］. 上海：上海卫生出版社，1957：257.

［75］（清）吴澄. 不居集［M］. 北京：人民卫生出版社，1998：序，151—160，180.

［76］（清）雷丰. 时病论［M］. 北京：人民卫生出版社，2007：自序，1，7，13，154.

［77］（清）李纪方. 白喉全生集［M］. 长沙：湖南人民出版社，1959：27—28，34—35.

［78］（清）陈耕道. 疫痧草［M］//曹洪欣. 温病大成：第四部. 福州：福建科学技术出版社，2008：361—369.

［79］（清）柳宝诒. 温热逢源［M］//曹炳章. 中国医学大成（一七）. 上海：上海科学技术出版社，1990：卷下，1—2，4，9，28—29.

［80］（清）柳宝诒. 柳宝诒医案［M］张耀卿整理. 北京：人民卫生出版社，1965：5—6.

［81］（清）叶霖. 伏气解［M］//曹洪欣. 温病大成：第二部. 福州：福建科学技术出版社，2007：1253，1260.

［82］（清）卞宝第，李瀚章. 湖南通志·名宦志［M］. 上海：上海古籍出版社，1990：271.

［83］何廉臣. 重订广温热论［M］. 北京：人民卫生出版社，1983：6.

［84］张锡纯. 医学衷中参西录［M］. 第二版. 石家庄：河北科学技术出版社，2002：144.

［85］秦伯未. 清代名医医话精华·李修之医话精华（第四册）［M］. 上海：上海中医书局，1929：5.

［86］绍兴医学会. 湿温时疫治疗法［M］//曹炳章. 中国医学大成：（四）温病分册. 北京：中国中医药出版社，1997：424.

［87］陈邦贤. 中国医学史［M］. 上海：商务印书馆，1936：143.

［88］时逸人. 中医伤寒与温病［M］. 上海：上海卫生出版社，1956：4.

［89］金寿山. 温热论新编［M］. 上海：上海科学技术出版社，1960：4.

［90］陈邦贤. 二十六史医学史料汇编［M］. 北京：中医研究院中国医史文献研究所内部资料，1982.

［91］商务印书馆编辑部. 辞源［M］. 修订本，两册本. 北京：商务印书馆，1983：2146.

［92］岳美中. 岳美中医话集［M］. 北京：中医古籍出版社，1984：86.

［93］范行准. 中国医学史略［M］. 北京：中医古籍出版社，1986：162—163.

［94］马继兴. 敦煌古医籍考释·《辅行诀脏腑用药法要》［M］. 南昌：江西科学技术出版社，1988：74，127—133.

［95］范行准. 中国病史新义［M］. 北京：中医古籍出版社，1989：264，271.

［96］钱超尘. 内经语言研究［M］. 北京：人民卫生出版社，1990：79—81.

［97］李经纬，鄢良，朱建平. 中国古代文化与医学［M］. 北京：中国中医药出版社，1990：67.

［98］全如瑊，等. 中国大百科全书·中国传统医学［M］. 北京：中国大百科全书出版社，1992：502.

［99］张纲. 中医百病名源考［M］. 北京：人民卫生出版社，1997：57.

［100］中国中医研究院. 中国疫病史鉴［M］. 北京：中医古籍出版社，2003：61，103—131.

［101］曹东义. 中医外感热病学史［M］. 北京：中医古籍出版社，2004：22—24.

［102］宋乃光，刘景源. 中医疫病学［M］. 北京：人民卫生出版社，2004：21，78.

［103］邓铁涛. 邓铁涛寄语青年中医［M］. 北京：人民卫生出版社，2004：158—159.

［104］张志斌. 中国古代疫病流行年表［M］. 福州：福建科学技术出版社，2007：112，116.

［105］余新忠. 清代江南的瘟疫与社会［M］. 北京：中国人民大学出版社，2003：7.

［106］张志斌，郑金生. 温病理论滥觞（1642年之前）［M］//曹洪欣. 温病大成：第六部. 福州：福建科学技术出版社，2008：897—898，906—907.

［107］刘平，刘理想. 带您走进《温疫论》［M］. 北京：人民军医出版社，2008：5.

［108］袁长津，何清湖. 现代中医疫病学［M］. 北京：化学工业出版社，2008：前言.

参考论文

［1］ 任应秋. 试论古代治"伤寒学"的概况及其流派的形成（一）［J］. 上海中医药杂志，1962，（7）：5—10.

［2］ 竺可桢. 中国近五千年来气候变迁的初步研究［J］. 考古学报，1972，（1）：21.

［3］ 任应秋. 研究伤寒论的流派［J］. 张仲景研究（南阳张仲景研究会会刊），1981，（1）：3.

［4］ 王永庆.《内经》对温病学说的贡献［J］. 吉林中医药，1982，（3）：1—3.

［5］ 董锡玑. "温病概念"小议［J］. 山东中医学院学报，1982，6（3）：46.

［6］ 董廷汉. "伤寒"小考［J］. 吉林中医药，1982，（1）：64.

［7］ 朱良春，何绍奇. 论《千金方》的学术成就［J］. 江苏中医杂志，1983，（3）：1—4.

［8］ 裘沛然.《千金方》的临床价值——温病治法和制方特色［J］. 中医杂志，1984，（11）：4—8.

［9］ 方药中，许家松. 谈中医学对于急性传染病的病因学认识［J］. 黑龙江中医药，1984，（1）：7—11，6.

［10］ 刘公望. 略论金元四家学术流派之沿革［J］. 新中医，1984，（12）：47—48，35.

［11］ 张学文.《景岳全书》论治内科急症初探［J］. 贵阳中医学院学报，1984，（2）：1—5.

［12］ 李家生.《伤寒论》寒字小识［J］. 现代中医药，1985，（3）：49—50.

［13］ 戈敬恒. 对统一温病与伤寒之我见——关于开设新学科"外感热病学"的设想［J］. 甘肃中医学院学报，1985，（2）：6—8，31.

［14］ 高长福，郭有昌.《伤寒论》对温病学说形成的贡献［J］. 黑龙江中医药，1985，（4）：9—10，封三.

［15］ 聂广.《黄帝内经》外感病概念辨析［J］. 陕西中医，1987，8（4）：161—163.

［16］ 柴中元. 略评王履之外感热病观［J］. 陕西中医学院学报，1987，10（3）：41—43.

［17］蔡定芳．寻堕绪之茫茫独旁搜而远绍——略论晋唐医家在温病学上的贡献［J］．上海中医药杂志，1988，（12）：2—4．

［18］李华安．《内外伤辨惑论》论的是外感虚证和实证［J］．泰山医学院学报，1988，9（3）：301—304．

［19］黄煌．《伤寒论》研究史上的三次高潮［J］．中医杂志，1989，（11）：10—13．

［20］刘华为．隋唐医家对传染病的认识［J］．中医药学报，1989，（1）：4—6．

［21］吴允耀．《外台秘要》晋唐十三家热病方药探要［J］．上海中医药杂志，1989，（8）：35—37．

［22］易法银．金元四大家对温热病学说的贡献［J］．浙江中医学院学报，1989，13（2）：5—6．

［23］聂广．宋代"伤寒补亡"与温病学的产生［J］．上海中医药杂志，1990，（6）：41—43．

［24］潘华信．甘温除大热辨——论东垣阴火证治之名实［J］．中医杂志，1991，（7）：9—11．

［25］陈绌艺．我写金元四大家提要之旨趣［J］．中医杂志，1991，（1）：52—55．

［26］田思胜．刘完素伤寒学术思想研究［J］．山东中医学院学报，1992，16（2）：6—10．

［27］李和．《伤寒论》温病学术思想新探［J］．四川中医，1992，（11）：1—3．

［28］赵明山．《内经》热病论［J］．中医函授通讯，1992，（1）：3—4．

［29］赵延坤．明代医家万全对温病学的贡献［J］．山东中医学院学报，1992，16（2）：24—25．

［30］王玉川，梁峻．《素问遗篇》成书年代考辨［J］．北京中医学院学报，1993，16（2）：10—13．

［31］欧阳兵．论明代《伤寒论》研究对温病学说的影响［J］．山东中医学院学报，1993，17（1）：58—61．

［32］刘祖贻，周慎．孙思邈之温病观探讨［J］．湖南中医杂志，1993，9（6）：26—27．

［33］范新俊．敦煌卷子对隋唐传染病的认识与防治［J］．上海中医药杂志，1993，（6）：30—31．

［34］龚纯．宋代的军事医学［J］．中华医史杂志，1994，24（4）：240—243．

［35］赖畴．张子和学术思想、渊源及其评价［J］．河南中医，1995，15（3）：

附
录

16—18.

［36］符友丰. 李杲脾胃学说形成与发展动因探讨［J］. 河南中医，1995，15（2）：68—71.

［37］蒋文明. 论明清时期温疫病的治疗特色［J］. 辽宁中医杂志，1995，22（5）：198—199.

［38］孟庆云. 论中医学派［J］. 医学与哲学，1998，19（8）：432—433.

［39］杨雨田，武俊青，杨悦娅. 伏气学说的历史沿革［J］. 中医文献杂志，1999，（2）：10—11.

［40］孙立文. 论明清时期温疫病因学及其成就［D］. 辽宁中医学院，2000.

［41］胡臻. 李杲阴火热病的实质及证治规律探讨［J］. 浙江中医学院学报，2000，24（5）：17—18.

［42］程磐基. 南北朝前外感热病学理论和治法概论［J］. 上海中医药大学学报，2001，15（3）：13—14.

［43］符友丰. 从鼠疫流行看《素问·热论》奥蕴［J］. 河南中医，2001，21（1）：15—18.

［44］孙立文. 论明清时期温疫病因学及其成就［D］. 辽宁中医学院，2002.

［45］王旭.《金匮要略》阴阳毒之因机治法及系统性红斑狼疮的证治［J］. 国医论坛，2003，18（6）：4—6.

［46］张瑞贤. 宋代疫情与圣散子方［J］. 江西中医学院学报，2003，15（3）：10—12.

［47］刘景源. 明清时期中医疫病学与温病学的形成与发展（下）［J］. 中国中医药现代远程教育，2004，2（2）：27—30.

［48］吴大真，刘学春. 中医谈"瘟疫"的预防［J］. 中国中医基础医学杂志，2004，（01）：6—8.

［49］顾植山，张玉萍. 从SARS看《素问遗篇》对疫病发生规律的认识［J］. 中医文献杂志，2004，（1）：30—32.

［50］孟庆云. 瘟疫与中华民俗文化［J］. 医古文知识，2004，21（3）：12—14.

［51］张登本.《外台秘要方》对温病学发展的贡献［J］. 山西中医学院学报，2004，5（2）：1—4.

［52］何赛萍. 从《伤寒论》谈中医治疗疫病的思路与方法［J］. 浙江中医杂志，2005，（3）：93—95.

［53］郭巧德. 晋隋唐时期外感病的研究［D］. 天津中医学院，2005.

［54］滕晓东. 明清瘟疫证治方药的文献研究［D］. 山东中医药大学，2005.

［55］王飞. 两汉时期疫病研究［D］. 吉林大学古籍研究所，2006：9，10.

［56］赵静. 金元明时期温病理论演变与发展研究［D］. 中国中医科学院，2007.

［57］田毅. 温病认识起源与理论演变研究［D］. 黑龙江中医药大学，2007.

［58］李军胜. 明清温病学派研究［D］. 兰州大学，2007.

［59］刘金华. 周家台秦简医方试析［J］. 甘肃中医，2007，20（6）：24—26.

［60］烟建华，张俐敏.《黄帝内经》"邪"概念内涵的学术解读［J］. 中华中医药杂志，2007，22（8）：507—510.

［61］王文涛. 汉代人眼中的疫病［J］. 河北学刊，2007，27（4）：105—109.

［62］李丽华，肖林榕，翁晓红. 明清医家治疫特色研究［J］. 江西中医学院学报，2007，19（1）：47—48.

［63］赵静，曹洪欣，张志斌，等. 金元时期温病学发展对温病理论形成的影响［J］. 中国中医基础医学杂志，2008，14（12）：885—887.

［64］吴华芹，褚瑜光，胡元会，等. 浅谈伤寒论中的疫病学思想［J］. 现代中医药，2008，28（3）：1—3.

［65］张志斌. 晋唐时期的温病理论创新研究［J］. 北京中医药大学学报，2008，31（12）：815—818.

［66］周鸿艳，宋诚挚. 寒温之辨对中医学学术流派的影响［J］. 中医药信息，2008，25（3）：4—6.

［67］袁冬梅. 宋代江南地区流行病考证［J］. 重庆工商大学学报（社会科学版），2008，25（6）：83—90.

［68］孙敏. 略论温疫学派治法特色［J］. 河南中医，2008，28（1）：8—9.

［69］鞠煜洁. 内经温疫理论及清代防治温疫方药规律研究［D］. 长春中医药大学，2008.

［70］姚伟. 晋唐和明清时期瘟疫预防方药及方法的整理研究［D］. 成都中医药大学，2009.

［71］彭丽坤. 明清中医疫病发病、症状与用药相关性数据挖掘研究［D］. 南京中医药大学，2009.

［72］张志斌. 两宋时期的温病理论创新研究［J］. 中国中医基础医学杂志，2009，15（4）：241—242，247.

［73］曹洪欣，赵静，张志斌，等. 金元时期温病学发展状况研究［J］. 中国中医基础医学杂志，2009，15（1）：3—4，25.

［74］苏颖，鞠玉洁，李霞. 清代四部温病著作防治温疫方药规律研究［J］.

辽宁中医杂志，2009，36（7）：1111—1112.

［75］陶西凯. 中医疫病源流及证治研究［D］. 南京中医药大学，2010.

［76］郝军，严世芸. 宋代温病病因说对明清温病学形成的影响［J］. 中国中医基础医学杂志，2011，17（6）：608，611.

［77］彭鑫. 中医学"疫病"概念研究［J］. 中国中医基础医学杂志，2011，17（6）：609—611.

［78］江泳. 中医疫病概念考［J］. 中国中医基础医学杂志，2011，17（10）：1060—1062.

［79］张灿玾，张鹤鸣. 温病的治疗法则［J］. 天津中医药大学学报，2013，32（02）：65—68.

［80］柳亚平.《时病论》对运气学说的发挥及其运用［J］. 上海中医药大学学报，2013，27（1）：21—23.

［81］黄玉燕. 中医疫病传变规律探讨［J］. 中医杂志，2014，55（02）：157—160.